整形美容外科学全书 **Vol.15**

外耳修复再造学

主编　张如鸿　章庆国

浙江出版联合集团　浙江科学技术出版社

图书在版编目(CIP)数据

外耳修复再造学 / 张如鸿，章庆国主编. —杭州：
浙江科学技术出版社，2014.11
（整形美容外科学全书）
ISBN 978-7-5341-6328-9

Ⅰ. ①外… Ⅱ. ①张… ②章… Ⅲ. ①外耳—修复术
Ⅳ. ①R764.9

中国版本图书馆 CIP 数据核字（2014）第 262604 号

丛 书 名	整形美容外科学全书
书　　名	**外耳修复再造学**
主　　编	张如鸿　章庆国

出版发行	**浙江科学技术出版社**
	杭州市体育场路 347 号　邮政编码：310006
	联系电话：0571-85058048
	集团网址：浙江出版联合集团　http://www.zjcb.com
图文制作	杭州兴邦电子印务有限公司
印　　刷	浙江海虹彩色印务有限公司
经　　销	全国各地新华书店

开　　本	890×1240　1/16		印　张　11.75
字　　数	308 000		
版　　次	2014 年 11 月第 1 版		2014 年 11 月第 1 次印刷
书　　号	ISBN 978-7-5341-6328-9		定　价　140.00 元

责任编辑	刘　丹　王　群	**封面设计**	孙　菁
责任校对	赵　艳	**责任印务**	徐忠雷

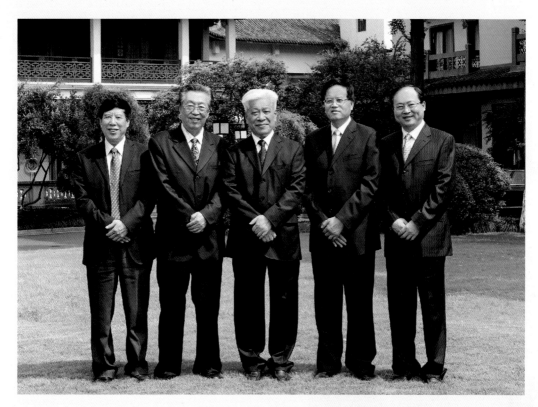

左起：艾玉峰、高景恒、王炜、张志愿、吴溯帆

《整形美容外科学全书》 总主编简介

王炜(Wang Wei)，1937年生。整形外科终身教授，中国修复重建外科学会、中国医师协会整形美容分会的创始和筹建人之一，*Plastic and Reconstructive Surgery* 国际编委。在皮瓣移植、手畸形、食管缺损、晚期面瘫、腹壁整形、乳房整形、面部轮廓美化、年轻化及眼睑整形等方面有40余项国际国内领先创新。带教的医师成为大部分省、市的学科带头人，为美国、英国、意大利等国培养20多名教授和医师。编著中、英文图书70余部，发表论文300余篇，获国家发明奖等20余次。

张志愿(Zhang Zhiyuan)，1951年生。口腔医学博士、主任医师、教授、博士生导师，国家级重点学科——口腔颌面外科学科带头人，中华口腔医学会副会长，中国抗癌协会头颈肿瘤专业委员会主任委员。发表学术论文313篇(SCI收录68篇)，主编专著10部、副主编5部、参编11部(英文2部)；以第一负责人承担部委级课题18项，以第一完成人获国家科技进步二等奖2项。

高景恒 (Gao Jingheng)，1935年生。1985年破格晋升正高级职称，*Plastic and Reconstructive Surgery* 国际编委。主编专著5部，主审10余部，创刊杂志2本，现仍担任卫生部主管的《中国美容整形外科杂志》主编；在显微外科及修复重建外科临床研究中获得省部级科技进步奖3项。

艾玉峰(Ai Yufeng)，1948年生。原西安第四军医大学西京医院整形外科主任医师、教授、硕士生导师、主任。现任四川华美紫馨医学美容医院院长、学科带头人。发表论文100余篇，主编、参编专著30余部。

吴溯帆(Wu Sufan)，1964年生。1985年浙江大学本科毕业，2003年日本京都大学博士毕业，一直工作于浙江省人民医院整形外科。发表学术论文80余篇，其中SCI收录的英文论文18篇，主编、参编图书17部。

《外耳修复再造学》 主编简介

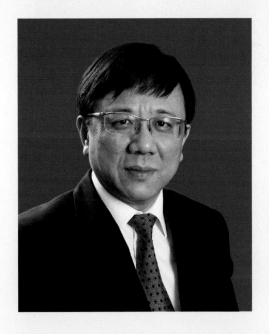

张如鸿（Zhang Ruhong）

上海交通大学医学院附属第九人民医院整形外科主任医师、教授、博士生导师，科行政副主任、教研室副主任。国际整形美容协会会员，世界耳再造协会（ISAR）委员，中华医学会整形外科学分会委员兼秘书长，中华医学会医疗事故技术鉴定专家库成员，上海市医学会医疗事故技术鉴定专家库成员。《中华整形外科杂志》编委，《组织工程与重建外科杂志》编委，《中国美容医学》杂志常务编委，国家自然科学基金项目评审专家。

主要从事外耳畸形的修复和再造方面的临床和基础研究工作，在过去的10年中完成全耳再造3000余例，在最权威的美国《整形再造外科杂志》（*Plastic and Reconstructive Surgery，PRS*）和英国《整形再造外科杂志》（*JPRS*）上发表SCI论文13篇，手术录像被*PRS*继续教育（CME）版面作为教学内容录用，并在澳大利亚悉尼举行的第五届世界耳再造大会上作为中国唯一被邀请的专家作专题发言。以第一负责人主持耳畸形研究相关的国家自然科学基金课题、上海市自然科学基金课题、上海市科委重大项目和上海市曙光人才培养计划等多项课题，2014年主持的"先天性小耳畸形临床诊疗技术的改进与基础理论应用"获得上海医学科技奖二等奖。

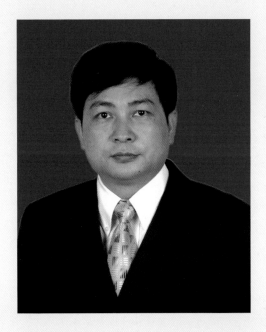

章庆国（Zhang Qingguo）

教授，主任医师，医学博士，博士生导师。长期从事整形外科医疗、科研和教学工作。2000年开始主攻耳郭畸形和缺损诊治的临床研究以及先天性小耳畸形的病因学研究；2007年3月在中国医学科学院整形外科医院创建新的外耳整形再造中心，并任主任。现每年完成各种耳郭畸形和缺损的修复再造已达500多例。开展和改良了多种耳郭再造技术，提出了全耳郭再造优化的个性化治疗策略，从而最大限度地发挥了各种术式的优点，提高了大宗耳郭再造病例的整体疗效。倡导半面短小畸形多学科联合序列治疗模式，减少手术次数，减轻了患者的负担和痛苦。

先后主持国家自然科学基金、省部级科研项目和学科建设项目8项；曾获得国家科技进步三等奖1项、铁道部科技进步二等奖1项；获发明专利授权1项；主编专著1部，发表论文80余篇（SCI收录7篇）；培养毕业和在读硕士、博士研究生30人。先后担任中华医学会整形外科学分会委员、中国医师协会美容与整形医师分会常务委员、中国康复医学会修复重建外科专业委员会委员、《中华整形外科杂志》编委、《中国美容医学》常务编委、《中国美容整形外科杂志》编委、《组织工程与重建外科杂志》编委、国家医疗器械审评专家、国家自然科学基金项目评审专家、国家"863计划"专家库成员、江苏省整形外科专业医疗质量控制中心主任。获得江苏省医学重点学科整形外科学科带头人、江苏省"333高层次人才培养工程"第二层次培养对象、詹天佑铁道科学技术奖人才奖等荣誉。

《外耳修复再造学》编委会

总 序 《整形美容外科学全书》

一

现代中国整形外科,若以 1896 年发表在《中华医学杂志》(英文版)上的一篇整形外科论文算起,至今已有 118 年的历史。在半殖民地半封建社会的旧中国,整形外科的发展较慢。1949 年新中国成立以后,整形外科有了新的发展,尤其是改革开放后,整形外科获得了真正大发展的机遇。1977 年,在上海召开的"医用硅橡胶在整形外科的应用交流会"期间,笔者统计了全国全职和兼职的整形外科医师为 166 人,床位 732 张,几乎是近 600 万人口中,才有 1 名整形外科医师。2011 年有人统计,全国有 3000 多个整形外科医院、专科、诊所,有 2 万多名专业医师。30 多年来,整形美容医疗的就诊人数、从医人员迅速增加,中国或许是整形美容医疗发展最快的国家之一。

整形外科的快速发展是不均衡的。重点医学院校的整形美容外科专业队伍,其临床实践能力和创新研究成果,与亚洲国家或欧美国家相比,都具有较强的竞争力,特别在显微再造外科方面,处于世界领先水平。但在新建立的许多专科、诊所中,具有较高学术水平的专业人员相对较少;受过系统和正规训练,受益于国内外学术交流并在实践中积累了丰富经验的高素质医师的数量,远远不能满足学科发展的需求,编著出版整形美容外科高水平的学术专著,是学科发展刻不容缓的任务。

1999 年出版的两册《整形外科学》,已成为学界临床实践、研究、晋升、研究生考试的主要参考书。新加坡邱武才教授曾介绍:"《整形外科学》是包括日本、印度、澳大利亚、新西兰在内的最好的教科书,是东方整形外科的旗舰……"他还在美国《整形再造外科杂志》上撰文推荐。近年来,随着整形美容外科不断发展,需要有更新、更专业、涵盖学科发展和创新性研究成果的学术专著问世。笔者 2006 年策划,2009 年 12 月向全国同行发起编撰《整形美容外科学全书》(以下简称《全书》)的邀请,迅速得到了国内外百余位教授、学者的积极响应。2010 年 9 月由成都华美美容医院协助承办了《全书》的编写会议,有百余位相关人员参加,会议成为编撰《全书》的动员大会,以及明确编撰要求、拟定编撰大纲的学术研讨会。如今,《全书》第一辑 10 分册已于 2013 年出版,第二辑 12 分册拟在 2014 年出版。这项编撰整形外科学术专著的巨大工程已结出了硕果。

2012 年 3 月《全书》第一辑被列为"2012 年度国家出版基金资助项目",2013 年 4 月《全书》第二辑被列为"2013 年度国家出版基金资助项目",这是整形外科学历史上的第一次,让所有参编人员在完成巨著的"长征"中增添了力量。编撰者们希望她的出版,可为中国以及世界整形美容学界增添光彩,并为我国整形美容外科的发展提供一套现代的、科学的、全面的、实用的和经典的教科书式的学术专著。这对年青一代的迅速成长和中国整形美容外科全面向世界高水平的发展都会发挥作用。正如我们在筹划编撰这套书时所讲"是为下一代备点粮草"。

二

《全书》的编撰者,有来自大陆各地的整形美容外科教授、主任医师、博士生导师、长江学者、国家首席科学家,还有来自中国台湾,以及美国、加拿大、韩国、日本、巴西等国家的学者、教授;既有老一辈专家,又有一批实践在一线且造诣深厚的中青年学者、学科带头人。笔者参加了大部分分册的编撰和编审过程,深深感谢编撰者们为编著《全书》所作出的奉献。《全书》的编撰,是一次学术界同行集中学习、总结和提高的过程,编撰者们站到本学科前沿编著了整形美容外科的过去、现在,并展望中国以及世界整形美容外科的未来。编撰者们深有体会:这是一次再学习的好机会,是我国整形美容外科向更高水平发展的操练,也是我国整形美容外科历史上一次规模空前宏大的编撰尝试。

三

在当今世界整形美容外科学界的优秀学术专著中,美国 Mathes S. J.(2006)主编出版的《整形外科学》(8 分册)被认为是内容最经典和最全面的教科书式的学术专著,但它在中国发行量极少,并且其中有不少章节叙述较简洁,或有些临床需要的内容没有阐明,因此,编撰出版我们自己的《全书》,作为中国同行实践的教科书尤为迫切。

在《全书》22 个分册中,除了传统的整形内容外,《正颌外科学》、《手及上肢先天性畸形》、《唇腭裂序列治疗学》、《儿童整形外科学》、《头颈部肿瘤和创伤缺损修复外科学》等专著,较为集中地论述了中外学者的经验,是人体畸形、缺损修复的指南。值得一提的是《眶颧整形外科学》和《面部轮廓整形美容外科学》分册,这是我国学者在整形外科中前瞻性研究和实践的成果。笔者 1994 年在上海召开的"全国第二届整形外科学术交流会"闭幕词中,号召开展"眶颧外科"和"面部轮廓外科"的研究和实践。在笔者 1995 年开始主持的"上海市重点学科建设"项目中,以及在全国同行的实践中,研究和推广了"颧弓和下颌角改形的面部轮廓美容整形","下颌骨延长和面部中 1/3 骨延长","眶腔扩大、缩小、移位和再造研究与实践",加上在眶部先天性和外伤后畸形修复再造中,应用再生医学成果和数字化技术,近 20 年来全国同行的数以万计的临床实践和总结,才有了《眶颧整形外科学》、《面部轮廓整形美容外科学》分册的面世。

《全书》中将《血管瘤和脉管畸形》列为分册。血管瘤、脉管畸形是常见疾病,不但损害患儿(者)的外形、功能,而且常常有致命性伤害。血管瘤、脉管畸形相关临床和基础研究,是近十多年来我国发展迅速的学科分支。对数十万计患儿(者)的治疗和研究积累,使得本分册的编撰者多次被邀请到美洲、欧洲和亚洲其他国家做主题演讲。世界著名的法国教授 Marchac 说:"今后我们有这样的病人,都转到你们中国去。"大量的实践和相关研究为本分册的高水平编撰打下了基础。

《肿瘤整形外科学》是一部填补空白的作品。它系统地介绍了肿瘤整形外科的基本概念、基本理论和临床实践,对肿瘤整形外科的命名、性质、范围、治疗原则和实践,以及组织工程技术在肿瘤整形外科的应用等做了详细论述。

《微创美容外科学》具体介绍了微创美容技术、软组织充填、细胞和干细胞抗衰老的应用和研究。

《全书》几乎涵盖了现今世界整形美容临床应用的各个方面,不仅有现代世界整形美容先进的基础知识和临床实践的论述,还有激光整形美容、再生医学、数字化技术、医用生物材料等医疗手段的应用指导,以及整形美容外科临床规范化、标准化研究和实践的最新成果。编撰者们力图为我国整形美容外科临床实践、研究、教育的发展建立航标。

从 1996 年《整形外科学》编撰起,到 2014 年《全书》全部出版,将历时 19 年,近百个单位、几百位学者参与。编撰者们参阅了中外文献几十万或百万篇,从数十万到数百万计的临床案例和经验总结中提炼出千余万字。中国现代整形外科发展的经验告诉我们,学习和创新是发展的第一要素,创新来自学习、实践和对结论的肯定与否定,经过认识→实践→肯定→否定→新认识→再实践→总结,不断循环前进。在学科前进的路途中,我们要清晰地认识自己,认识世界,要善于学习,不断创新,要有自己的语言和发展轨迹。

《全书》各个分册将陆续出版。虽然几经审校,错误和不足难以避免,恳切希望得到读者的批评和指正,以便再版时修正。

王炜
2014 年 4 月于上海

前 言 PREFACE

外耳的修复和再造是整形外科器官重塑领域中最具挑战性的工作。Brent 早在 1984 年就在他的文献中有这样一句话："Perhaps no area in plastic surgery demands more attention to detail than era reconstruction(在整形外科中，没有一个领域比耳再造更需要关注细节)。"用时下最流行的一句话来概括全耳再造的特点就是：细节决定成败。

外耳的轮廓在人体表面器官中拥有最为复杂的三维结构，这种类似三明治(即皮肤、软骨、皮肤)的构建从前至后拥有三层不同的亚单位复合体：耳轮-耳垂复合体、对耳轮-对耳屏-耳屏复合体和耳甲腔复合体，从下至上展现了螺旋向上的三维立体构架，这些结构的变化和特点在所有人种中都是一致的(除皮肤的颜色差别以外)，所以，人的外耳解剖结构和特点在面部五官中也是最具共同性和一致性的。正是由于外耳解剖结构高度的共性，才使全世界有志于外耳整形的医师可以共同分享彼此的经验；同样由于外耳解剖结构的高度复杂性，修复后太多的遗憾和缺陷产生于修复侧和正常侧进行比对之后，外耳的修复和再造始终在成就感和遗憾中得到不断提高和升华。

本书主要包括两个部分：耳再造和外耳轮廓的修复。通过本书的阅读，使读者了解外耳轮廓的解剖、畸形发生的可能原因、外耳畸形的临床分类、耳再造的基本方法以及常见外耳畸形的修复方法。

针对常见的外耳畸形，往往通过畸形耳郭软骨的重新移位、折叠甚至是游离移植后的补充等手段，达到耳郭结构重新塑形的目的，当然也不排除有些较为严重的畸形需要通过肋软骨重新构建畸形或缺损的亚单位结构。而对于皮肤软组织的处理，则更多采用外耳局部组织瓣移植，达到覆盖新构建的软骨支架的目的。

针对全耳再造，本书就目前国际和国内的常用方法作了系统的回顾和介绍，并就各种方法的利与弊进行比较和说明。回顾耳再造的整个历史，大致可以分为三个阶段：一是从无到有的阶段，即再造耳拥有基本的形态、大小和位置，但缺乏良好的亚单位结构的构建。二是追求亚单位构建的阶段，即在第一阶段的基础上，再造的亚单位结构越来越多，再造耳越来越逼真，但和正常侧相比，显得比较僵硬，缺乏柔和自然的感觉。三是追求再造耳的美学标准阶段，即再造耳除拥有和正常耳一致的大小、形态、位置和亚单位结构的重建之外，整个再造耳的轮廓因为自然、柔和而给人以美的感受。

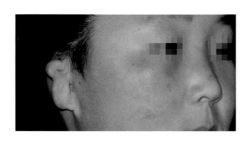 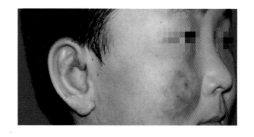

在中国,不仅有很多致力于耳整形的医师,而且拥有全世界最全的耳再造方法,在世界耳再造协会上也拥有我们的一席之地。无论哪一种方法的应用,我们应该始终牢记:"The goal of the ear reconstruction: from the reconstructive to the cosmetic(耳再造的最终目的是美学再造)。"器官再造从无到有的历史已经过去,美学再造理念将得到重视和发展。

本书的编写历经两年,凝聚了所有参编人员的辛勤劳动,他们无私的奉献,毫无保留地将自己的经验和大家分享,才是本书的精华和精神所在,在此表示深深的谢意。希望所有有志于耳整形的医师能从中得到启发,并对本书的错误和不妥之处提出宝贵的意见和建议。

张如鸿

2014 年 9 月于上海

目 录 CONTENTS

第一章
外耳的局部解剖

外耳(external ear)包括耳郭(auricle)与外耳道(external auditory meatus),主要功能是将自由声场的声波传播到鼓膜。耳郭突出于体表,具有收集声波的作用。两侧耳郭的协同作用,可以判断声音的来源方向。耳郭缺如既影响美观,又可引起一定程度的听力减退。

正常耳郭位于头颅的两侧,其在头面部的上下、前后和角度的大体三维位置具有对称性和一致性的特点。从正面观察,耳郭上端基本与眉弓下缘齐平,下端至鼻底平面,成人耳郭平均大小约为 33mm×66mm(宽度×长度);从侧面观察,耳郭的纵径(耳郭最高点与最低点之间的连线)与冠状面之间形成约 20°向后倾斜的夹角(图 1-1、图 1-2、图 1-3);从后面观察,耳郭与颅侧壁之间形成大小为 30°~45°的夹角,耳郭边缘与乳突区的距离自上而下并不一致,上极间距为 10~12mm,中分为 16~18mm,下极为 20~22mm。

耳郭的解剖结构是由弹性软骨、皮肤和少量的皮下组织所构成的。

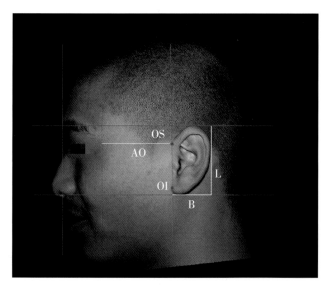

图 1-1　耳郭测量标记线
OS. 耳郭上点(耳轮与头部接合处)　OI. 耳郭下点(耳垂与头部接合处)　AO. 眼眶与耳郭外侧缘的距离　L. 耳垂边缘最低点与耳轮边缘最高点间的距离　B. OS 与 OI 之间的连线与耳轮后缘最靠外点的平行线之间的距离

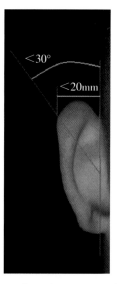

图 1-2　颅耳角<30°,耳轮至颅的距离<20mm

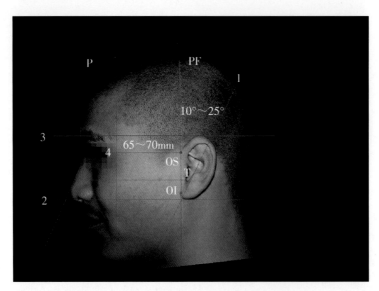

图 1-3 耳郭与面部标志点的解剖美容关系

外耳后倾角:PF线(与侧脸线P平行)和耳郭中间纵轴(线1)之间的角度是10°~25°,耳点径(OS-OI)紧邻下颌骨升支的后边缘 OS.耳郭上点(耳轮与头部接合处) OI.耳郭下点(耳垂与头部接合处) 线2.耳郭的下界,耳垂的下边缘至鼻基底部 线3.耳郭的上界,耳轮的上边缘至眉弓高度 线4.眼眶的外侧缘和耳郭之间的距离,耳郭的长度为65~70mm T.耳屏,位于下颌骨髁状突后方

第一节 耳郭的骨架结构

耳郭分为前面(前外侧面)和背面(后内侧面),两层皮肤中间为一薄而具有弹性的软骨支架,该软骨的自然折叠形成了人类耳郭复杂而精细的三维立体结构。

耳郭边缘卷曲形成耳轮,其上方稍凸起的小结节称为达尔文结节。耳轮的前内侧,有与之平行的隆起称对耳轮。对耳轮的上端分叉,分叉间的凹陷部叫做三角窝。在耳轮与对耳轮之间狭窄而弯曲的凹沟叫做耳舟。对耳轮的前方有一深凹叫耳甲,被耳轮的起始部耳轮脚分为上部的耳甲艇和下部的耳甲腔。耳舟与耳甲之间形成约90°夹角。耳甲腔的前方有一凸起,叫耳屏,从前方遮盖着外耳门。对耳轮的下端凸起,与耳屏相对应,叫做对耳屏,两者之间隔以屏间切迹。对耳屏的下方为耳垂,是耳郭的最下端,无软骨组织,仅由皮肤及皮下脂肪组织构成(图1-4、图1-5)。

上述解剖结构高低错落,形成一个螺旋向上的三维立体构建,由后向前大致可分为三层复合体,依次为:耳甲腔复合体,对耳轮-耳屏-对耳屏复合体,耳轮-耳垂复合体。

耳郭前面的皮肤很薄,皮下组织少,与软骨膜紧密粘连,不易滑动;背面的皮肤则较厚,与软骨间有少量疏松的皮下组织相隔,因此较易活动。

耳郭软骨借韧带固定于颞骨上,主要有耳前韧带和耳后韧带。前者起自颞骨颧弓根部,止于耳轮和耳屏软骨;后者起自乳突,止于耳甲处。

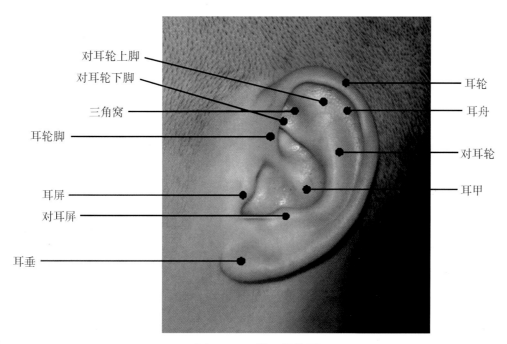

对耳轮上脚

对耳轮下脚

三角窝

耳轮脚

耳屏

对耳屏

耳垂

耳轮

耳舟

对耳轮

耳甲

图 1-4　正常耳郭外形

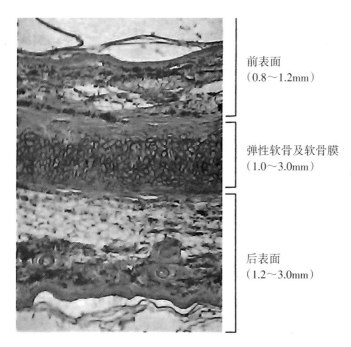

前表面
（0.8～1.2mm）

弹性软骨及软骨膜
（1.0～3.0mm）

后表面
（1.2～3.0mm）

图 1-5　耳郭组织切片

第二节　耳郭的血液、淋巴循环和神经支配

一、动脉

　　耳郭的动脉来自颈外动脉的分支——颞浅动脉和耳后动脉。颞浅动脉发出 3～4 条耳前支，分布于耳郭前面前部。耳后动脉发出数条耳后支，分布于耳郭后面；另发出几条穿支分别穿过耳轮、

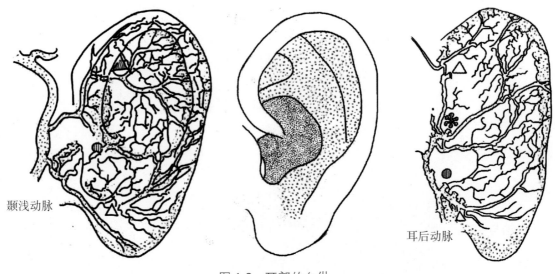

三角窝、耳甲艇等处软骨至耳郭前面。另一条耳前支于耳垂上方经软骨下缘分布于耳轮、耳舟、对耳轮等处。耳后动脉滋养耳郭后面和前面后部。

二、静脉

耳郭静脉位于皮肤浅层,前面静脉较细小,在三角窝等处形成静脉网。有许多耳前静脉直接前行,汇成颞浅静脉。耳轮、对耳轮、耳舟和耳垂的静脉支主要汇成耳后静脉耳前支,最后注入耳后静脉。耳郭后面的静脉合成3~5条耳后支,从边缘大致横行走向耳根,汇入耳后静脉(图1-6、图1-7、图1-8)。

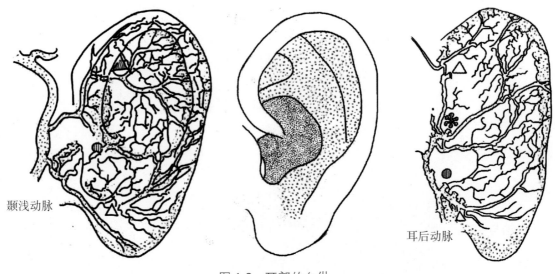

颞浅动脉

耳后动脉

图 1-6　耳郭的血供

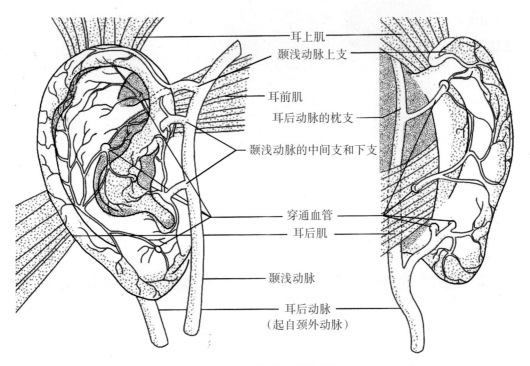

耳上肌
颞浅动脉上支

耳前肌

耳后动脉的枕支

颞浅动脉的中间支和下支

穿通血管
耳后肌

颞浅动脉

耳后动脉
(起自颈外动脉)

图 1-7　耳郭的血管解剖

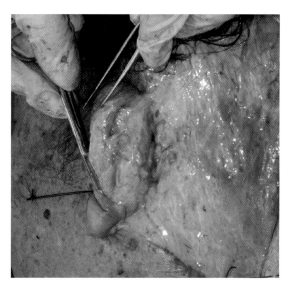

图 1-8　耳郭血供图

三、耳郭的淋巴分布

耳郭的淋巴管比较丰富,多呈网状。耳郭外侧面之淋巴汇入耳前腮腺淋巴结;耳郭内侧面之淋巴汇入耳后淋巴结;耳垂、外耳道下壁、下颌关节及腮腺上部表面皮肤的淋巴汇入耳下淋巴结、颈浅淋巴结与头颈淋巴结。

四、耳郭的神经支配

耳郭的神经很丰富,来源较多(图 1-9、图 1-10、图 1-11),包括:躯体神经——来自脊神经丛的耳大神经和枕小神经;脑神经——来自耳颞神经和面、舌、咽、迷走神经等各神经的分支及交感神经。分述如下:

1　耳大神经　分耳上、耳下两支。耳上支分布于耳轮、耳郭外侧面、对耳轮和三角窝;耳下支分布于耳垂、耳轮、耳舟、对耳轮、对耳屏、三角窝、耳甲腔和耳甲艇。

2　枕小神经　也分上、下两支。上支分布于耳郭外侧面、三角窝内,并延伸至外侧面对耳轮处;下支分布于耳郭顶端耳轮处,并有分支在耳轮内侧面边缘与耳大神经交通。

3　耳颞神经　来自三叉神经的下颌神经,分为 3 支。外耳道支分布于外耳道的前壁和前上壁;耳屏支分布于耳屏;耳前支分布于耳轮脚、耳轮升部及三角窝。

4　迷走神经耳支　起自头颈静脉神经节,自该节发出一个分支后,再和附近舌咽神经的一个分支合成耳支,在茎乳孔处又与面神经交通,穿出鼓乳裂后,分成两支,分别分布于耳郭外侧面耳甲腔,耳轮脚根部及附近的耳甲腔、耳甲艇;也有分支绕过耳轮脚延伸向上,分布于三角窝。

5　耳后神经　系面神经分支,分布于耳后肌和枕肌,另外也发出前穿支至耳郭前面。

6　交感神经　来自颈动脉丛,分布于动脉管的周围,由粗细不等的纤维缠绕管壁。

综上所述,在耳郭前面,分布有耳大神经、枕小神经、耳颞神经、耳后神经和迷走神经耳支,其中以三角窝内神经分布最为丰富,几乎所有支配外耳的神经都有分布。在耳郭后面,上 1/3 有枕小神经分布,下 2/3 有耳大神经分布。

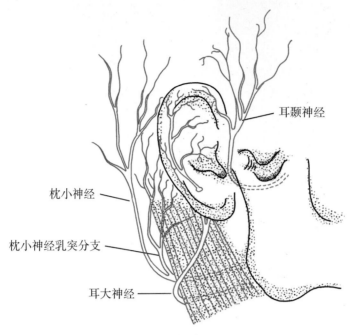

耳颞神经

枕小神经

枕小神经乳突分支

耳大神经

图 1-9　耳郭前表面的神经支配

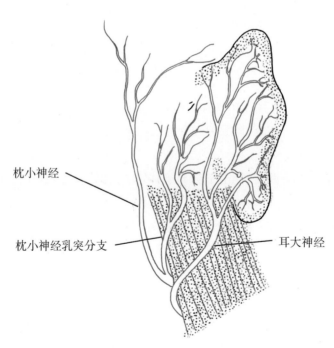

枕小神经

枕小神经乳突分支

耳大神经

图 1-10　耳郭背面的神经支配

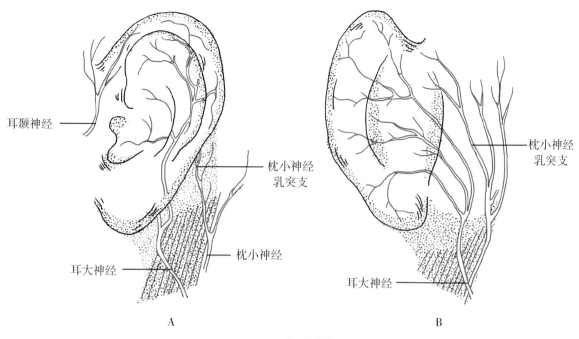

耳颞神经

枕小神经
乳突支

耳大神经

枕小神经

A

枕小神经
乳突支

耳大神经

B

图 1-11　耳郭的神经支配
A. 侧面观　B. 背面观

第三节　耳郭的肌肉

耳郭的肌肉可分为耳外肌和耳内肌,受面神经支配(图 1-12)。

耳外肌属表情肌,它们分别为:①耳前肌,呈三角形,较薄弱,纤维呈苍白色而不易发现,起自帽状腱膜,集中止于耳轮棘。②耳上肌,较大,呈扇形,起自帽状腱膜,集中成一扁腱,止于耳郭三角窝隆起。③耳后肌,为薄束状肌,起自胸锁乳突肌止点上方的乳突骨膜,止于耳甲隆起。多数人这部分肌肉已退化,作用甚微,但在有耳郭的动物则较发达,可以牵引耳郭向不同方向转动,以收集声波。

耳内肌为细小的横纹肌,有 6 块,其中 4 块分布于耳郭的前外侧面,2 块分布于耳郭的后内侧面。分布于前外侧面的有:①耳轮大肌,起自耳轮棘,纤维向后上内方,止于三角窝隆起。②耳轮小肌,起自耳轮脚,呈扇形向前上方,止于耳轮棘及该处的皮肤,它基本上覆盖了耳轮脚。③耳屏肌,位于耳屏前方,呈四方形。④对耳屏肌,起自对耳屏外部,止于耳轮尾及对耳轮。分布于后内侧面的有:①耳横肌,起自耳甲隆起的上端,横过对耳轮窝,止于耳舟隆起。②耳斜肌,由很少的短小纤维组成,起自耳甲隆起的后上部,止于三角窝隆起。这些肌肉大部分已退化。

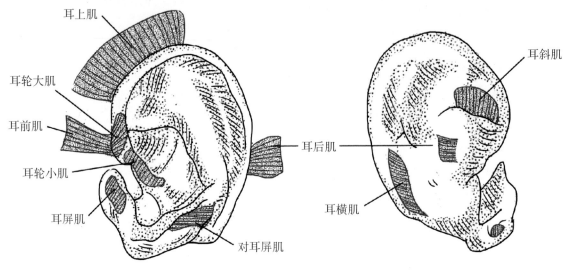

耳上肌
耳轮大肌
耳前肌
耳轮小肌
耳屏肌
对耳屏肌
耳斜肌
耳后肌
耳横肌

图 1-12　耳外肌和耳内肌

（许枫　李大涛　张如鸿）

参考文献

［1］Siegert R, Weerda H, Remmert S. Embryology and surgical anatomy of the auricle ［J］. Facial Plast Surg, 1994, 10(3):232-243.

［2］施洪, 陈辉, 张发惠, 等. 耳联合切口的应用解剖［J］. 中国临床解剖学杂志, 1995, 13(2):136-138.

［3］Park C, Lineaweaver W C, Rumly T O, et al. Arterial supply of the anterior ear［J］. Plast Reconstr Surg, 1992, 90(1):38-44.

［4］Ulusal B G, Ulusal A E, Lin J Y, et al. Anatomical and technical aspects of harvesting the auricle as a neurovascular facial subunit transplant in humans［J］. Plast Reconstr Surg, 2007, 120(6):1540-1545.

［5］晋培红, 许枫, 张如鸿, 等. 耳后动脉在乳突区分支的解剖学研究［J］. 组织工程与重建外科杂志, 2008, 4(4):210-212.

［6］Moore K L, Dalley A F, Agur A M R. Clinically oriented anatomy［M］. 2nd ed. Lippincott: Williams & Wilkins, 1985:959.

［7］Berman C G, Norman J, Cruse C W, et al. Lymphoscintigraphy in malignant melanoma［J］. Ann Plast Surg, 1992, 28(1):29.

［8］Wells K E, Rapaport D P, Cruse C W, et al. Sentinel lymph node biopsy in melanoma of the head and neck［J］. Plast Reconstr Surg, 1997, 100(3):591.

［9］Wagner J D, Park H M, Coleman J J III, et al. Cervical sentinel lymph node biopsy for melanomas of the head and neck upper thorax［J］. Arch Otolaryngol Head Neck Surg, 2000, 126(3):313-321.

［10］Beahm E K, Walton R L. Auricular reconstruction for microtia: part I. Anatomy, embryology, and clinical evaluation［J］. Plast Reconstr Surg, 2002, 109(7):2473-2482.

第二章
耳郭的胚胎发育和耳郭畸形的
相关流行病学

第一节 耳郭的胚胎发育

一、正常耳郭的胚胎发育

在胚胎学上,耳郭的发育起始于胚胎期的第3～6周,由内胚第一咽囊、外胚第一鳃弓(下颌弓)和第二鳃弓(舌骨弓)及其所包含的鳃沟以及其间的中胚间质组织衍化而来。咽囊出现在第3周,第一咽囊发育形成咽鼓管和中耳,鳃沟即构成原始外耳道。第一鳃沟在胚胎第4周尚接近第一咽囊,继之被厚层结缔组织隔开,呈漏斗形。

第6周(38天)的胚胎,第一鳃沟周围的间充质增生,围绕下颌弓和舌骨弓的光滑表面,开始形成6个结节状隆起的小丘,其中的3个小丘出现于下颌弓尾部,3个小丘出现于舌骨弓头部(图2-1A)。

至第6周末,6个分开的小丘开始融合(图2-1B、图2-1C),其位置也从最初的腹侧向背外侧方向移动,最终发育形成耳郭。

虽然小丘和耳郭各部分结构形成之间的关系相当模糊,有人甚至认为小丘仅为暂时现象,因为它们在无耳郭的爬行类和鸟类动物中也出现,但多数研究似乎表明小丘和耳郭各部分结构的形成有一定的联系。一般认为,来自下颌弓的3个小丘形成耳轮前缘小部分、耳轮脚及耳屏,来自舌骨弓的3个小丘形成耳轮后缘大部分、对耳轮及耳垂(图2-1D),位于两鳃弓之间的第一鳃沟则形成外耳道。

胚胎第18周时,外耳道大小和形状已达成人水平,而外耳的发育要到出生后才能完善。

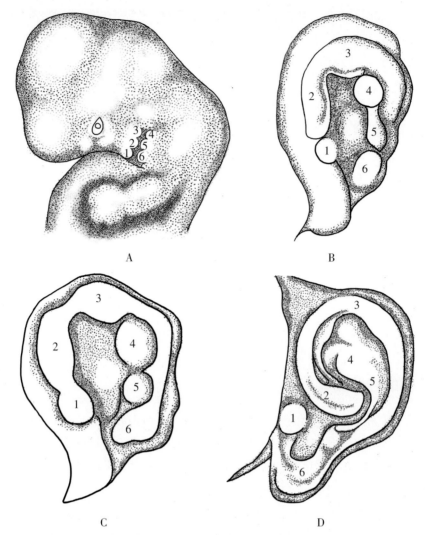

图 2-1　正常耳郭的胚胎发育

图中 1～6 示 6 个结节状隆起的小丘的发生与演变

A. 胚胎第 6 周　B. 胚胎第 8 周　C. 胚胎第 10 周　D. 胚胎第 32 周

二、耳郭畸形的胚胎发育模式

　　从发育生物学的角度来看,耳郭结构的形成主要是在胚胎发育过程中的前 3 个月,在此期间受到内、外环境或遗传等任何因素的影响,都可能引起耳郭发育不完全,产生耳、颌面部畸形的表现。

　　对于耳郭胚胎发育异常的研究和实验已经有百余年的历史，但确切的发病机制仍未明确,目前公认的两种学说是血管畸形学说和神经嵴细胞学说。Lockhardt 于 1929 年首次证实小耳畸形综合征的发生与上颌动脉缺损有关,而 Mckenzie 和 Craig 认为最初缺损是在镫骨动脉。镫骨动脉是胚胎期暂时的动脉系统,出现于胚胎的第 33 天,提供对第一、二鳃弓原基的血液供应。胚胎发育正常的情况下,在第一主动脉弓消失和颈外动脉发生前的关键期,镫骨动脉作为中面部发育的血液循环,约在胚胎 40 天时由颈外动脉系统替代。Poswillo 通过动物实验认为,在镫骨动脉形成之前发生出血,血肿形成并扩散,可影响第一、二鳃弓的组织分化,导致耳颌畸形发生。

　　近年来,脑神经嵴细胞(cranial neural crests cell, CNCC)在耳部发育中的作用逐步引起人们重视。CNCC 是一种多能干细胞,是第一、二鳃弓区域间充质的主要细胞成分。它起源于胚胎发育早期神经管两侧,在离开神经管背侧后向胚胎内迁移,随着发育逐渐分化为神经系统、骨、软骨、皮肤以及内分泌组织等,在颅颌面组织器官的发育中起重要作用。CNCC 的一个重要特征是其迁移性和向间充质细胞的转型,不同部位 CNCC 各具特定的迁移路径。来源于中脑区后份及后脑(又称菱脑)前份的 CNCC 共分 r1～r8 八个节段,其中 r1、r2 的 CNCC 向腹侧迁移并参与形成第一鳃弓,以后发育形成耳屏、耳轮脚结构;来自 r3、r4 的 CNCC 参与形成第二鳃弓,以后发育形成耳郭中上 2/3 最突出的耳轮结构;耳郭下 1/3 的耳轮、耳垂及对耳屏结构则由 r5、r6 的 CNCC 发育形成,如图 2-2 中 a→d 所示。

　　神经嵴细胞学说是指胚胎发育过程中神经嵴细胞的迁移路径发生异常改变,导致包括耳郭在内的耳颌面部发育畸形,这也是目前研究比较成熟的一个发病机制学说。关于 CNCC 迁移路径的实验研究和小耳畸形的临床特征,潘博等提出了先天性小耳畸形的病理发育模式假说:即当 CNCC 的迁移过程发生异常, 出现 r2 和 r4 同时分布于第一、二鳃弓区域时,r2、r4 两者的神经嵴细胞融合,则形成临床上最典型的"腊肠样"小耳畸形特征;如果 r4 迁移至第一鳃弓的前方,则临床表现为附耳的特征;如果 r2 异常迁移至第一鳃弓前方,则表现为耳前瘘管;如果 r4 迁移至第二鳃弓的位置,则形成临床上较为少见的"镜像耳"畸形,如图 2-2 中 b→e、c→f 所示。

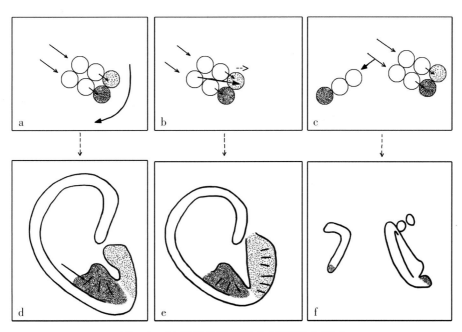

图 2-2　神经嵴细胞迁移与耳郭发育模式

a→d. 正常耳郭发育模式　　b→e、c→f. 畸形耳郭发育模式

三、胚胎发育障碍与耳颌面部畸形

　　耳颌面部的发育来自于第一、二鳃弓组织,除耳郭外,第一鳃弓衍生的结构还包括上颌骨、下颌骨、颧骨、锤骨头、砧骨体、蝶下颌韧带、鼓膜张肌、腭帆张肌、二腹肌前腹、下颌舌骨肌、咀嚼肌、三叉神经等。第二鳃弓衍生的结构包括颞骨茎突、锤骨柄、砧骨长突、镫骨、舌骨小角、茎突舌骨韧带、镫骨肌、茎突舌骨肌、二腹肌后腹、耳肌、表情肌、面神经等。临床上出现第一、二鳃弓发育异常导致耳颌面部的一系列综合畸形表现,包括耳郭结构异常,习惯上称之为第一、二鳃弓综合征。

　　第一、二鳃弓综合征包括半面短小症和 Goldenhar 综合征,常常为单侧不对称性,双侧发病少见。临床表现为外耳、中耳、下颌支、髁状突、颧弓和颧骨的畸形,颞骨(除岩部)常被累及,咀嚼肌、表情肌、腮腺和舌也会受到不同程度的影响,有时伴有面神经麻痹(下颌缘支多见),也可能有附耳、耳前窦道等。不伴有或伴有轻微颌面部畸形的耳郭畸形发育,常常被认为是第一、二鳃弓综合

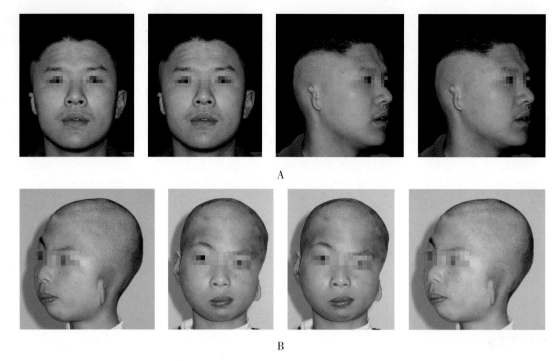

图 2-3
A. 小耳畸形　B. 半面短小症,小耳畸形

征的一个微小表现形式(图 2-3)。

关于第一、二鳃弓综合征的名称,临床上出现多种多样的说法。学者们常常根据某一突出的症状,或其本人在某方面的特殊兴趣而给予某疾病相应的名称和治疗。王炜教授在《整形外科学》中对第一、二鳃弓综合征的命名进行了综述。根据患者外耳畸形、上下颌发育不全、半侧面部短小等特点,大多数学者提倡应用半面短小症(hemifacial microsomia,HFM)这一名称,有学者把单侧发病者称为单侧颅面短小症(hemi-craniofacial microsomia)或单侧颅面短小综合征,双侧发病者则称为双侧颅面短小症(bilateral craniofacial microsomia)。目前国内外较多应用半面短小症(表 2-1)。

表 2-1　第一、二鳃弓综合征的各种命名

使用鳃弓的名称	形态的名称	病因的名称
第一鳃弓综合征 the first branchial arch syndrome (Stark,1962)	半面短小症与小耳畸形 hemifacial microsomia and microtia (Braithwaite,1949)	面部发育不良 necrotic facial dysplasia (Keith,1909)
第一、二鳃弓综合征 the first and second branchial arch syndrome(Grabb,1965)	耳下颌发育不良 otomandibular dysostosis (Francoi,1961)	先天性耳发育不良 inheritable auricular hypoplasia (Hanhart,1949)
耳鳃发育不全 auriculo-branchiogenic dysplasia (Garonni,1971)	半侧小颌、小耳综合征 hemignathia and microtia syndrome (Stak,1962)	子宫内面部坏死 intrauterine facial necrosis (Walker,1961)
口-下颌-耳综合征 oral-mandibular-auricular syndrome (Stark,1962)	半面短小症 hemifacial microsomia (Gorlin,1964)	
颅耳综合征 oto-cranio-cephalis syndrome (Pruzansk,1971)	颅面短小症 craniofacial microsomia (Converse,1973)	耳颞下颌发育不良 temporoauromandibular dysplasia (Meulen,1983)

由于来自第一、二鳃弓的组织累及程度不同,HFM 的表现形式可以多种多样。有些患者以外耳畸形较突出而颌面部畸形不明显,也有患者以颌面部畸形突出而外耳畸形较轻,还有不少患者同时存在耳颌面部畸形表现。小耳畸形是 HFM 的一部分,除耳畸形之外,对于面部不对称者要仔细估量颅颌面部骨和软组织的发育情况,因此,在进行全耳再造时要全面考虑并制订合理的治疗计划。

第二节　耳郭畸形的相关流行病学

耳郭畸形中以先天性小耳畸形就诊较多见,它也是耳郭先天性畸形中比较严重的一种生理缺陷。关于耳郭畸形的流行病学调查,目前国内外文献报道较多的是关于先天性小耳畸形的发病特点、发病率以及风险因素和可疑致病基因等方面的研究。下面则以先天性小耳畸形为重点,详细介绍耳郭畸形的相关流行病学。

一、发病特征与发病率

先天性小耳畸形又称为小耳畸形综合征,简称小耳畸形,表现为耳郭结构部分缺如或完全缺如,多数伴有外耳道闭锁或(和)中耳结构发育不完全,听力减弱或消失。根据耳郭畸形的严重程度及其形态外观,小耳畸形又可分为耳甲腔型、腊肠型、耳垂型和无耳,其中腊肠型占半数以上,无耳是最严重的一个类型,常常伴有患侧颌面发育不良及听力受损(图 2-4)。

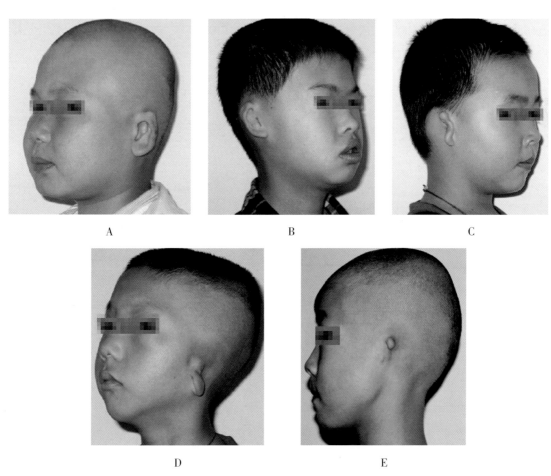

图 2-4　各种类型的小耳畸形
A、B. 耳甲腔型　C. 腊肠型　D. 耳垂型　E. 无耳

小耳畸形还可分为单纯性和非单纯性。单纯性小耳畸形仅表现为不同程度的耳郭结构的异常,不伴有其他畸形。非单纯性小耳畸形除耳郭畸形外,同时伴有身体其他部位器官或脏器的发育障碍,因此它也可能是某个综合征临床表现的一部分,常常存在染色体异常。在所有伴发畸形中,以面裂和先天性心脏病(简称先心病)最为多见,其他还有无眼或小眼畸形、肢体缺陷、肾脏畸形、前脑无裂畸形、脊椎畸形、尿道下裂等。伴发小耳畸形表现的常见综合征有 Treacher Collins 综合征、Goldenhar 综合征、Nager 综合征、Miller 综合征等,也有学者认为单纯性小耳畸形是眼、耳、脊柱发育不良综合征即第一、二鳃弓综合征的一个轻微表现型。

据国内外诸多调查研究显示,先天性小耳畸形的发病大多为散发性,但也有家族病史,为 2.9%～33.8%。该畸形的发病特点在各国、各地区的报道基本一致,好发于男性,男、女性别比例可高达 2:1;单侧多见,其中又以右侧居多,占 60%～70%。小耳畸形在性别上的差异很大,而且男性明显多于女性,对此性别差异的现象有很多解释,包括泌尿生殖系统的发育、性激素的影响、胎儿生长、成熟率以及致畸危险性等,目前考虑极有可能与性染色体连锁遗传因素的作用有关,具体机制尚不明确。

调查还发现,新生儿患有小耳畸形者常常有出生体重低下(低于 2500g)的情况,而且妊娠时间一般小于 38 周,孕母常有多次妊娠或生产史。其原因可能来自同一个潜在的因素,不排除与耳郭畸形相关的致病因素的影响。

先天性小耳畸形的发病率在世界各地的报道略有差异(表 2-2),20 世纪 90 年代中期,全球的小耳畸形发病率在 0.83/10000～17.4/10000,其中厄瓜多尔的基多市发病率最高,同期我国的平均发病率为 1.40/10000。1988～1992 年间,我国对约 324.6 万围生期小儿进行普查,发现小耳畸形的发病还存在城乡差异,城市地区的发病率比乡村地区高,并且在各省份之间也存在差异,其中新疆维吾尔自治区最高(2.08/10000),内蒙古自治区最低(0.33/10000)。另外,高海拔地区的唇裂、小耳畸形、附耳、鳃弓异常综合征的发病率也会增加。

表 2-2　世界各地小耳畸形的发病率

地区(时间)		发病率
法国(1978～1992 年)		0.83/10000
瑞士(1973～1991 年)		2.35/10000
美国加利福尼亚州	(1983～1991 年)	1.17/10000(白种人)
		3.23/10000(西班牙裔)
	(1989～1997 年)	2.16/10000(亚裔)
意大利(1983～1992 年)		1.46/10000
美国夏威夷州(1986～2002 年)		3.79/10000
芬兰(1980～2005 年)		4.34/10000
墨西哥(年份不详)		6.4/10000
中国(1988～1992 年)		1.40/10000

此外,小耳畸形的发病率还存在种族差异。Harris 于 1996 年对法国、瑞士及美国加利福尼亚州三地的出生缺陷监测登记处的新生儿进行调查,并排除染色体异常的小耳畸形患者,结果显示:西班牙裔发病率最高,其次是亚裔,白种人发病率最低。在加利福尼亚州同一地区的调查显示,亚裔和西班牙裔比非裔美国人和白种人的发病率明显偏高,这进一步表明种族与小耳畸形发病的相关

可能。因此，有学者认为，小耳畸形的发病也可能与种族基因存在相关性。

二、病因学

关于先天性小耳畸形的发病原因众说纷纭，多数患者不能发现特殊的致病因素，目前也没有一个确切的致病机制。诸多学者认为，该畸形的发病属于异质性，由众多因素综合作用所导致。动物实验证明，某些化学药物存在致畸毒性，可能导致耳颌畸形。有学者报道，妊娠初期妇女服用镇静剂沙利度胺，或怀孕初期遭受病毒性感染、先兆流产等，也可能是小耳畸形的发生原因之一。

除此类环境因素影响胎儿正常发育之外，还有报道小耳畸形家族遗传史病例，但对于小耳畸形综合征是否有遗传因素目前尚无定论。经上海交通大学医学院附属第九人民医院（简称上海九院）耳再造中心医治的千余例小耳畸形综合征患者中，绝大多数无家族遗传史，但也观察到子代或隔代发病的病例，其中一个家系有 7 例耳郭畸形患者，家系如图所示（图 2-5）。另外，也有容貌完全相同的双胞胎，一人为小耳畸形，另一人却正常；而国外也有报道双胞胎均为单侧小耳畸形患者（图 2-6）。目前关于小耳畸形的病因学研究方面，主要考虑环境和基因的作用与影响。

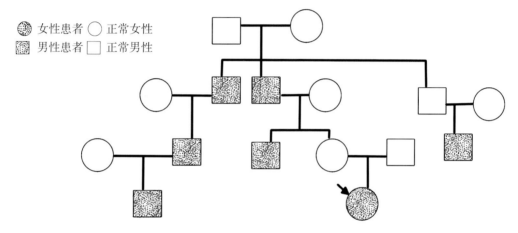

图 2-5　一个家系四代内有 7 例耳郭畸形
（黑色箭头所示为先证者）

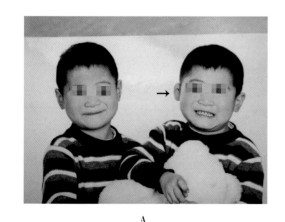

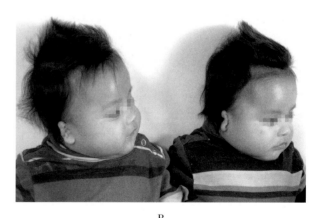

图 2-6　先天性小耳畸形双胞胎病例
A. 箭头所指为小耳畸形，另一人正常　B. 二人均为右侧小耳畸形

（一）环境因素

1 宫内感染　妇女妊娠早期患上呼吸道感染及免疫性疾病，包括荨麻疹、接触性皮炎、变应

性鼻炎和甲状腺功能亢进等，可能导致胎儿发生先天性耳郭畸形。1996 年 J. S. Lopez-Camelo 和 I. M. Orioli 在拉丁美洲地区做调查时发现，妇女妊娠前 3 个月患急性感染性疾病，例如流行性感冒（简称流感），是先天性小耳畸形发生的危险因素，并且可能与孕母社会经济生活水平低下有关。K. L. Jones 于 1994 年报道了妊娠前期 20 周内妇女感染水痘，其新生儿出现小耳畸形的病例。此外，妊娠妇女早期感染风疹、腮腺炎等病毒均有可能导致胎儿畸形。2010 年，我国报道了对 345 例小耳畸形患者发病相关因素的调查结果，发现妊娠前 3 个月内感染麻疹、流感等很可能会增加小耳畸形的发病风险，并且更易导致临床表现相对较严重的小耳畸形。

另一方面，实验室研究进一步阐释了宫内感染引起胎儿耳软骨发育畸形的可能。2004 年庄洪兴等通过对残耳软骨进行生化水平的研究，发现其中糖胺多糖（glycosaminoglycan, GAG）含量较正常同龄人高出很多，推测小耳畸形患者很可能在胚胎期局部曾有过类似于炎症的反应，使局部组织的GAG 含量升高，在伤口中产生大量基质（包括 GAG），导致小耳畸形。

2 药物作用　临床上很多化学药物具有致畸作用，故明确规定妇女妊娠期间禁止服用。由于某些药物在作用机制和毒副作用不太明确下使用，抑或是误用、滥用，最终可能引起出生儿畸形表现，20 世纪 50～60 年代发生的沙利度胺事件，即为世界上第一次发现的化学药物致畸事件。沙利度胺是一种非巴比妥类安眠镇静药物，可减轻妇女早期妊娠反应的剧烈呕吐症状，效果良好，因而畅销世界各发达国家，但之后发现该药物可导致新生儿出现面部畸形、四肢不全等严重异常，最后被列为妊娠妇女绝对禁忌。

化学药物是造成出生缺陷不可忽略的因素，孕期用药也一直是人们所关注的热点。妊娠早期使用激素类、磺胺类、抗病毒类药物以及庆大霉素、链霉素、四环素、吉他霉素等抗生素可能是导致小耳畸形发生的危险因素。大多数药物可以通过母体循环作用于胎儿，尤其在妊娠阶段的前 3 个月。国外也有病例报道，妇女在妊娠前期 3 个月内服用抗精神病类药物和镇痛剂，引起新生儿小耳畸形、脊柱异常及心脏缺陷等表现，即考虑药物对胎儿的致畸作用。Smithells 于 1992 年发现妇女妊娠期间服用异维 A 酸后可能会导致小耳畸形，且临床上观察到这类药物与新生儿畸形的关联性。Zengli 通过动物实验，在小鼠胚胎间充质细胞的基础上研究异维 A 酸导致腭裂的致病机制，发现异维 A 酸在分子及蛋白质水平抑制间充质细胞的增殖，阻止 G0 期细胞进入 G1 期，减少细胞分裂。1999 年 Wei 对猴子胚胎进行动物实验，证实了 13-顺维生素 A 可以引起小耳畸形综合征的事实，并且发现了该药物的致病机制以及小耳畸形的发病模型，认为可能是药物影响了脑神经嵴细胞（CNCC）的迁移路径，使胚胎发育异常而出现各种外耳畸形表现。

除西药外，有报道称妇女在妊娠前和妊娠早期 3 个月内服用中草药，也可能会增加小耳畸形的发病风险。但由于中药种类繁多，成分复杂，难以进行细致的分析，因此只能概括地说中草药可能与小耳畸形综合征的发病相关。此外，与出生缺陷有关的化学因素还包括地球化学环境元素类物质（重金属等）、有机溶剂、农药、环境激素类物质及其他一些化学物质，长期接触也可能影响胚胎的正常发育过程。值得关注的是，有研究发现，产前服用叶酸可以降低无耳和小耳畸形的发病风险，这对今后预防小耳畸形的发病很有意义。

3 产次与先兆流产　早期调查显示，初次妊娠是小耳畸形和无耳畸形的发病风险因素之一，Harris 则发现高产次妇女也是一个危险因素。研究还发现，产次≥4 次且妊娠年龄≥35 岁者更易出生无耳畸形患儿。与单纯性小耳畸形相比较，非单纯性小耳畸形的患儿更多出现于初次妊娠妇女；而另一篇在南美洲厄瓜多尔的调查结果刚好相反。至于妊娠次数如何影响小耳畸形的风险性，以及是否与子宫内壁健康状况相关等，目前尚无研究和推测。

2010 年，我国对 345 例先天性小耳畸形患儿母亲进行回顾性调查研究，发现既往流产次数≥3

次的妇女,更易生出耳郭畸形程度较严重的患儿,推测其原因,可能与自然流产或流产手术对子宫壁造成损伤有关,尤其是流产手术后可能影响胚胎发育的任何一个阶段。在这些病例中,妊娠前期3个月内出现先兆流产的比例颇高,绝大多数采取注射黄体酮的方法进行保胎。研究发现,其出生的较严重小耳畸形患儿所占比例明显增加,有统计学意义。有报道认为,注射大量黄体酮会影响胚胎正常发育,并且先兆流产的病例中有20%会引起子宫壁绒膜下血肿,这些都可能影响胎儿发育,导致包括耳郭畸形在内的多种畸形。

4　多胎妊娠　关于多胎妊娠与小耳畸形发生的相关性,目前仍属推测。有人发现半面短小症和小耳畸形在双胞胎中的发病率(尤其是单合子)比单胞胎的发病率高,并认为畸形的发生可能与多胎妊娠有关,可能是在妊娠期第5～10周,由于一个胎儿死亡后,在被吸收过程中引起凝血激素释放,通过胎盘血管进入另一胎儿体内,出现高凝血状态,进而影响第一、二鳃弓发育;其中凝结块或溶解的碎片也可能留置于镫骨动脉,导致颌面部血液供应异常,从而出现耳颌面部的发育不全。但国外也有病例报道双胞胎中出现一个是小耳畸形、另一个完全正常的情况。因此,小耳畸形是否与多胎妊娠以及遗传有关,尚需进一步研究。

5　父方因素　除母体相关因素外,父方因素主要考虑吸烟、职业以及高龄等影响生育能力的方面。通过对上海市的29所医院进行分层随机抽样调查,筛选出1012例缺陷的新生儿进行病例对照研究,发现父亲吸烟组的新生儿患有小耳畸形或无耳的风险比值超过1.5,即表明吸烟是导致新生儿畸形的危险因素;数据还表明,吸烟更易导致新生儿多发畸形,且与吸烟量呈相关性。又有调查表明,胎儿出生前暴露于烟草与其成年后精子质量减退之间有关联,暴露组的胎儿成年后其精液量和精子数量有所减少,可能是烟草中的某些化学成分通过胎盘屏障进入胎儿体内,进而通过血睾屏障影响胎儿睾丸上皮的正常发育。由此,吸烟可能引起精子质量下降,导致包括耳郭畸形在内的先天性畸形。

关于精子质量问题的研究,国内曾对高温作业的挖土机司机做精液分析,发现其平均一次射精量、精子密度、精子存活率和精子活动力等方面均较正常组降低,这是由于长期温热效应导致生精作用发生改变。精子的发生需要生理性阴囊低温条件,男性职业性会阴部接触高热是男性不育的危险因素之一。此外,父亲高龄也是一个危险因素。

6　其他　妊娠妇女吸烟、酗酒等不良生活习性及胰岛素依赖型糖尿病与新生儿小耳畸形的发病有关,高龄妊娠会明显增加胎儿发生小耳畸形的风险,而研究表明在25～29岁之间妊娠时发病风险性最低。此外,该畸形的发病还与妊娠妇女受教育程度低下及家庭经济水平低等因素相关。

(二)基因遗传

临床上可见部分小耳畸形患者有家族史,占2.9%～33.3%,他们往往与一系列特殊的综合征和染色体变异有关。研究也表明,先天性小耳畸形有家族遗传倾向。常见的综合征有:Treacher Collins综合征(OMIM 154500)、Goldenhar综合征(OMIM 164210)、Nager综合征(OMIM 154400)、Miller综合征(OMIM 263750)等。这些综合征性小耳畸形的临床表现变化显著,症状之间相互重叠,常常出现多个器官或(和)脏器的畸形表现。目前已经深入研究其致病基因的定位与致病机制,并取得一定研究成果。

1　Treacher Collins综合征　Treacher Collins综合征(Treacher Collins syndrome, TCS)又称为下颌、面骨发育异常,Franceschetti-Zwahlen-Klein综合征。它是一种常染色体显性遗传性疾病,患者可有家族史,或为散发病例。国内外学者针对Treacher Collins综合征进行了较为深入的遗传学研究,将致病基因在染色体上进行了定位。1983年Balestrazzi等发现1名女性患者有t(5;13)(q11;p11)的平衡易位,将基因定位于5号染色体。1991年Jab等通过基因连锁研究,认为致病基因位于

5q31.3～33.3。1993 年 Dixon 等通过 3 个微卫星标记的连锁分析，将基因进一步定位于 5q32～33.1，连锁克隆的荧光原位杂交表明，TCOF1 基因在 SPARC(OMIM 182120 osteonectin gene)的远侧。目前已经成功定位 TCOF1 基因(OMIM 606847)。

对于 TCOF1 基因外显子突变检测，Treacher Collins 综合征联合小组于 1996 年率先鉴定了 5 例 Treacher Collins 综合征患者 TCOF1 基因具有不同的突变。1996 年 Gladwin 等根据内含子序列设计了寡聚核苷酸引物，扩增了 33 例患者外显子，也发现了 5 处不同位点的突变，并且与 Treacher Collins 综合征联合小组报道的突变位点均不相同。1997 年，随着 Edwards 等报道了新发现的几个突变位点，从而使 TCOF1 基因突变位点达到 35 处。2000 年 Splendore 等针对该综合征做了卓有成效的工作，TCOF1 突变位点扩增到 51 个，大部分突变为基因插入或缺失，分别涉及 TCOF1 外显子 6、10、11、13、16、19、21 和 23，并且 50%的突变位点位于 5 个外显子，其中外显子 23 和外显子 24 为突变热点。2002 年 Splendore 等对其他第一、二鳃弓综合征进行了 TCOF1 基因突变研究，对 4 例 Goldenhar 综合征、2 例 Nager 综合征和 1 例 Miller 综合征患者进行了 PCR SSCP 和直接序列分析，结果表明：TCOF1 基因全部 26 个外显子都没有异常，可以排除其他第一、二鳃弓综合征的 TCOF1 基因突变。

迄今在家族性和散发性病例中已经发现了 120 种基因突变，所有研究结果表明，TCS 不存在基因型和表型的相互关联。基因突变包括剪接、插入和无义突变，范围可以从 1 到 40 个核苷酸，这些突变最终均可导致未成熟的 Treacle 蛋白终端密码子，这就提示了 TCS 的发病机制是单倍剂量不足。动物实验证明，TCOF1 的单倍剂量不足使神经上皮的神经嵴细胞前体大量死亡，从而使迁移到颅面复合体的神经嵴细胞数量减少，导致颅面部发育畸形。因此，对于 TCOF1 基因产物也进行了一些有意义的探索。

Treacle 是正常 TCOF1 基因编码的蛋白质，分子量大约为 14000，包含 1411 个氨基酸，富含丝氨酸／丙氨酸，只有 1 个 N 端和 C 端，包含 3 个结构域和 1 个大的中央重复域，此中央重复域能够被酪氨酸激酶Ⅱ(OMIM 11540)高度磷酸化。突变的 TCOF1 基因可能导致转录读取时提前终止，从而产生功能不全的 Treacle 蛋白。Marszalek 等认为 Treacher Collins 综合征可能是由于功能不全的 Treacle 蛋白导致，但 Treacle 蛋白的作用机制目前还在进一步研究中。Valdez 等认为 Treacle 蛋白通过与上游结合因子(up stream binding factor, UBF；600673)相互作用而影响核糖体 DNA 基因转录，而 Gonzales 等进一步发现了 Treacle 蛋白参与 rRNA 前体的 2′O 甲基化。Su 等研究证实 Treacher Collins 综合征的基因(3469del ACTCT)外显子 22 缺失 5bp，使终止密码子在编码蛋白成熟前出现，从而导致小耳畸形的发生。

2 Goldenhar 综合征　Goldenhar 综合征也称为眼、耳、脊柱发育不良综合征(oculoauriculovertebral dysplasia syndrome)，面、耳、脊柱序列征，第一、二鳃弓综合征，或半面短小症。Goldenhar 综合征大多数病例为散发，少数有家系报道，其遗传方式存在争议，可能是有常染色体显性遗传及遗传和环境相互作用的多因素遗传。

1969 年 Summitt 最早描述了多人受累的 Goldenhar 综合征家系，认为呈常染色体显性遗传模式。1982 年 Regenbogen 等描述了三代人 9 例患者的家系和 3 例女传女的病例，也认为遗传方式为常染色体显性遗传。1983 年 Rollnick 和 Kaye 研究了 97 个 Goldenhar 综合征家系，其中 433 个一级亲属，35 人(8%)有相同或相似的异常症状；在 176 名同胞中，11 人(6%)受累，频率最高的异常是轻度耳畸形，如耳前结节或附属物，故认为 Goldenhar 综合征是多因素遗传。1986 年 Sohan 和 Holmes 提出了与遗传因素和环境因素血管破裂相联系。1988 年 Ryan 等在可能的单卵双生子中观测到 Goldenhar 综合征，但两者严重程度却显著不同，他们认为，当胚胎第一、二鳃弓的血供由镫骨动脉转到颈外动脉时,此区域出血可以引起 Goldenhar 综合征。1992 年 Kaye 等分析了 74 个先证者的家系,他列举了以分离分析为基础用于判断亲属为受累者的标准,亲属们接受检查以确定耳畸形、下颌骨异常和其他颅面异常,得出的结论是:无遗传传递的假说不能成立,有证据支持常染色体显性遗传,而不能区分隐性遗传和多基因模式。

Goldenhar 综合征致病基因为 HFM,定位于染色体 14q32,一些学者也针对此区域进行了相关研究。2001 年 Kelberman 等对两个 Goldenhar 综合征家系进行了基因连锁分析,数据表明一个家系与 14q32 大约 10.7cm 区域高度相关,微卫星标记点 D14S987 和 D14S65 之间具有最大 LOD 值为 3.00,而另一家系则排除了与此区域的连锁;Kelberman 等还根据基因图谱和基因定位推测 Goosecoid Gene(GSC 138890)为可能的候选基因,据此对 2 个 Goldenhar 综合征家系和 120 名 Goldenhar 综合征患者 GSC 编码区进行基因突变研究,但未有阳性结果。

3 Nager 综合征 Nager 综合征也称为肢端、面骨发育异常或 Treacher Collins 综合征伴肢端异常。Nager 综合征大多数病例为散发性,大部分家系支持常染色体显性遗传,较少家系支持常染色体隐性遗传。1987 年 Aylsworth 报道了 1 例 Nager 综合征家系,认为遗传方式为常染色体显性遗传,患者为父子两人,孩子除了头部特征外,还有左小指和右拇指缺损,其父有相似的面部特征,1 个无功能的右拇指,并有幼年时切除残遗左拇指史。1990 年 Aylsworth 和 Lin 报道了受累的父亲和 2 个儿子,支持病例是由常染色体显性突变所致;但 McDonald 和 Gorski 于 1993 年摘要发表了以往报道的 76 例患者和 2 例新病例,他们指出受累同胞中部分父母正常,提示有遗传异质性,即存在常染色体隐性遗传模式。

Nager 综合征致病基因为 AFD,有学者对其也进行了基因定位及候选基因等研究。1993 年 Zori 等在 1 例 Nager 综合征患儿体内观察到有明显的 X:9 平衡易位:46,X,t(X,9)(p22.1;q32),首次提出本病的基因位于 9 号染色体。1998 年 Dreyer 等鉴定了 1 个新的位于染色体 9q32 锌指蛋白基因,命名为 ZFP37(OMIM 602951),推测其可能编码包括人类胎儿软骨组织等多种组织都表达的转录因子,并提出 ZFP37 可能为 Nager 综合征候选基因。但近期一些学者提出了不同的意见,如 Waggoner 等报道了 1 例 Nager 综合征患者染色体 1q 缺失:[46,XY,del(1)(q12q21.1)]或[46,XY,del(1)q12q21.3],此患者还具有主动脉狭窄、右肺支气管狭窄,因此认为染色体 1q 区还可能包含编码颌面、正常肢体和(或)动脉、支气管发育的基因。

4 Miller 综合征 Miller 综合征也称为轴后性、肢端、面部骨发育异常或 Genee-Wiedimann 综合征。Miller 综合征的研究较少,大部分为病例报道,遗传方式可能为常染色体隐性遗传。1979 年 Miller 等首次报道了 3 例患有小耳畸形、颧骨发育不全和轴后肢体变短的病例。1987 年,Donnai 等报道了观察到的 3 例患者,并回顾了文献中报道的 7 例患者,发现所有患者均有第 5 趾缺如,其中 7 例患者有第 5 指和第 5 掌骨缺如,提出可能的遗传模式为常染色体隐性遗传,个别患者的父母被认为有远亲关系。1989 年 Chrzanowska 等报道了 2 例没有亲缘关系的病例,都有小耳畸形、颧骨发育不全、下眼睑外翻、小颌畸形及在 X 线片上表现为四肢的第 5 趾(或指)缺如。4 年后对所报道的其中一例患者及其家属进行了随访,发现患者的生长发育和智力发育正常,其母亲的第二次妊娠于 31 周时发生自然早产,为双胞胎男婴,具有耳部畸形、突眼、塌鼻等畸形,X 线显示第 5 趾(或指)缺如,这进一步表明染色体遗传的可能性。但是目前对于 Miller 综合征的基因定位尚不明确。

(三)基因突变

先天性小耳畸形的发生也被认为是基因突变导致,某些基因发生异常改变后可能引起耳郭畸形或者使得人类个体易于发生此类缺陷。Juriloff 在小鼠动物模型上证实了这个观点,但目前尚未发现明确的致病基因。学者们在小耳畸形相关基因突变的动物实验及临床研究上已经取得了进展。

1994 年，Naora 等对第 10 号染色体（B1-B3 区域）实施了一个插入性突变，产生了半合子小鼠出现耳颌畸形的表型。同期 Kurihara 研究发现，内皮素-1 基因突变的纯合子小鼠有耳颌畸形的表型，bmp5 基因突变可出现短耳小鼠畸形。1999 年，Trumpp 发现定位于人类染色体 10q25 的 FGF8 基因失活，将导致绝大多数小鼠表现为第一鳃弓衍生的软骨和骨组织结构发育不良。

随着遗传学发展及新技术的开发与应用，对小耳畸形的相关研究得到了进一步深入，近年来相继出现许多新的研究成果，为探明小耳畸形的发生及其预防和治疗打下了基础。PACT 基因编码的 PACT 蛋白主要有两个功能：一是作为双链 RNA 结合蛋白（double-stranded RNA-binding protein, dsRNA），二是激活蛋白激酶 PKR。Rowe 等对小鼠的 PACT 基因检测后观察到：PACT-/-小鼠具有显著的耳郭畸形、外耳道闭锁、传导性听力障碍和中耳畸形，但对耳蜗的检测未发现明显发育畸形；PACT+/-小鼠外耳、中耳畸形则无 PACT-/-小鼠显著。上述病理特征与人类的先天性小耳畸形病理发育非常相似，并且当雌性和雄性 PACT+/-小鼠互相交配时，PACT-/-小鼠遵循孟德尔遗传方式。由此 Rowe 建立了研究小耳畸形的首个动物模型，并应用原位杂交技术发现双链 RNA 结合蛋白 P53 相关细胞蛋白-睾丸来源基因（PACT 基因）与耳发育相关，其基因缺失和蛋白表达异常可导致小耳畸形发生。同期，Rowe 制作了 PKR 基因突变小鼠，进一步探讨 PACT 基因的可能作用方式，发现 PKR-/-小鼠会出现严重免疫障碍而无法存活，但是没有外耳、中耳畸形表现，因此认为 PACT 基因不是通过激活蛋白激酶 PKR 的方式发挥作用，可能是与 dsRNA 功能有关。

在临床研究方面依赖家系对先天性小耳畸形的易感基因定位及鉴定仍然是目前研究的重点。Kelberman 等通过全基因组扫描，将一个小耳畸形综合征家系的致病基因定位于 14q32，并认为最有可能的候选基因是 GSC。但是，国内报道了 43 例先天性小耳畸形患者的 GSC 基因进行测序，发现仅有 2 例患者存在错义突变，而另外通过对 120 例散发的小耳畸形患者进行高效液相色谱分析，则未发现 GSC 基因突变。Tekin 等通过家系基因研究，发现成纤维细胞生长因子 3（FGF3）基因纯合子的突变与小耳畸形发生相关，并通过进一步的研究观察到两个突变位点，即 p.Leu6Pro 突变和 p.lle85MetfsX15 突变，前者可以导致 FGF3 分泌障碍，而后者引起 FGF3 基因的断裂。Balikova 等发现4p16 染色体的一个拷贝数变异区域的 5 个串联拷贝与常染色体异常导致的小耳畸形相关。

此外，对小耳畸形非家系病例的相关基因突变位点也有研究。张娇等将编码 bmp5 功能蛋白的成熟肽基因作为检测对象，检测到突变（213TTTT→ACAC）导致 72Phe→His，怀疑此突变为致病突变。但在收集的 35 例患者中，bmp5 成熟基因的突变率仅为 2.9%，不能说明 bmp5 成熟肽基因突变与先天性小耳畸形的发病相关。另外，Alasti 等对 HOXA1 和 HOXA2 同源框基因进行 DNA 序列分析，发现 HOXA2 同源结构域的变异，即一个高度保守的氨基酸（p.Q186K）的变化可能是导致小耳畸形发生的原因。笔者对 10 例小耳畸形患者及 10 例正常对照者进行 HOXA1 和 HOXB1 基因外显子测序，发现 4 人中 HOXB1 基因第一外显子均存在 4 个突变位点，且其中 2 个突变将发生氨基酸编码改变，可能与发病相关。但由于病例数较少，组间阳性病例无明显差异，也无发现 HOXA1 基因变异位点。潘博等运用位置候选基因克隆法选择 VRK1 基因对 2 个家系进行检测，未发现引起蛋白质改变的错义突变。因此，有关小耳畸形综合征是否与基因遗传、基因突变有关尚有争议，仍需要进一步的研究。

（吴近芳　张如鸿）

［1］Watt F M, Hogan B L. Out of Eden: stem cells and their niches［J］. Science, 2000, 287 (5457): 1427-1430.

［2］Wei X, Makori N, Peterson P E, et al. Pathogenesis of retinoic acid-induced ear malformations in a primate model［J］. Teratology, 1999, 60(2): 83-92.

［3］潘博, 国冬军, 庄洪兴, 等. 先天性小耳畸形研究现状和进展［J］. 中国美容医学, 2007, 16(7): 1007-1012.

［4］Jinfang W, Ruhong Z, Qun Z, et al. Epidemiological analysis of microtia: a retrospective study in 345 patients in China［J］. Int J Pediatr Otorhinolaryngol, 2010, 74(3): 275-278.

［5］Llano-Rivas I, Gonzalez-del Angel A, del Castillo V, et al. Microtia: a clinical and genetic study at the National Institute of Pediatrics in Mexico City［J］. Arch Med Res, 1999, 30(2): 120-124.

［6］Harris J, Kallen B, Robert E. The epidemiology of anotia and microtia［J］. J Med Genet, 1996, 33(10): 809-813.

［7］Shaw G M, Carmichael S L, Harris J A, et al. Epidemiologic characteristics of anotia and microtia in California, 1989-1997［J］. Birth Defects Res A Clin Mol Teratol, 2004, 70(7): 472-475.

［8］金骥, 庄洪兴. 小耳畸形残耳软骨的生物化学研究［J］. 中华医学美学美容杂志, 2004, 10(1): 21-23.

［9］Ramlau-Hansen C H, Thulstrup A M, Storgaard L, et al. Is prenatal exposure to tobacco smoking a cause of poor semen quality? A follow-up study［J］. Am J Epidemiol, 2007, 165(12): 1372-1379.

［10］Dixon J, Trainor P, Dixon M J. Treacher Collins syndrome［J］. Orthod Craniofac Res, 2007, 10(2): 88-95.

［11］Dixon J, Jones N C, Sandell L L, et al. TCOF1/Treacle is required for neural crest cell formation and proliferation deficiencies that cause craniofacial abnormalities［J］. Proc Natl Acad Sci USA, 2006, 103(36): 13403-13408.

［12］Valdez B C, Henning D, So R B, et al. The Treacher Collins syndrome (TCOF1) gene product is involved in ribosomal DNA gene transcription by interacting with upstream binding factor［J］. Proc Natl Acad Sci USA, 2004, 101(29): 10709-10714.

［13］Gonzales B, Henning D, So R B, et al. The Treacher Collins syndrome (TCOF1) gene product is involved in pre-rRNA methylation［J］. Hum Mol Genet, 2005, 14(14): 2035-2043.

［14］Su P H, Chen J Y, Chen S J, et al. Treacher Collins syndrome with a de Novo 5-bp deletion in the Tcof1 gene［J］. J Formos Med Assoc, 2006, 105(6): 518-521.

［15］Kaye C I, Martin A O, Rollnick B R, et al. Oculoauruculovertebral anomaly: segregation analysis［J］. Am J Med Genet, 1992, 43(6): 913-917.

［16］Kelberman D, Tyson J, Chandler D C, et al. Hemifacial microsomia: progress in understanding the genetic basis of a complex malformation syndrome［J］. Hum Genet, 2001, 109(6): 638-645.

［17］Zori R T, Gray B A, Bent-Williams A, et al. Preaxial acrofacial dysostosis (Nager syndrome) associated with an inherited and apparently balanced X, 9 translocation: prenatal and postnatal late replication studies［J］. Am J Med Genet, 1993, 46(4): 379-383.

［18］Chrzanowska K H, Fryns J P, Krajewska-Walasek M. Phenotype variability in the Miller acrofacial dysostosis syndrome: report of two further patients［J］. Clin Genet, 1989,35（2）:157-160.

［19］Naora H, Kimura M, Otani H, et al. Transgenic mouse model of hemifacial microsomia: cloning and characterization of insertional mutation region on chromosome 10［J］. Genomics, 1994,23（3）:515-519.

［20］Kurihara Y, Kurihara H, Suzuki H, et al. Elevated blood pressure and craniofacial abnormalities in mice deficient in endothelin-1［J］. Nature, 1994,368（10）:703-710.

［21］Rowe T M, Rizzi M, Hirose K, et al. A role of the double-stranded RNA-binding protein PACT in mouse ear development and hearing［J］. Proc Natl Acad Sci USA, 2006, 103（15）:5823-5828.

［22］Tekin M, Hismi B O, Fitoz S, et al. Homozygous mutations in fibroblast growth factor 3 are associated with a new form of syndromic deafness characterized by inner ear agenesis, microtia, and microdontia［J］. Am J Hum Genet, 2007,80（2）:338-344.

［23］Tekin M, Oztürkmen Akay H, Fitoz S, et al. Homozygous FGF3 mutations result in congenital deafness with inner ear agenesis, microtia, and microdontia［J］. Clin Genet, 2008, 73（6）:554-565.

［24］Balikova I, Martens K, Melotte C, et al. Autosomal-dominant microtia linked to five tandem copies of a copy-number-variable region at chromosome 4p16［J］. Am J Hum Genet, 2008,82（1）:181-187.

［25］张娇,沈浩,章庆国. 先天性小耳畸形患者骨形态发生蛋白-5成熟肽基因突变研究［J］. 东南大学学报:医学版,2007,26（2）:116-119.

［26］Alasti F, Sadeghi A, Sanati M H, et al. A mutation in HOXA2 is responsible for autosomal-recessive microtia in an Iranian family［J］. Am J Hum Genet, 2008,82（4）:982-991.

［27］潘博,林琳,蒋海越,等. 两个第一、二鳃弓综合征家系的VRK1基因突变检测［J］. 临床耳鼻咽喉头颈外科杂志,2007,21（22）:1026-1028.

第三章
外耳畸形的分类和临床表现

根据成因,外耳畸形可分为先天性耳郭畸形和获得性耳郭畸形两大类。

第一节　先天性耳郭畸形

一、先天性耳郭畸形的不同分类

先天性耳郭畸形的发生与耳软骨的发育异常有关。由于耳软骨发育不全的严重程度差别巨大,因此畸形的临床表现也是千差万别(图 3-1、图 3-2)。根据胚胎发育和临床治疗方式的不同,众多学者有着许多不同的分类,以下就比较典型的分类方法作一介绍。

（一）Tanzer 分类

Tanzer 将先天性耳郭畸形分为以下几类:

1　无耳畸形。

2　耳郭大部分发育不全　即先天性小耳畸形,包括:①伴有外耳道闭锁的小耳畸形;②不伴有外耳道闭锁的小耳畸形。

3　耳郭中 1/3 发育不良。

4　耳郭上 1/3 发育不良　包括:①收缩耳畸形(又称为杯状耳或垂耳);②隐耳畸形;③Stahl's 耳畸形。

5　招风耳畸形。

（二）国内学者分类

目前国内学者为了治疗方法选择上的方便,多把畸形分为下列几类:

1　全耳郭畸形　以整个耳郭的畸形或缺如为特征,如先天性小耳畸形,需采用全耳再造手术。

2　上耳郭畸形　以上半耳郭的畸形为主,如招风耳畸形、收缩耳畸形、隐耳畸形、Stahl's 耳畸形等。在治疗上通常采取局部耳软骨重塑的手术方法。

3　下耳郭畸形　畸形主要涉及耳郭的下半部分,但也可同时伴有上半耳郭畸形,如耳垂裂等。

4　其他　包括附耳、耳前瘘管等。

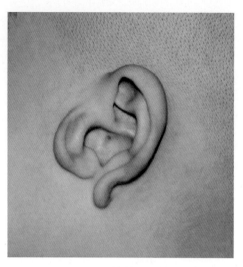

图 3-1　镜像耳畸形

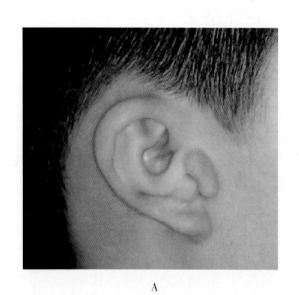

A

B

图 3-2　双侧附耳畸形
A. 右侧附耳　B. 左侧附耳

二、先天性耳郭畸形的临床表现

(一)招风耳畸形

招风耳畸形是一种较为常见的先天性耳郭畸形,一般认为是由胚胎期耳轮形成不全或耳甲软骨发育过度所致。多发生在双侧,但两侧畸形程度常有差异,其临床表现主要包括以下几种:

1 对耳轮外形平坦甚至消失,耳甲与耳舟间的角度>90°,整个耳郭与颅侧面成 90°夹角,耳轮缘到乳突区的距离超过 20mm。

2 耳甲软骨发育过度,使耳甲壁宽度增加。

3 耳垂发育过度或(和)前倾(图 3-3)。

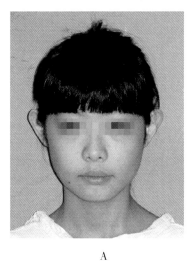
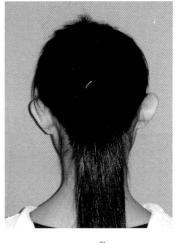
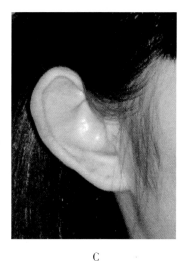

A   B   C

图 3-3　招风耳畸形

A. 招风耳正面　B. 招风耳背面　C. 对耳轮平坦

（二）收缩耳畸形

收缩耳畸形又可称为杯状耳或垂耳,是一种介于先天性小耳畸形和招风耳畸形之间的耳郭先天性畸形。

1 体征　此类畸形主要表现为耳郭上 1/3 部分软骨发育不良,临床上查体可见:

（1）耳郭上部软骨卷曲,轻者只是耳轮的自身折叠,重者则整个耳郭上部下垂,盖住耳道口。

（2）耳郭位置异常,多表现为耳郭前倾(类似于招风耳)且位置偏低。

（3）耳郭长度明显较正常为小,宽度基本正常(图 3-4)。

2 Tanzer 分型　收缩耳畸形的临床表现复杂多变,Tanzer 根据畸形的严重程度将其分为:

（1）Ⅰ型:畸形仅限于耳轮。

（2）Ⅱ型:畸形涉及耳轮和耳舟,此型又可分为两个亚型:①ⅡA 型:修复时不需要额外的皮肤作为补充;②ⅡB 型:皮肤量不足。

（3）Ⅲ型:极其严重的收缩耳畸形,通常需要行全耳再造术。

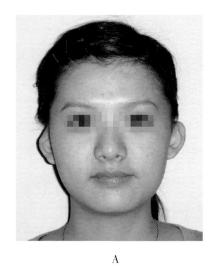
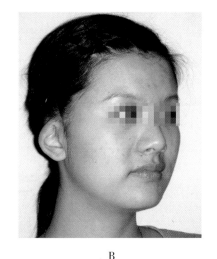

A   B

图 3-4　右侧收缩耳畸形

A. 收缩耳正面　B. 收缩耳侧面

（三）隐耳畸形

隐耳畸形又可称为埋没耳或袋耳畸形，其主要表现为耳郭上半部分埋入颞部头皮的皮下，导致局部颅耳沟消失。如用手向外牵拉耳郭上部则能显露出耳郭全貌，但松开后又回复原状。另外，绝大多数隐耳畸形存在耳软骨发育异常，多表现为耳轮的折叠收缩（图3-5）。

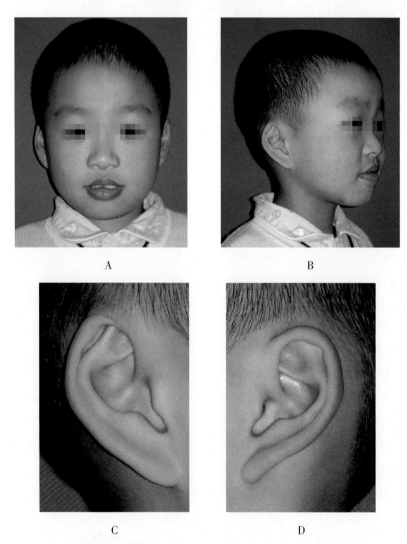

A　　　　　　　　　　　　B

C　　　　　　　　　　　　D

图3-5　右侧隐耳畸形
A. 患儿正面观　B. 患儿侧面观　C. 患侧（右侧）耳郭　D. 健侧（左侧）耳郭

（四）Stahl's 耳畸形

过去的专业书中称 Stahl's 耳畸形为猿耳畸形，该畸形的特征是耳郭上部呈尖角状凸起，此处耳软骨向前异常突出，称为"第三对耳轮"，耳轮和耳舟的连续性中断，部分病例中对耳轮上脚消失（图3-6）。

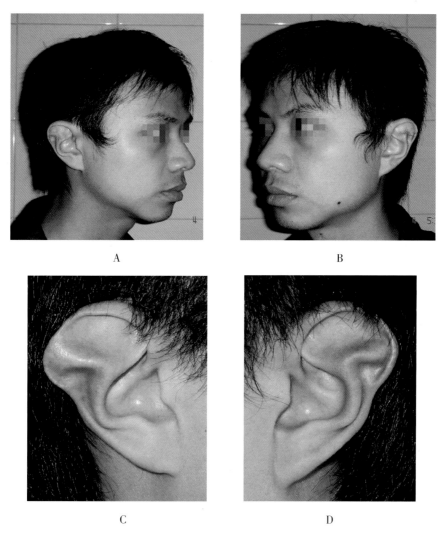

图 3-6　Stahl's 耳畸形

A、C. 右侧 Stahl's 耳畸形　B、D. 左侧 Stahl's 耳畸形

第二节　获得性耳郭畸形

　　获得性耳郭畸形是指由外伤引起的后天性耳郭畸形或缺损,目前常见的原因主要有车祸、外伤、烧伤、咬伤或医源性损伤(包括肿瘤手术切除后导致)等(图 3-7～图 3-10);也有部分病例是由于耳软骨炎导致软骨吸收变形所致,常被称为菜花耳畸形。

　　由于获得性耳郭畸形的损伤原因众多,可以在外耳轮廓的任何部位发生缺损,导致部分或全部的亚单位结构缺如。一般咬伤的外耳缺损多好发于中 1/3 的外耳部分或中、下 2/3 的部分。菜花耳畸形常好发于柔道运动员。

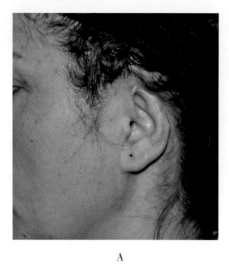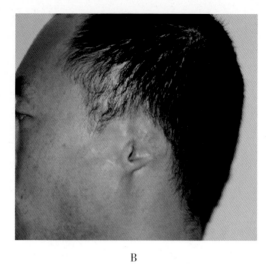

A   B

图 3-7　外伤性耳畸形
A. 病例一　B. 病例二

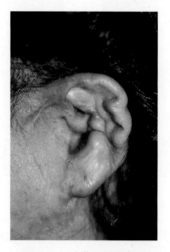

图 3-8　外伤后耳畸形

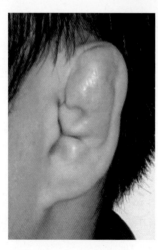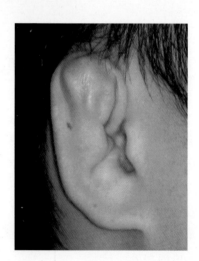

A   B

图 3-9　菜花耳畸形
A. 病例一　B. 病例二

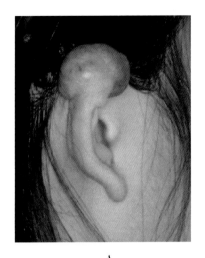
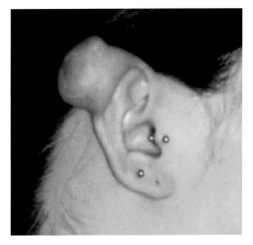

A　　　　　　　　　　　　　　　B

图 3-10　耳郭瘢痕疙瘩
A. 病例一　B. 病例二

（许枫　张如鸿）

参考文献

［1］Tanzer R C. The constricted（cup and lop）ear［J］. Plast Reconstr Surg, 1975, 55（4）:406-415.

［2］王炜. 整形外科学［M］. 杭州:浙江科学技术出版社, 1999:1062-1094.

［3］Forrester M B, Merz R D. Descriptive epidemiology of anotia and microtia, Hawaii, 1986-2002［J］. Congenit Anom（Kyoto）, 2005, 45（4）:119-124.

［4］Mastroiacovo P, Corchia C, Botto L D, et al. Epidemiology and genetics of microtia-anotia: a registry based study on over one million births［J］. J Med Genet, 1995, 32（6）:453-457.

［5］Stevenson R E, Hall J G, Goodman R M. Human malformations and related anomalies［M］. 2nd ed. New York: Oxford University Press, 1993:193.

［6］Sharma S C, Mehra Y N. Congenital malformations of the ear［J］. Indian J Pediatr, 1992, 59（5）:625-631.

［7］Nagata S. A new method of total reconstruction of the auricle for microtia［J］. Plast Reconstr Surg, 1993, 92（2）:187-201.

［8］Nagata S. Modification of the stages in total reconstruction of the auricle: part Ⅰ. Grafting the three-dimensional costal cartilage framework for lobule-type microtia［J］. Plast Reconstr Surg, 1994, 93（2）:221-230; discussion 267-268.

［9］Nagata S. Modification of the stages in total reconstruction of the auricle: part Ⅱ. Grafting the three-dimensional costal cartilage framework for concha-type microtia［J］. Plast Reconstr Surg, 1994, 93（2）:231-242.

［10］Nagata S. Modification of the stages in total reconstruction of the auricle: part Ⅲ. Grafting the three-dimensional costal cartilage framework for small concha-type microtia［J］. Plast Reconstr Surg, 1994, 93（2）:243-253.

［11］Nagata S. Modification of the stages in total reconstruction of the auricle: part Ⅳ. Ear elevation for the constructed auricle［J］. Plast Reconstr Surg, 1994, 93（2）:254-266.

［12］Rahbar R, Robson C D, Mulliken J B, et al. Craniofacial, temporal bone and audiologic abnormalities in the spectrum of hemifacial microsomia［J］. Arch Otolaryngol

Head Neck Surg, 2001,127(3):265-271.

[13] Jinfang W, Ruhong Z, Qun Z, et al. Epidemiological analysis of microtia: a retrospective study in 345 patients in China[J]. Int J Pediatr Otorhinolaryngol, 2010,74 (3):275-278.

[14] Shaw G M, Carmichael S L, Harris J A, et al. Epidemiologic characteristics of anotia and microtia in California, 1989-1997[J]. Birth Defects Res A Clin Mol Teratol, 2004,70(7):472-475.

[15] Llano-Rivas I, Gonzalez-del Angel A, del Castillo, et al. Microtia: a clinical and genetic study at the National Institute of Pediatrics in Mexico City[J]. Arch Med Res, 1999,30(2):120-124.

第四章
耳再造

第一节　耳再造的发展史

一、早期

　　最早的耳缺损修复的文献记载出现在公元前 600 年左右,古印度的《吠陀经》中就有应用颊部皮瓣修复耳垂缺损的记载。早期的外耳修复与再造技术不够精细,都是修复创伤引起的部分耳缺损。由于当时缺乏组织移植和皮瓣生理的基本常识,而且也没有麻醉,所以术后并发症非常多且术后效果不理想。1597 年,Tagliacozzi 应用经典的前臂带蒂皮瓣技术修复了一个和尚的耳郭上部和下部缺损;与他同时代的 Cortesi 指出,修复耳郭上部有变皱弯曲的风险,而耳郭下部的修复效果较持久。随后,在 18 世纪中期,Dieffenbach 应用一个折叠的乳突区皮瓣修复一个外伤性的耳郭缺损。1870 年,Szymannowski 首次尝试全耳再造,他应用皮瓣翻卷的方法形成耳郭外形。在 20 世纪之前,因为没有应用雕刻的软骨作为支架, 小耳畸形及外耳缺损的全耳再造术难以达到理想的术后效果,所以当时的大多数医生都认为无法很好地修复小耳畸形及外耳缺损。直到 20 世纪,很多外科医生逐渐认识到小耳畸形及外耳缺损的全耳再造是非常重要以及可行的,并达成共识——小耳畸形及外耳缺损的修复光用软组织修复是不行的,一定要用材料作为耳再造的支架,于是医生开始应用雕刻的肋软骨作为耳支架行全耳再造。1920 年,Gilles 把经过雕刻的肋软骨支架埋置于乳突区皮下,以后再掀起,用颈部皮瓣覆盖掀起后产生的创面,从而开创了小耳畸形整形手术的先河,为现代耳郭再造奠定了基础。1930 年,Pierce 改良了 Gilles 的方法,应用游离皮片移植覆盖耳后创面,同时在耳轮缘转移一个细小的颈部小皮管再造耳轮,改进了耳外形。虽然当时对于耳支架的构建有无数细节上的改进, 但早期应用自体肋软骨行耳再造大多效果不理想, 曾有一段时期以 Cronin 和 Ohmori 为首的医生倡导以硅橡胶为材料的外耳再造得到了普遍认可。然而,随着时间的推移,以硅橡胶作为植入材料的患者经过多年的随访,植入的硅橡胶材料大多外露而排除,故以硅橡胶作为植入材料的方法被放弃。现代的 Reinisch 和一些学者提倡应用聚四氟乙烯支架,尽管聚四氟乙烯支架容易感染、外露,但其与早先的硅橡胶支架相比,它的组织反应性更少,固定性更好。有报道称,用筋膜完全覆盖支架,可有效避免支架外露。但在随访中发现,应用 Medpor 材料进行全耳再造,往往不能受压,否则容易皮肤坏死和支架外露。就目前而言,自体肋软骨被认为是最可靠的材料。

二、近现代

　　现代应用自体肋软骨分期进行耳再造正式开始于 20 世纪 50 年代。Tanzer 开创了外耳再造的新纪元。1959 年，Tanzer 应用自体肋软骨雕刻成三维立体耳支架，分四期进行耳郭再造，取得了良好的形态效果，成为现代耳再造术的经典术式。他细化了耳再造四期手术的原则、技术，并制定了应用自体肋软骨支架全耳再造的评价标准。遵循 Tanzer 上述原则，Brent 掌握了一种分四期（偶尔三期）的耳再造技术，被认为是标准的小耳畸形治疗方式。此后，90 年代 Nagata 和 Firmin 各自提出了二期耳再造技术。Park 曾报道了一种一期双皮瓣耳再造术，效果并不理想。许多人采用了 Nagata 的方法，或在此基础上做了改良手术。目前，Brent 术式和 Nagata 术式是应用最广的两种自体肋软骨耳郭再造术。

经典的 Brent 术式分为四期：①肋软骨取出、雕刻成形与植入；②耳垂转位；③支架翻起以及颅耳角成形；④耳屏、耳甲腔的重建。该术式比较安全，但步骤较多，历时较长，后来 Brent 提出，只要局部血管解剖清晰且无较大变异，在操作安全的情况下可以同时进行第二和第三步，但其方法相对 Nagata 术式而言并发症较少，手术成功率也较高。也有人质疑该术式对屏间切迹和耳屏等的雕刻效果不佳，针对这个问题，Brent 于 1999 年提出增加一块小软骨以塑造耳屏，并且在进行第四步时加深耳甲腔，可以改善耳郭形态。也有学者认为 Brent 术式重建的耳郭会因皮瓣收缩而出现内收现象，Walton 和 Beahm 认为改用厚皮瓣甚至全层皮瓣即可解决问题。

与 Brent 不同，Nagata 将术式分二期：①肋软骨取出，残耳软骨剔除，耳郭支架雕刻、植入以及耳垂转位；②耳支架翻起，颅耳角重建。由于 Nagata 术式成形后的支架已经涵盖耳郭重要的解剖结构，无须像 Brent 术式进行耳屏及耳甲腔重建，该术式的第一步实际上相当于 Brent 术式的第一、第二和第四步。Nagata 术式与 Brent 术式的另外一个明显的不同之处在于，前者在第二步中植入小片新月形软骨于颅耳角处，以避免耳郭内收。Nagata 术式的优点是手术过程历时短，耳郭雕刻比较精细，但同时也更容易出现皮瓣坏死、支架暴露以及胸廓畸形等并发症。Kawanabe 和 Nagata 提出，保留肋软骨膜以及用剩余软骨填塞软骨去除后的空腔，可以减少胸廓畸形的发病率。国内张如鸿教授吸取了 Nagata 和 Brent 的方法并加以改良，同时提出耳郭 14 个亚解剖结构的概念以及雕刻方法，能使耳达到更好的外观效果。然而，国内外部分学者对于 Nagata 术式中所需肋软骨的量、耳垂转位的血运问题、供区（颞浅筋膜瓣）瘢痕等细节问题提出了疑问，他们不愿意冒这些风险，而更倾向于应用标准的 Brent 法。他们认为 Brent 法再造耳郭外形逼真，组织相容性良好，并发症少，对于先天性小耳畸形或无耳畸形的患者，只要乳突区皮肤完整，具有一定的弹性，均可应用该方法进行全耳再造。

为了解决乳突区皮肤组织量不够的问题，部分学者将皮肤软组织扩张技术应用于耳再造技术并日渐风靡。乳突区皮肤经过扩张可提供色泽、质地相近的皮肤，无须耳区创面植皮，能取得较满意的手术效果。Neumann 在 1957 年首次报道应用扩张器进行全耳再造。手术大致分 2～3 期完成，第一期乳突区皮肤进行扩张，将扩张器置入再造耳区的皮下，扩张器一般为肾形，分左、右两种，扩张量一般为 50ml。手术路径可以选择再造耳区的上方头皮入路或耳后入路，也可以选择残耳软骨切取时的入路。注射壶一般放置于枕颈部毛发区域内，也可以外置。扩张器安放注意点同普通扩张器方法一致，但扩张器放置的部位要求高于再造耳位置 2～3cm。术后 3～4 天开始少量注水，待注射量达 50ml 后，为了降低扩张器取出后皮肤回缩率，将扩张器滞留在再造区域 1～2 个月后进行第二期耳支架埋入术。第二、三期切取自体肋软骨，雕刻耳支架埋置于乳突区皮下，并行耳垂转位、耳屏再造、耳甲腔重建等。手术时完整地取出扩张器，掀起再造耳区扩张的皮瓣，细心修剪皮瓣内侧包膜。由于包膜的存在影响了皮肤与耳支架的贴附，影响了皮肤对耳软骨支架的血液供应，因此，扩张后包膜的修剪比较关键，既要彻底地去除所有包膜，又要保证扩张后皮瓣的血供。皮瓣的大小应以无张力地包裹耳支架的前面和耳轮的侧面为标准。将耳支架放入皮瓣下，固定于再造耳的区域,耳支架的下端插入转位的耳垂,放置负压引流管。耳支架固定时应注意避开提供背侧局部筋膜血供的耳后动脉分支,其背侧面用局部筋膜覆盖,或应用颞浅筋膜瓣覆盖,这样,耳支架即位于皮瓣和筋膜瓣之间,残余的创面进行植皮。该方法经国内外许多学者的改良,再造耳的效果显著改善,而且手术操作也大大简化。国内庄洪兴在应用皮肤扩张法全耳再造方面积累了比较丰富的经验。由于单纯的皮肤扩张法进行全耳再造,在修剪包膜囊后可能导致皮肤部分或全部坏死的并发症率比较高,2000 年,韩国的 Park 提出了筋膜下双层组织瓣扩张法进行全耳再造,即将扩张器置入筋膜下,扩张量达 80~90ml 后,将扩张器滞留于再造耳区 5 个月,然后将扩张的筋膜瓣和皮瓣劈开,其血供基础来源于耳后动脉的分支,治疗效果值得肯定。

第二节　耳再造的年龄

进行耳再造手术的最佳时机应该从以下几个因素考虑:耳郭的生长规律、肋软骨的量、上学年龄以及遭到同伴嘲笑的风险。从耳郭的生长规律而言,出生时,耳郭的大小是成人的 66%,3 岁儿童的耳郭可达到成人的 85%,6 岁时可达到成人的 95%,10 岁左右基本上与成人无异,这时耳郭宽度几乎停止生长,耳轮至乳突的距离也在以后保持不变。从肋软骨的发育上考虑,最起码在患儿 5~6 岁时才有足够的肋软骨来进行耳再造,这时可以用自体软骨雕刻出足够大小的耳支架。心理上,儿童对身体的意识通常在 4~5 岁时形成,这正是开始上学的年龄,因此比较理想的是在患儿上学之前完成耳再造手术,从而避免同伴嘲笑而带来的心理上的伤害。但患儿的心理受到明显的影响要到 7~10 岁可能才会显现。权衡这些因素,大多数整形外科医生主张在患儿 6~10 岁时进行耳郭再造手术。Brent 主张在儿童 6~8 岁时进行手术,这时孩子更能意识到自身的畸形,在整个手术过程中能够更加配合。但如果面对来自孩子父母强烈要求手术的压力,他也会在儿童 4~6 岁时开始手术,从而在孩子上学前完成手术。另外很多医生,尤其是采用 Nagata 法进行耳再造手术时,会在孩子 10 岁左右开始手术,或孩子的剑突水平胸围至少达到 60cm 才能手术,因为用 Nagata 的手术方法进行耳再造需要比较大的软骨量,所以患儿手术年龄偏大为好。如果应用异体材料作为耳再造的支架材料,不再需要用肋软骨作为支架,手术可以在更早的年龄进行。但这时要根据耳郭的生长规律做适当的大小调整。表 4-1 是不同学者对于耳再造最小年龄的选择。

表 4-1　不同学者对耳畸形再造年龄选择的比较

	Brent	Park	Nagata	Firmin	Bauer
年龄(岁)	6~8	10~12	10	10	10

第三节　构建耳支架的材料

耳支架是耳郭再造中很关键的部分。理想的耳郭支架材料应满足取材方便、对身体无不良反应、有一定的强度和弹性、能充分显示耳郭的三维立体结构。耳支架既要有良好的组织相容性,又要有不吸收、不变形、长期稳定的性质。目前,寻求理想的耳支架材料,仍然是耳郭再造中需深入研究的课题。半个多世纪以来,人们应用新鲜或保存的异体肋软骨和异种软骨作为再造耳支架,虽偶有成功的病例,但终因吸收率高而未能得到广泛应用;也有人应用新鲜或保存的异体耳郭软骨,因取材上的困难和效果不确定,使其无法得到广泛应用;也有人应用各种人工材料如硅橡胶,但由于排除及暴露率较高而被逐渐放弃。目前,支架材料主要分为自体组织和人工合成材料两种。前者主要指自体肋软骨,它是目前最常用的耳郭支架材料,具有上述理想支架材料的所有优点,但是取材时容易引起胸部并发症,因此并未完全取代人工合成材料。后者经历从最初的铁铜合金到乳胶和塑料等,以及后来使用的硅橡胶,但均因未满足上述原则而未得到广泛应用。进口材料诸如多孔高密度线状聚乙烯(Medpor)也具有较好的组织兼容性和可塑性,曾有一段时间得到较广泛应用,但外露率较高, 价格昂贵。1995 年获得国家食品与药品监督管理局批准并用于临床的最新支架材料钛骨整合物(被称为"义耳"),具有质轻、美观、手术简单和组织相容性好等优点,主要作为耳郭假体,用于自体软骨重建失败、乳突区发际线较低以及获得性耳郭缺损等情况,但该种材料对消毒要求十分严格,一般需要每 2~5 年更换一次假体,而且固定方法也非十分可靠,价格昂贵,限制了其临床应用。以下详细介绍用于临床耳支架及义耳的材料。

一、软骨

(一) 自体软骨

目前自体肋软骨仍是最佳的首选支架材料。虽然肋软骨属透明软骨,耳软骨属纤维软骨,但肋软骨用作耳郭支架术后无排斥反应,感染率低,并发症少,肋软骨易于雕刻成形,组织相容性好,富有弹性,能保持长期稳定,且取材量充足。虽然其缺点是切取自体肋软骨以牺牲人体正常组织为代价,手术增加患者痛苦,创伤较大,对术者耳支架雕刻技术要求也很高,且有并发气胸和胸骨畸形的可能性,后期再造耳如果受压迫有发生吸收和变形等情况,对外观有一定的影响,但仍被证明是目前最理想的材料。1920 年,Gilles 开始应用雕刻的肋软骨作为耳支架行全耳再造。1959 年,Tanzer开始成功应用肋软骨支架进行耳郭再造。1993 年,Kaneko 应用 3-D 系统雕刻出具有三维立体结构的肋软骨。一般来说,软骨支架由第 6~8 肋软骨构建而成。行耳再造手术时,肋软骨的切取范围一般为第 6、第 7、第 8 肋软骨或第 6、第 7、第 8、第 9 肋软骨,为防止肋软骨切取后胸廓畸形发育,大部分学者倡导以对侧肋软骨作为供区,而 Park、Nagata 则提倡用同侧的肋软骨,同时切取肋软骨上表面的软骨膜以加强雕刻后的耳支架与乳突的接触,增加稳定性。Brent 主张保留联合部的上缘嵴及胸骨柄的连接处的肋软骨,以防残余的肋软骨外翘。还有学者认为,切取肋软骨时将软骨膜一起切取下来,可以使肋软骨与受区更好地黏合,促进软骨在耳部的成活;但如果切取的肋软骨部位的软骨膜完全去除,会引起胸部凹陷和畸形,所以大部分学者认为要在切取肋软骨的供区保留一部分软骨膜,以利于软骨的再生,防止胸廓畸形。有文献报道,为了兼顾供区和受区,软骨上表面的软骨膜应去除,而下表面的则保留。Nagata 在临床中认为,胸廓畸形程度与患者的年龄、健侧耳相对于身体的比例、联合部保留程度、软骨膜的保留、残余软骨的回植均有紧密的关系,但相关程度及原理还需进一步探讨。Ohara 阐述了胸廓畸形发生的机制,认为切取肋骨后游离肋骨的稳定性很重要,年龄越小,切取的肋软骨数量越多,其稳定性就越差。Roy 等曾报道第 6、第 7 肋骨在 12 对肋骨中生长发育的潜力是最大的,手术对它们的干扰导致的畸形也最严重。由于对于以肋软骨作为支架材料用于耳郭再造的手术时机的选择目前尚缺乏统一的标准, 年幼的患儿软骨组织量不足,切取后容易出现胸廓变形,且耳郭大小与成年人相差较大;而随着年龄增大,肋软骨发生钙化,生物学性能降低,容易发生断裂、变形等并发症,且切取自体肋软骨增加患者痛苦,创伤较大,对术者耳支架雕刻技术要求很高,后期再造耳有吸收、变形的可能(图4-1、图4-2)。表4-2是不同学者应用肋软骨行耳再造供区的比较。

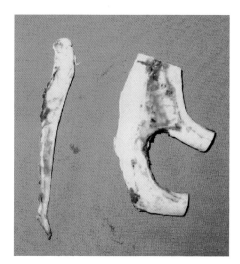

图4-1 切取下来的自体肋软骨

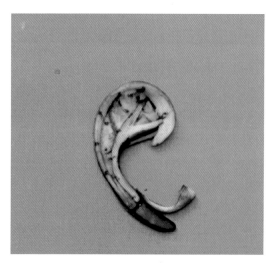

图4-2 用自体肋软骨雕刻的耳支架

表4-2 不同学者应用肋软骨行耳再造供区的比较

	Brent	Park	Nagata	Firmin	Bauer
软骨供区	对侧	同侧	同侧	同侧	对侧

有文献报道,应用健侧耳甲腔软骨或残耳软骨加健侧软骨进行部分耳郭再造甚至全耳再造,但多数人无法重复他们的手术方法,主要原因在于软骨量不够;也有人应用半月板软骨作为支架,这在取材上显然是不可取的。

(二)同种异体软骨移植

软骨是一种弱抗原性组织,软骨基质环绕软骨细胞形成保护性屏障,阻止抗原抗体出入此屏障。一旦此屏障遭到破坏,软骨细胞暴露,则可引起宿主产生免疫反应。软骨移植前由于经过切割,软骨细胞外露,因而导致宿主产生免疫反应。为了降低同种异体肋软骨的抗原性,减轻炎症反应,减少软骨吸收、变形,学者们曾尝试过多种方法对其进行处理,包括低温冷冻、保存液浸泡保存、煮沸、放射线处理等。苏岚等研究认为,有一定生理活性的软骨较无活性的软骨移植后抗吸收能力强,具有活性的软骨细胞是抵抗移植后吸收的重要因素之一。不同方法保存的软骨,移植后抗吸收能力的差异,主要取决于保存液对软骨活力的影响大小。翟立杰等对40只家兔肋软骨进行Co照射、乙醇浸泡、冷冻及中药试剂浸泡四种方法处理后,植入不同家兔鼻背部,12周后取出进行吸收率和组织学观察,得出的结论是:同种异体肋软骨移植后组织学的改变与吸收程度无正相关。1993年,洪志坚等应用经戊二醛处理的异体耳软骨支架分二期行全耳再造术8例取得成功。1999年,程新德等应用低温冷冻同种异体胎儿肋软骨处理后雕刻成耳支架行4例耳再造,经3.5年随访,2例外耳再造术后出现变形,其余2例患者无吸收、变形、免疫排斥反应。袁湘斌等在无菌条件下切取新鲜尸体肋软骨,经5%醋酸溶液保存5~6个月后用于耳郭再造11例,经1~3年随访再造的耳郭外形满意,软骨无吸收、变形及排斥反应。同时实验发现,经过醋酸脱钙处理5~6个月的肋软骨脆性明显减小,弹性变小,不易折断、不易变形,其弹性比较适合制作耳支架。应用异体肋软骨可免去切取自体肋软骨的痛苦,大大缩短了手术时间,且取材不受限制,保存和处理简易经济,可在手术前一天将耳支架雕刻制作好，放在75%乙醇中保存，术中取出，用盐水冲洗后即可应用。同种异体耳软骨可提供与耳缺损的组织在解剖结构、外形轮廓及功能上完全相同的修复效果，无须切取雕刻自体肋软骨，手术时间短，外观自然逼真。但因临床随访时间尚短，例数也有限，仅系初步近期结果。因缺乏有关排斥反应及长期随访的报道，异体肋软骨作为耳支架的远期效果如何尚须继续观察，其优越性尚无法肯定。

（三）异种软骨组织移植

张建文等将辐射处理后的猪软骨分期移植到大白兔皮下，分期观察移植后的变化，得出结论认为，猪软骨经辐射处理后可作为异种移植代用材料的最佳来源。苑正太等在戊二醛处理的异体异种(猪软骨)移植动物实验研究的基础上应用于临床，经较长时间的随访，再造器官的形态、功能保持良好，未见异物反应及吸收变形，初步认为经戊二醛处理的异体异种(猪)软骨作为自体肋软骨的替代物具有临床实用价值，有稳定、可靠、取材方便和易于处理、储存等优点，值得临床推广应用。乔晨晖等研究了不同方法保存猪软骨行异种移植的影响，结果发现用0.5%戊二醛磷酸缓冲液(4℃)保存一个月是猪肩胛软骨供异种移植的最佳条件。异种移植来源充足，可按照需要取材，能够保证供区与受区组织形态和结构的一致性。但由于强烈的免疫排斥、伦理道德、跨物种感染等问题，研究还处在基础实验阶段，异种软骨应用于人耳郭再造尚无报道。

二、人工合成高分子材料

（一）硅橡胶

硅橡胶是由硅、氧及有机根组成的单体经聚合而成的一组有机聚硅氧烷，也为聚硅酮的一种。多数医用聚硅酮为二甲基聚硅氧烷，其物理性状由聚合物中的单体数目决定。单体数目越多，聚合物黏度越高，硬度越大。因此，硅橡胶可制成液态油状、乳状、胶冻网膜状、海绵或泡沫状以及弹性固体块状等形态。

硅橡胶具有良好的理化稳定性和生理惰性，可在体内长期埋置，能耐组织液腐蚀，不被机体代谢、吸收和降解。它还具有疏水性、透气性、耐热性和较好的血液和组织相容性，以及良好的工艺性能。从20世纪40年代中期开始，它在医学领域获得了迅速而广泛的应用。20世纪60年代，硅橡胶因其组织相容性较好，曾作为支架材料应用于耳再造。Cronin和Ohmori等运用硅橡胶作为耳再造的支架，术后早期的效果非常好，而且不必考虑供软骨区的畸形，有患者痛苦减少、不吸收变形的优点。但随着长期随访发现，因为是异物材料，且质地较硬，另外耳郭结构不平，覆盖的组织较薄，导致硅橡胶对外力耐受性差，易于外露和脱出，具有较高的排斥率，形成的耳郭结构模糊，术后效果不佳，故逐渐被淘汰。另外，硅橡胶可以作为义耳的材料。材料义耳多使用可内着色或外着色的硅橡胶作为修复材料，它能在整体上与周围皮肤和面部组织相协调。与普通硅橡胶不同，面部修复用的硅橡胶必须有足够的强度能维持2～3年，每天能黏结到皮肤上并取下。另外，还可在同一个修复体中放置多种成分的硅橡胶并做不同的着色，以达到美观要求。Cosmesil和Silastic品牌的医用硅橡胶已有很高的抗撕强度并加强了颜色的稳定性，其修复体也更加坚韧自然。Lewis等指出，修复体的外观及生物强度应不受阳光照射及其他环境因素影响。但事实上，修复体的寿命并不长。由于紫外线照射、空气污染、化妆品及修复体清洁剂如苯、二甲苯等影响，硅橡胶修复体色泽稳定性较差。有报道指出，用Cosmesil硅橡胶制作的义耳用普通颜料着色后，有7例患者抱怨颜色变淡，尤其是在阳光照射及海水浸泡后，21个修复体中有9个修复体必须重做。硅橡胶修复体颜色的稳定期一般为21个月；也有报道认为在一般情况下，硅橡胶修复体使用1～3年常会由于颜色的改变而需重做。Gary认为硅橡胶的退色可以预见，可针对如何使颜色改变程度达到最小进行研究。在硅橡胶内加入紫外线吸收剂，或加入紫外线防护剂，或在硅橡胶表面涂上紫外线防护剂等都是研究方向(图4-3)。

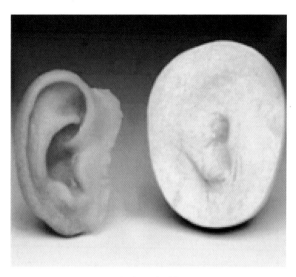

图 4-3 用硅橡胶材料制作的义耳

（二）多孔高密度线状聚乙烯

多孔高密度线状聚乙烯（porous high-density polyethylene，PHDPE）在美国市场上的商品名为Medpor，是一种多孔的医用高分子材料，从 20 世纪 40 年代起就已被用于植入人体，1976 年开始出现临床报道。Medpor 的成分与聚乙烯相似，但理化特性不同。Medpor 有一定的柔韧性和不可压缩性，用刀便可雕刻成形。可用高压蒸气消毒，但如超过 110℃，可能引起变形，所以通常用环氧乙烷消毒。由于材料多孔，易藏匿细菌，故消毒要格外严格。Medpor 多孔的结构有利于微血管的长入，而使组织与其结合紧密、不易滑动，组织相容性好，无毒性，植入人体后血管和组织可以长入其中。此材料可塑性较强，可依据健侧外耳雕刻塑形成大小精确和三维立体形状结构。在早期，应用此材料进行耳再造，支架外露的并发症非常高，几乎和早期的硅橡胶支架平行。然而，用颞浅筋膜皮瓣覆盖支架后，支架外露的并发症的发生率大幅下降。同时，它拥有手术过程简单、轮廓塑形良好、变形率低等优点。1993 年，Welli S. Z. 报道应用该材料实施耳再造 26 例，轮廓清晰，外形逼真，质量轻，韧性好，可以随意切削，易于塑形，易于缝合固定，缩短了手术时间，降低了手术难度，且术后外形较为满意，创伤小，免除了切取肋软骨之痛。

笔者认为，Medpor 作为自体软骨移植耳再造的辅助材料是安全的，但术后耳轮部分太过僵硬，支架外露的机会较多，局部皮肤易受压破溃、坏死，一旦皮肤破溃，造成假体外露，创面很难自愈，处理困难。如果全部采用 Medpor 行耳再造，必须要有血供良好的颞浅筋膜覆盖。Reinisch 则提倡应用 Medpor，他用 Medpor 行耳再造 116 例，在 8 年的时间里，最初由于经验缺乏，并发症发生率高，随着技术的改进，他的耳再造患者经过 2 年的随访，取得了较好的效果。但由于没有更长期的随访结果，所以还不能证明 Medpor 的安全性和可靠性(图 4-4)。

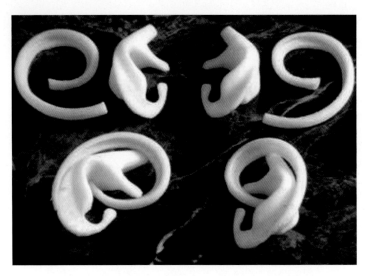

图 4-4　Medpor 耳支架

（三）聚四氟乙烯

聚四氟乙烯（polytetrafluoroethylene，PTFE）是一种有机氟化物四氟乙烯的多聚体。PTFE 的理化性能稳定，无毒，耐高、低温（温度范围为−200～250℃），耐化学腐蚀，有海绵状、膜状、片状、块状和圆筒管状等不同形态。材料特点是光滑不黏，摩擦系数极小，摩擦特征与冰相似，易塑性强，有低弹性和一定的柔韧性，不易撕扯，适合于软组织或有一定柔韧要求的血管、韧带等缺损的修复。相比Medpor 支架，PTFE 组织相容性更好，缺点是该材料为疏水性，不利于细胞的黏附和生长，且支架较柔软，不能承受压力，仅适用于部分耳缺损少的病例。

医用高分子材料由不同的化学物质聚合而成，绝大多数医用高分子材料化学性能稳定，但由于含有各种添加剂和未聚合的单体，与组织长期接触可能会引起各种反应，造成组织炎症、坏死甚至致癌。因材料加工不当或由于材料老化，其各种有害成分析出，也可能致癌及致突变。目前关于致癌和致突变之间的关系大致有两种说法：一种观点认为，致癌物可引起致突变作用，而致突变物不一定能致癌；另一种观点则认为，致癌是在致突变的基础上产生的。无论致癌、致突变的关系如何，化学物质能致癌、致突变早已成定论。高分子材料的致癌性、致突变性正有待于进一步研究，临床使用的安全性尚待观察。

（四）纯钛及钛合金

为了减少创伤，学者们尝试用人工材料替代自体肋软骨，除了上述材料，已用过的材料还有钛金属、聚酯网、象牙、尼龙网等，但均易发生耳支架外露等并发症，无法推广应用。金属钛发现于1790 年，钛比重小，强度大，耐高、低温，具有良好的耐腐蚀性、生物相容性和良好的理化、力学和综合工艺性能。纯钛的外表与钢相似，不会生锈，呈银灰色，其粉末为深灰色。钛的比重小，只有铁的一半稍多，能满足医学上轻量化的要求。钛的导热性差，可以避免钛植入体内受到组织的冷热刺激。钛的磁化率低，与磁性金属配合使用时不会被磁化，不形成磁场，对周围组织无不良影响。钛能耐高、低温，高压消毒后不影响钛的机械性能。钛植入人体后，在高温环境下患者无不适及烧灼感。在化学性能方面，钛几乎能与所有的元素作用。由于钛与氧有极强的亲和力，故在含氧环境中极易形成一层薄而坚固的氧化物薄膜，这种薄膜稳定而致密，氧化层几乎不被组织吸收，损伤后会很快自行修复。钛的重量不到铝的 2 倍，但强度比铝大 3 倍，对于承受一般负荷以及作为种植体和固定螺钉的材料，纯钛的强度已足以建立起稳定的支架。临床实验证明，纯钛的生物相容性极佳，植入人体后不会引起炎症和过敏等变态反应。它无致癌性、无抗原性、无毒，还具有抗血栓性，与人体骨组织可产生骨性结合，即人体的骨组织与功能中的种植体表面形成形态和功能上的直接接触，两者间无光镜下可见的软组织长入，并能使种植体的负荷持续传导，分散到骨组织中。

种植体技术的出现被认为是颌面赝复学发展史上最有意义的进展之一，它可以解决多种颌面部缺损赝复体的固位问题，因而被广泛应用于口腔及颌面缺损的修复。20 世纪 70 年代起，Parel、Branemark 等将此技术用于耳缺损的修复，并先后设计了种植体-磁性固位义耳和种植体-杆卡式附着体固位的义耳，获得了满意的效果。义耳修复可以通过使用钛钉作种植体，钛钉种植体为义耳的固位开辟了新的途径，是多年来一直研究的课题。Westin 对义耳种植体的固位效果及安全性进行了回顾性研究，分析了 1979 年至今的 107 个义耳、309 个义耳种植体，同时对 2624 例种植体进行术后随访，指出 95% 的患者每天佩戴义耳，大多数人每天都戴 10 小时以上，而仅有 3% 的种植体有明显的皮肤反应，因此认为利用钛钉种植体固位简单可行，并且术中及远期出现并发症的发生率很低，具有较高的稳定性并达到美学要求。Wazen J. J. 评价了钛种植体在义耳中的固位作用，认为钛种植体固位假体可避免黏结引起的不适，佩戴方便，并可延长假体的寿命。他还介绍了植入的方法，认为术后 3 个月为钛种植体与周围骨质结合时期，不能挤压负重或进行器械操作，对于不能护理固位装置的患者可行二期手术。在选择固位装置是磁体还是金棒时，应根据耳郭假体上对耳轮厚度、患者灵巧程度及要求而选择。磁体固位至少要求 2 个钛种植体，金棒固位至少要求 3 个钛种植体。学者们还指出，在放置义耳种植体时应制作和使用模板，因为一个立体的具有完整轮廓的树脂模板能帮助找到修复体最厚的部位隐藏种植体，从而协助种植体达到最美观、最有功能的位置，并且可复制蜡型，从而做出最终的耳修复体。他们还指出，由于儿童在耳缺损区经常缺乏软组织标记和最低限度的骨厚度，必须通过 CT 扫描及外科斯坦特固定膜来帮助定位。Watson R. M. 提出用 CT 扫描辅助义耳定位，通过扫描能保证颅骨厚度 3mm 处作为种植体的位置，对于耳郭缺损伴有半侧颜面萎缩的病例尤有价值。国内赵依民等对种植体-磁性附着体和种植体-杆卡式附着体固位的义耳做了相应的研究，认为这种固位方式具有固位可靠、便于自洁、取下方便、利于局部组织健康等优点，特别是在对抗侧向力方面具有明显的优越性，是目前义耳最佳的固位方式。

三、组织工程软骨

组织工程学是近年来发展起来的一门新学科，是近些年来研究的热点及新趋势。组织工程技术将生命科学和工程学原理相结合，应用于恢复、保持、改善组织的功能，它的出现无疑为无（微）创修残补缺提供了可能。用该方法再造组织细胞可在体外培养及增殖，只需要极少量的自体组织，就可获得足够的细胞数量用于移植，同时可以根据缺损的形状、大小及病变程度来设计三维支架的立体形状，而且再造出的为生物性组织或器官。1997 年，曹谊林教授利用软骨组织工程技术在国际上首次在裸鼠体内形成了具有精细三维结构和皮肤覆盖的人形耳郭软骨——"鼠背人耳"（图 4-5）。Vacant 等用聚合物框架和小牛软骨细胞在裸鼠身上预制了人耳。目前的软骨组织工程技术主要是利用自体软骨细胞或成体干细胞作为种子细胞，接种在具有三维多孔结构的可降解支架上，通过特定的培养构建方法，最终形成软骨组织以修复缺损。目前文献所用的种子细胞均为自体或异体软骨细胞。软骨细胞是组织工程软骨研究中最早，也最常采用的种子细胞来源。由于从机体自身软骨组织获取细胞，一方面会造成供区继发软骨缺损，另一方面从供体组织获取的软骨细胞的增殖能力有限，容易在体外培养扩增的过程中出现去分化现象，失去软骨细胞表型，所以不能满足大体积组织工程化软骨形成的细胞数量要求。

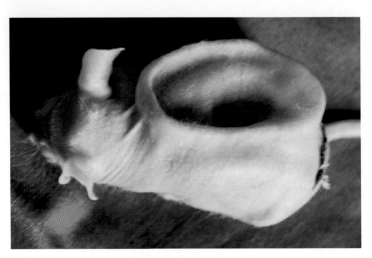

图 4-5 鼠背人耳

目前认为较有临床应用前景和可行性的组织工程软骨种子细胞是间充质干细胞（mesenchymal stem cell, MSC），这些 MSC 取材创伤小，增殖力强，被定向诱导为软骨表型细胞，有望解决软骨组织工程种子细胞来源不足的难题。目前采用的支架材料分为两类，一类是当前组织工程支架材料方面最常选用的聚羟基乙酸及其类似纤维合成聚合物，因其具有良好的生物相容性和生物可降解性，已充分证实了其与软骨细胞复合构建成熟软骨组织的稳定效果。但是，要将棉絮样的无纺聚羟基乙酸纤维加工预塑形成精确的耳郭形态，一直是一大难题。另一类是凝胶状支架材料，如 Pluronic F-127、纤维蛋白胶等，是修补小面积不规则缺损的理想支架材料，但作为具有特定形态的大器官（如耳郭、气管、外鼻软骨等）构建，还存在塑形困难及力学强度不足等问题，而且使用该类支架不利于体外构建。目前的做法是用计算机辅助设计健侧外耳的轮廓，再根据此轮廓用合适的生物材料制备耳支架，然后将种子细胞均匀分布于已制备的耳支架上，外加一些具有诱导细胞定向分化的细胞因子等物质，最后将其植入体内。目前已有的报道多集中于应用软骨细胞与手工制作的耳郭形态支架材料复合后植入免疫缺陷动物（如裸鼠）体内，构建耳郭软骨，但其存在取膜工艺复杂、所得耳郭软骨产物由健侧耳所得、外形不佳等问题，造成该修复体缺乏临床应用价值（尤其针对先天性或后天性外耳畸形或缺损病例）。此外，细胞-支架材料复合物能否在免疫功能健全的动物体内形成成熟的软骨而不至于被排斥、吸收及受压变形，有待进一步证实。所以，建立稳定的具有免疫功能的大动物模型是未来组织工程软骨真正实现临床应用的必经之路。

组织工程化耳郭修复体要实现临床应用，首先要解决的是可塑性的问题。目前，要把生物支架材料加工成个体差异非常大的、与健侧耳相对称的耳郭修复体还是一大难题。计算机辅助设计（computer aided design, CAD）和快速成型（rapid prototype, RP）技术的出现无疑为这一问题的解决提供了一种可能。它能将患者的正常耳郭数据导入计算机并进行个性化设计，再通过生物打印技术将组织工程用支架材料直接打印出来，从而可以直接对细胞进行接种。此外，该支架复合细胞后所构建的产物要有足够的强度去对抗植入人体皮下所带来的张力，从而维持原先的形状，这对支架材料的强度提出了新的要求。另外，修复体外露及吸收容易发生在早期细胞支架复合物植入过程中，由于支架尚未完全降解甚至细胞及其细胞外基质尚未充分包埋支架，容易造成机体对支架及其降解产物的无菌性炎症反应，炎症细胞浸润，释放炎性因子，交界面无法愈合，从而造成修复体外露及吸收。因此，细胞支架复合物的体外预构建十分重要，不仅可以使支架降解、细胞及其细胞外基质充分包埋，同时也可以对植入物进行必要的生物相容性检测及生物力学检测。

此外，在应用干细胞作为种子细胞进行诱导构建软骨的过程中，干细胞的安全性问题一直是争论的焦点,尤其是胚胎干细胞,其高度的成瘤性将直接限制其临床应用。虽然成体干细胞被认为无成瘤性,但目前尚缺乏体内长期追踪及人体临床试验的安全性证据。

耳郭软骨是人体最大的弹性软骨,组织学和生物力学性质都与其他类型的软骨(包括透明软骨及纤维软骨)有所不同,其细胞外基质内含有弹性纤维。但目前所构建的组织工程化软骨尚无法形成含有类似正常弹力纤维的软骨,也缺乏相关研究的报道。虽然应用组织工程方法进行耳再造取得了很大的进步,但仍遗留很多问题,比如支架材料的选择、免疫排斥等,在应用于人体之前,尚需更多、更复杂的体内外实验来验证其可行性及安全性。

现阶段运用组织工程的方法进行临床耳郭再造,尚需克服很多问题,如软骨种子细胞来源有限;软骨细胞在体外扩增极易老化,无法满足种子细胞的数量要求;对新形成软骨的生物力学测定,以评价其是否达到了正常耳郭软骨的生物力学要求等。

总之,目前无论哪种支架,都各有利弊,难以在外观与质地上达到与正常耳相近的完美效果。临床随访发现,术后远期的耳郭外形,因软骨吸收或变形等原因导致软骨支架的三维结构日趋平坦。尽管有学者报道采用自体肋软骨加 Medpor 或自体肋软骨加 PTFE 等复合耳郭支架行全耳郭再造术,可以针对各自的特点取长补短,取得了良好的临床效果,但都仅是一家之言,尚未达成共识。因此,寻找更为适合的作为耳郭软骨支架的材料是今后全耳再造术的一个急需解决的难题。就目前而言,应用自体肋软骨作为耳支架,被认为是最可靠和最可取的方法。

第四节　覆盖耳支架的软组织材料

一、乳突区局部皮瓣

皮瓣位于再造耳侧乳突区域,通过术前定位并标记,确定分离的腔隙大小。一般术前以健侧耳为构建模板绘制 X 线胶片。如果是双侧小耳畸形患者,可取父母的耳郭作为模板。X 线胶片灭菌后在手术区域如图标记分离范围(图 4-6)。

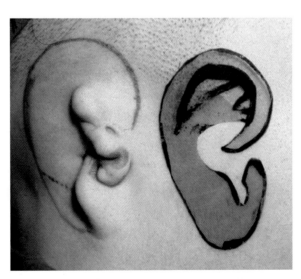

图 4-6　依照模板标记乳突区皮瓣范围

解剖乳突区皮下组织腔隙要保留真皮下血管网,腔隙要解剖得足够大,皮下分离区域的范围一般应大于实际耳支架2cm,使皮肤覆盖软骨支架时没有任何张力。如果应用Tanzer或Brent法,分离乳突区皮下组织腔隙时要将皮肤和皮下组织之间的连接全部离断,使之成为一个囊袋;而应用Nagata法分离乳突区皮下组织腔隙时,耳甲腔部位的皮肤和皮下组织之间要保留一个皮下蒂,大小以不阻碍耳支架顺利旋转到位为标准,蒂部宽度约2mm,长度约5mm,进一步保证皮瓣远端血供(图4-7)。为了减少皮肤张力,分离的腔隙周边要超出标记范围,一般为0.5～2cm(图4-8)。Tanzer和Brent分离耳区皮下腔隙时,不同时行耳垂转位;而Nagata的手术设计,分离耳区腔隙的同时完成耳垂的转位。分离层次位于皮下层,手术中需仔细操作,保留真皮下血管网,尽量保护皮瓣血供。对于耳甲腔型的患者,覆盖耳支架的皮肤会多余,应根据皮瓣的血供进行综合判断,切除多余的皮肤。分离耳区腔隙时,要把残存的小耳内的软骨全部去除。

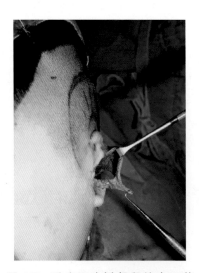

图4-7 乳突区皮瓣保留的皮下蒂

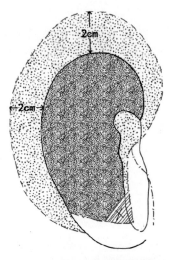
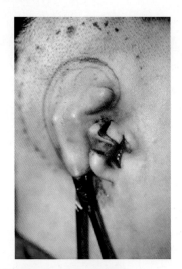

图4-8 乳突区皮瓣剥离的范围要超出标记的范围

二、扩张的乳突区局部皮瓣

为了解决乳突区皮肤组织量不够的问题,部分学者将皮肤软组织扩张技术应用于耳再造技术,乳突区皮肤经过扩张可提供色泽、质地相近的皮肤,无须耳区创面植皮,能取得较满意的手术效果。利用的仍然是乳突区局部皮瓣。

1 一期手术 乳突区皮肤扩张,将扩张器置入再造耳区的皮下(图 4-9A),在再造耳区的上方颞部发际线或耳后设计切口线,潜行分离耳后乳突区,层次为颞浅筋膜表面,处理残耳组织,选择容量适当的扩张器,扩张量一般为 50ml,置入腔隙,安放扩张器的注意点同普通扩张器方法一致,但扩张器放置的部位要求高于再造耳位置 2～3cm。软组织扩张器每周注水 2～3 次,每次 5ml 左右,1 个月左右完成注水扩张皮肤。待注射量达 50ml 后,为了降低扩张器取出后皮肤回缩率,可将扩张器滞留在再造区域 1～2 个月后再进行二期耳支架埋入术。

2 二期手术 取出扩张器(图 4-9B),将扩张皮瓣的纤维包膜层尽量修薄、切除,剥离出皮下筋膜瓣,切取自体肋软骨,雕刻耳支架,埋置于乳突区皮下,并行耳垂转位、耳屏再造、耳甲腔重建等。

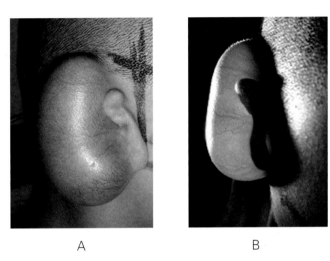

A B

图 4-9 患侧耳乳突区埋置的扩张器
A. 将扩张器置入再造耳区 B. 取出扩张器

三、颞浅筋膜瓣

颞浅筋膜瓣是一种多功能的筋膜瓣移植材料。颞浅筋膜瓣移植加植皮术,其功能如同一块薄型的皮瓣移植。颞浅筋膜瓣可游离移植,也可带蒂移植,多用于头面部组织缺损的修复。颞浅筋膜瓣以颞浅动、静脉为其供养血管。颞浅筋膜表面有颞浅动、静脉分布,形成丰富的血管网。颞浅动脉是颈外动脉的终末支,起自腮腺处,于耳屏上 5～7cm 处分为顶支和额支。顶支沿途发出多个小分支,其中有 3～5 支发向枕部。颞浅静脉与颞浅动脉伴行。颞浅动脉的顶支或额支可根据需要分别应用,但较多的是包括两支在内的筋膜瓣移植。颞浅动、静脉分布恒定,少有缺如。颞浅动脉的直径为 1.3～1.5mm,血管蒂长 2～3cm,有时可达 6cm。筋膜瓣面积可达 17cm×14cm,其厚度为 2～5mm。

颞浅筋膜瓣的切取。术前明确可触及患侧颞浅动脉的主干、额支及顶支的位置,也可先应用多普超声波血流探测仪标记术侧颞浅动脉走向颞顶部的位置及分支的体表投影,根据血管走行方向与缺损大小确定切取筋膜瓣范围并画线标记。手术主要采用局部麻醉(简称局麻)或全身麻醉(简称全麻),在局麻中避免加入肾上腺素或其他缩血管药物。患者头歪向一侧,在耳屏上方沿标记的血管方向向颞顶部设计切口,切开皮肤、皮下组织。为了在较小的切口取得最大面积的筋膜,切口可设计成"Z"形。切开层次到皮下脂肪层为止,沿皮下层紧贴毛囊下方向两侧仔细剥离,掀开头皮瓣,显露颞浅筋膜和颞浅血管。筋膜与皮肤之间有一个潜在的间隙,切忌分离过深,避免损伤颞浅筋膜表面的颞浅动、静脉；也忌过浅，以免损伤毛囊，造成秃发。当头皮掀起到足够范围时，用亚甲蓝标记筋膜远端边缘并切开，从标记范围周边切开颞浅筋膜瓣直至骨膜，沿颞浅筋膜与骨膜、颞深筋膜之间隙，从远心端向近心端分离筋膜瓣并游离颞浅血管蒂，形成完整的带蒂颞浅筋膜瓣，并保持血管蒂两侧周围带 1～2cm 的软组织。

颞浅筋膜可以用在一期耳再造中，这时将筋膜瓣转移覆盖在缺损侧构建好的耳软骨支架上，然后用可吸收缝线间断固定。同时切取全厚皮片或中厚断层皮片，筋膜瓣上植皮打包，加压包扎，耳甲腔及对耳轮处用碎纱布填充，耳后侧用纱布卷支撑抬高，确保加压均匀，保证植皮成活及耳郭的外形(图 4-10)。

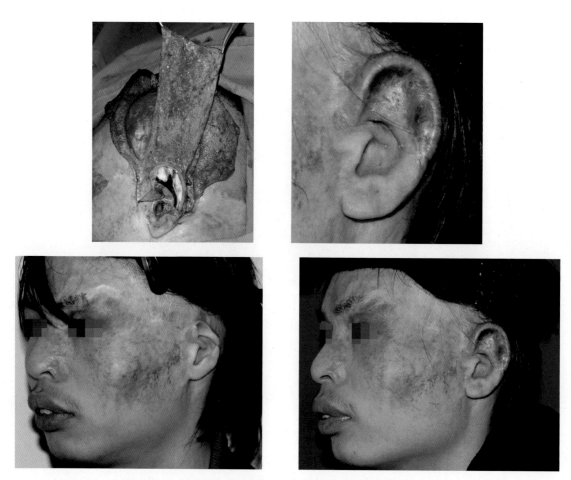

图 4-10　剥离的颞浅筋膜包裹软骨雕刻的耳支架

颞浅筋膜也可以用在二期耳再造中，翻起的颞浅筋膜完全剥离后用盐水纱布覆盖，待一期埋置支架处理后再向下翻转包裹在耳后支撑的材料上，固定颞浅筋膜于耳轮边缘的皮下组织，在颅耳沟处将筋膜与深部基底组织缝合，然后植皮并打包，加压包扎，以保证耳后皮肤成活，使再造耳保持良好的颅耳角(图 4-11)。

有学者用颞浅筋膜包裹 Medpor 进行耳再造，如果不考虑材料的外露问题，能达到比较逼真的效果。还有学者应用游离的颞浅筋膜进行耳再造，取得良好的效果。笔者认为，颞浅筋膜在耳再造中是非常重要的，我们常将其称为最后一道防线，如果耳再造中出现软骨外露的并发症，可以用颞浅筋膜加植皮进行修补。

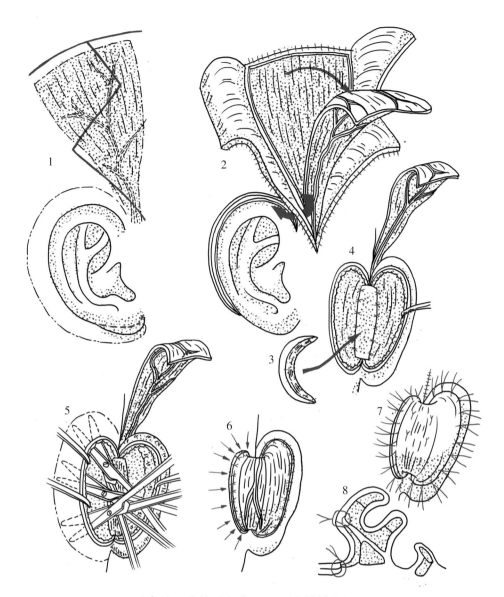

图 4-11　分离的颞浅筋膜包裹耳后支撑材料使颅耳角再造

四、耳后筋膜

颞浅动脉的耳前分支及顶支发往枕部的分支,与耳后动脉在耳后皮下及耳上颞枕部头皮下形成血管网,这是耳后筋膜瓣移植血供的解剖学基础。耳后动脉是起源于颈外动脉较细小的一个分支,起始端外径为 1.2mm,多数发自枕动脉起点的上方,少数起于枕动脉深段。动脉的起点在下颌角平面上方两横指处,距皮肤表面的深度为 2.1cm。耳后动脉与颈外动脉形成约 46°的夹角,紧贴乳突前沿耳根部上行,在乳突与耳郭软骨之间分为耳支与枕支。耳支发出后经耳后肌深面沿乳耳夹角沟继续上行,沿途发出数条小的横支分布于耳郭背面和耳后区,其终末支与颞浅动脉的顶支终末支吻合。枕支也是耳后动脉的终末支之一,经胸锁乳突肌止端的表面上行,分布于耳郭后上方的头皮,其分支与颞浅动脉和枕动脉的分支均有吻合。耳后静脉汇集耳后动脉分布范围的静脉血与颞浅静脉顶支及枕静脉的属支交通,经耳郭后方下降,注入颈外静脉。耳后动、静脉多数密切伴行,有少数未形成大的静脉,变异较大。

耳再造支架埋置术后半年将支架翻起,重建颅耳角手术时,可以应用耳后筋膜,手术时沿切口向枕侧分离皮肤与耳后筋膜之间层次,深度应在筋膜与皮肤之间的皮下脂肪层内。剥离太浅容易损伤毛囊及其他皮肤附属结构,剥离太深则直接损伤耳后筋膜。剥离过程中应及时止血,以保持清晰的手术视野。筋膜剥离范围从耳轮外缘起,宽度达 2.5～3cm,长度为上极略超出耳郭的纵轴长度,下极与耳垂持平。皮下层次分离范围达到手术需要后沿筋膜的外缘即枕侧切开,向耳侧翻起剥离筋膜。筋膜与筋膜下组织层次相对结合较为疏松,剥离下 1/3 筋膜时,在筋膜下可见到胸锁乳突肌的起始部位及少量淋巴结。筋膜翻起直到耳后支架的外缘,筋膜的范围应该能够完全包裹耳后支撑支架及肋软骨支架。获取的耳后筋膜中含有耳后动脉在乳突区的 2～3 个分支,将其沿纵轴及耳后动脉的主干翻转,筋膜的外缘固定于切口耳侧的皮下组织,其表面再切取全厚皮片或中厚皮片缝合固定,打包,加压包扎。

五、大网膜

大网膜如一围裙,遮盖在腹腔脏器前,由四层腹膜组成,前两层由胃大弯和十二指肠起始部向下悬垂至下腹部,部分与胃韧带相移行,右缘向上连于十二指肠起始部。大网膜的血供来源于胃网膜血管弓,动、静脉伴行。胃网膜动脉弓来源于胃网膜左、右动脉,沿胃大弯行走,相互吻合形成。从胃网膜血管弓向大网膜发出血管分支,主要为大网膜右动脉、大网膜中动脉和大网膜左动脉,次要的分支为大网膜副动脉和大网膜短动脉。大网膜中动脉向左、右分支,连接大网膜左、右动脉,形成与两动脉的交通支,从而构成大网膜远端血管弓。大网膜后层具大网膜后弓(Barkow's 弓),后弓血管管径通常为 2～2.5mm,动、静脉伴行。常见右侧起源于胃、十二指肠动脉或肠系膜上动脉,左侧起源于脾动脉,该动脉弓之位置解剖变异较大,其与前弓动脉间有交通吻合支。网膜静脉则回流到脾静脉,为门静脉系统的一部分。2002 年,Chul Park 对 5 个没有条件应用同侧和对侧颞浅筋膜行耳再造的患者应用游离大网膜加植皮的方法,其中 1 个患者出现部分大网膜坏死,随访时间为 3.4 年,最终结果是 4 个患者对修复后的效果满意,1 个患者则不太理想。

六、皮管

在耳区钝性分离出袋状皮瓣,同时在上臂设计皮管并成形,分次将皮管转移到袋状皮瓣边缘,形成耳轮,雕刻耳支架,置入袋状皮瓣中,耳后区移植皮片。因手术需 3～6 次完成,需多次转移皮管,费时、创伤大,患者较痛苦,该方法临床已少应用,偶有应用皮管单纯再造耳轮的病例。

七、皮片

如果在耳再造一期成形中应用颞浅筋膜时,将面积足够大的筋膜包裹软骨或 Medpor 支架后,需要植皮;另外,在耳支架埋置术后半年将支架翻起,重建颅耳角手术时,应用耳后筋膜或颞浅筋膜包裹支撑材料后也需要植皮,可以是全厚皮片或中厚断层皮片。皮片切取部位常见的是健侧耳后(针对单侧小耳畸形患者)、肋软骨供区处、腹部、腹股沟处以及头皮。

值得一提的是 2009 年 *Plastic and Reconstructive Surgery*(简称 PRS 杂志)的一篇文章中介绍,在耳支架翻起时,用颞浅筋膜包裹支撑支架后,以头皮作为皮片供区,皮片与耳轮边缘相连,能有效地避免耳轮边缘上 1/3 处的瘢痕,提高皮片的成活率(图 4-12、图 4-13)。

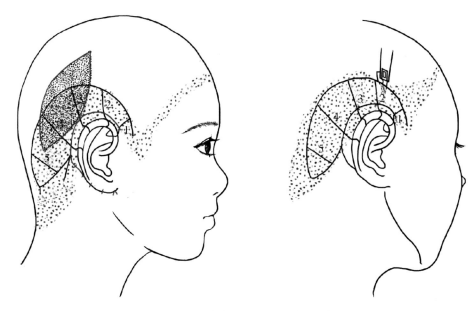

图 4-12　耳再造中皮片切取的新方法

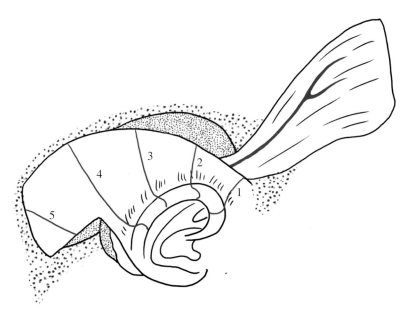

图 4-13　颞浅筋膜切取后用皮片覆盖

第五节　全耳再造的特殊手术器械

全耳再造手术所需的手术器械除了一般整形外科手术的常规器械以外，还包括两类特殊器械。一类是切取肋软骨时用到的剥离匙，其中腭裂剥离匙用来剥离肋软骨膜，大剥离匙则是在切断肋软骨时保护胸膜。第二类是雕刻肋软骨耳支架时用到的软骨雕刻器械，其中"U"形铲用来挖去软骨形成凹槽，如三角窝、耳舟；大小两个"O"形雕刻刀则用来修整软骨边缘(图 4-14)。

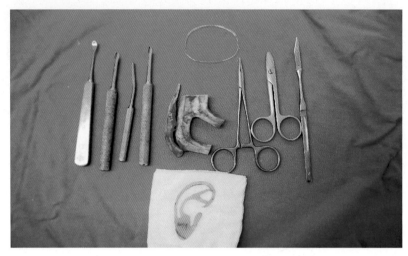

图 4-14　耳再造手术中主要的手术器械

第六节　几种典型的全耳再造手术

全耳再造手术目前仅能做到使耳郭的形状和正常耳大致相似,还不能使其各细微结构和软骨的弹性完全与正常耳匹配,并且手术会给患者躯体造成继发性的病损。无论哪一种再造手术,术后远期的耳郭外形,因软骨吸收、变形或支架外露等原因,均无法达到十分理想的美观效果。

一、Tanzer 法

1959～1978 年,Tanzer 应用自体肋软骨雕刻成三维立体耳支架,分四期进行耳郭再造,取得了良好的形态效果,成为现代耳再造手术经典术式的基础。手术大致分四期完成。

1　第一期行耳垂转位术　将残留的耳垂转移到正确的解剖位置(图 4-15A)。

2　第二期切取自体肋软骨并雕刻耳支架　从软骨膜下切取健侧的第 6～8 肋软骨,雕刻耳支架,埋置于乳突区皮下,具体雕刻方法见 Brent 法。采用耳后"V"形切口。第 6 和第 7 肋软骨作为基底和对耳轮,第 8 肋软骨作为耳轮。所有雕刻出的结构用细线固定(图 4-15B)。

3　第三期掀起耳郭,创面游离植皮　前期构建的耳支架从乳突处皮下掀起,耳后皮肤向前推进及耳后全厚皮片移植(图 4-15C)。

4　第四期耳屏与耳甲腔再造　耳屏与耳甲腔通过健侧耳的皮肤和软骨复合移植来再造（图 4-15D）。

后来Tanzer改进了方法,他把耳垂转位和耳支架放置在乳突区皮下一期完成,但仍主张四期法,以避免耳垂的血供发生问题。

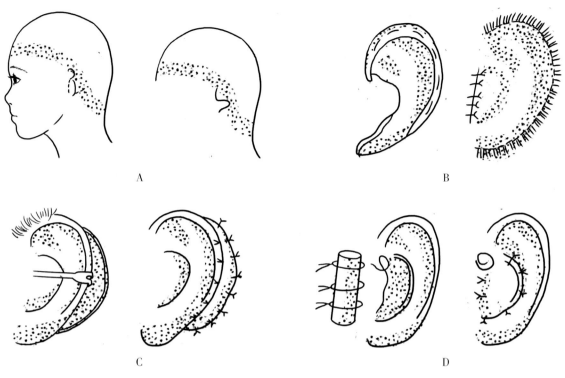

图 4-15 Tanzer 法耳再造

二、Brent 法

尽管与 Tanzer 在治疗顺序上有细微的差异,但 Brent 的方法与 Tanzer 很相似,采用的是三期法或四期法。

1 第一期取自体肋软骨并雕刻耳支架 健侧耳放置一 X 线胶片绘制健侧耳的构建模板,尽量模仿健侧耳的解剖结构,把模片翻转并缩小几个毫米,这是考虑到手术时覆盖在软骨表面的皮肤的厚度。耳垂的改变取决于残存耳垂组织的质量与组织量。发际线很低的患者,如果是双侧小耳畸形,就不用考虑是否会附带毛发这个问题;而单侧小耳畸形患者,Brent 主张再造一略小的耳朵以避免耳轮附带毛发,同时在健侧耳的耳舟处切除一新月形的组织,使再造耳和健侧耳对称。为了使再造耳的位置与健侧耳相称,利用鼻子、外眼角和耳垂的位置来定位,测量出健侧耳的耳轮上崤点、耳垂下缘点分别至健侧外眦、鼻翼外缘点的距离,依此距离以患侧外眦和鼻翼外缘点为基准,定出患侧耳轮上崤点和耳垂下缘点,按耳模轮廓定出乳突区皮瓣分离范围及耳垂皮瓣转位位置。对于半侧颜面短小的患者,面部的不对称可影响再造耳的定位。在这种情况下,外眦很少会作为再造耳定位的标记点,Brent 建议参考健侧耳的上崤,以再造耳的上崤和健侧耳的上崤在同一水平为标准。

肋软骨的切取范围一般为患耳对侧的第 6、第 7、第 8 肋软骨,为了防止切取肋软骨后胸廓畸形发育,Brent 主张保留联合部的上缘崤及胸骨柄的连接处,以防残余的肋软骨外翘。对于年龄较大的患者,为了防止软骨的钙化而脆性增加导致浮肋弯曲再造耳轮时断裂,Brent 主张将耳轮同耳的整体部分相连进行雕刻和耳支架的重塑,但耳轮与对耳轮之间的立体感会受到影响。通常取对侧第 6 和第 7 肋软骨联合作为构建支架的基底,作为浮肋的第 8 肋软骨固定于基底形成耳轮。Brent 通常在软骨基底上采用过度加强结构以补偿因较厚的皮肤覆盖形成的三维结构的不足。软骨之间的拼接固定可用细的钢丝或4-0、5-0尼龙线,所有的线结固定于耳支架的底部。Brent 认为,尼龙线的外露概率和可能遇到的麻烦远小于钢丝。耳屏的再造有时可以合并在第一期,用片状的肋软骨,一端固定于耳支架对耳屏的位置,另一端通过弯曲与耳轮的耳轮脚通过缝线固定,再造耳屏。

耳支架完成后,开始分离解剖再造耳区的皮下腔隙,切口放置在残留耳的后下面,解剖分离前用含 1:200000 单位肾上腺素生理盐水行皮下注射,一方面可以减少解剖分离时的出血,另一方面,分离区域注水后使解剖间隙疏松,容易分离。解剖乳突区皮肤组织腔隙要保留真皮下血管网,腔隙要解剖得足够大,皮下分离区域的范围一般应大于实际耳支架 2cm,使皮肤覆盖软骨支架时没有任何张力。构建的支架放置在乳突区皮肤组织分离形成的腔隙后,通过负压吸引,使皮肤与耳支架紧密贴附。负压引流管一般放置两根,一根位于耳支架下,一根通过耳支架前缘放入耳甲腔的位置。放置负压引流管可以吸出残余的积血和积液,用来使皮肤下面与构建支架紧贴而呈现外耳轮廓形态。一般负压引流管放置 3~5 天,这样可以减少并发症。Brent 发现在他的最初 15 例病例中,33% 的患者出现皮肤坏死和感染,应用负压引流后这些并发症大大减少,不到 1%。

值得提醒的是,传统的油钉耳郭耳垂转位再现法已被否定,因为油钉的固定不能有效地再现耳支架的轮廓,同时容易出现皮肤坏死的严重并发症。

Brent 法在第一期并不转位,而是在第一期手术中把轮廓分明的支架放置在一个未受任何破坏的皮肤腔隙中,这可以最大限度地减少皮瓣血运障碍的可能性,正是这个细节与 Tanzer 不同,后者先进行耳垂转位。

2 第二期做耳垂转位术 Brent 认为这时进行耳垂转位更安全和容易,能更好地把耳垂与已构建的支架进行衔接。这一期通常在耳支架构建后的数月进行。Brent 早期将耳垂转位术与软骨支架成形术和植入术分开,后来通过"V"、"U"或"W"形切口,将耳垂后乳突区皮瓣向前转移覆盖再造的耳屏和对耳屏位置,在取出残耳软骨的同时进行耳垂的转位。但 Brent 认为,一期耳垂转位术会降低耳垂的高度,缩小耳垂的面积。因此,对于希望拥有较大耳垂以便挂置耳环的年轻女性,应将耳垂转位术放在二期进行。

3 第三期进行颅耳角的再造 这一期施行的是把耳支架从乳突区掀起以使耳轮突出。切口沿着耳轮边缘数毫米处切开,切至耳后筋膜层,解剖分离层次位于构建耳支架的深面,将再造耳向前掀起,解剖直至比较满意的突出度。耳后头皮向前推进减少创面,残留创面通过中厚断层皮片移植来覆盖。皮片移植后打包加压,术后 10 天拆除缝线。由于这种传统的植皮方法往往导致再造耳回缩,颅耳角变浅,Brent 建议,外耳翻起位置的稳定通过在耳后支架下放置一片埋置的肋软骨再包裹筋膜来实现。在一期应用肋软骨进行耳支架雕刻塑形的同时,将半月形的支撑肋软骨放置于再造耳区域后的头皮内,以备再造颅耳角时使用。这样既避免了再次切取肋软骨的创伤,且寄养的肋软骨也获得了良好的血供。

4 第四期行耳屏的再造 这一期主要施行的是耳屏的重建、耳甲腔的加深及与健侧对称的调整,主要是确保在正位时与健侧对称。耳屏的重建通过健侧耳前切口切取健侧耳甲腔的复合皮肤和软骨移植,通过耳前"J"形切口,皮肤软骨复合组织插入以形成新生的耳屏,同时去除皮下组织加深耳甲腔。对于双侧小耳畸形患者,Brent 主张利用耳甲腔前皮瓣,方法类似于 Kirkham 描述的方法,但增加了一块软骨作为支撑。后来,Brent 又设计了一个新的耳屏重建方法,包括在支架上增加了一块小的软骨、新方法重建耳屏、耳再造之前进行头皮瓣的激光脱毛等。

Brent 跨越 25 年时间进行了 1200 例耳再造手术,通过长达 18 年的长期随访证实了手术方法的安全性和可重复性。Brent 同时提出,只要局部血管解剖清晰且无较大变异,在操作安全的情况下,可以同时进行第二步和第三步。该术式步骤较多,历时较长,但相对 Nagata 术式而言,并发症较少,手术成功率也较高。也有人认为该术式对屏间切迹和耳屏等的雕刻效果不佳。Brent 于 1999 年提出增加一块小软骨以塑造耳屏,并且在进行第四步时加深耳甲腔,可以改善耳郭形态。有人认为Brent 术式重建的耳郭,因皮瓣收缩可出现内收现象,但 Walton 和Beahm 认为改用厚皮瓣甚至全层皮瓣即可解决问题。

对于 Brent 方法提出批评的最主要方面在于达到最终效果之前的手术次数较多,这牵涉到手术造成患者的疼痛和费用。对于大多数小耳畸形患者,Brent 通常采用四期法。但是,如果患者的耳部局部血管解剖允许安全地操作,Brent 有时会把耳垂转位和耳支架翻起同时操作。Nagata 法的支持者强调 Brent 法中耳屏重建形态不满意,缺乏经验的新手在操作时,复合皮肤软骨移植会收缩,耳屏后空洞消失,甚至整个耳屏消失。早期,Brent 应用健侧耳甲复合组织移植及健侧耳后皮片移植来完成再造耳的耳屏再造,他认为这样可以在缩小健侧颅耳角的同时,使再造耳颅耳角与健侧接近。后来,Brent 应用肋软骨在一期耳支架成形时将再造耳的耳屏和对耳屏预先制备在耳支架上,这种方法对于健侧耳甲腔较浅或双侧小耳畸形患者具有明显优势。

对于 Brent 法提出批评的方面还在于他的方法缺乏耳甲腔、耳屏间切迹和对耳屏轮廓,没有耳轮脚的完全重建,耳甲腔无法分开为耳甲和耳甲艇。但这个缺点可以通过另外的手术来加深耳甲腔而达到所期望的效果。另外,在耳甲腔进行皮肤移植,如果皮肤不是从健侧耳或头皮切取,皮片成活后色素沉着比较严重,使最终效果大打折扣。耳后颅耳沟的消失通常是由于构建支架的翻转引起的,会进一步导致再造耳突出度减少,这是由于耳后皮片收缩所致。这个问题可以通过移植比较厚的皮片来缓解,最好是全厚皮片,或者通过把耳后皮肤推进颅耳沟来解决。以下是Brent 法软骨支架的构建及手术各期示意图(图 4-16～图 4-19)。

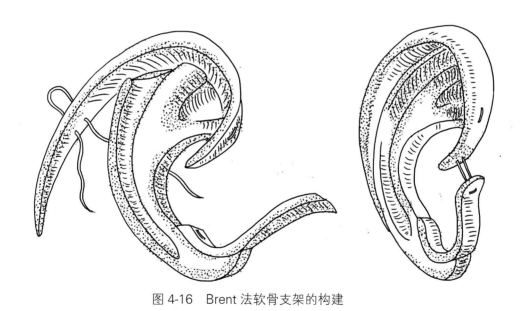

图 4-16　Brent 法软骨支架的构建

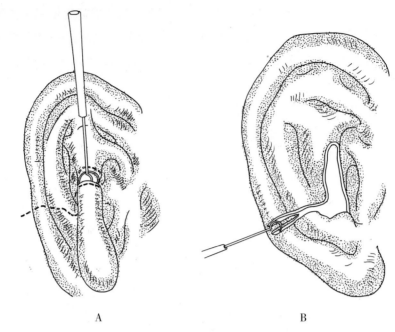

图 4-17　Brent 法软骨支架埋置后耳垂转位

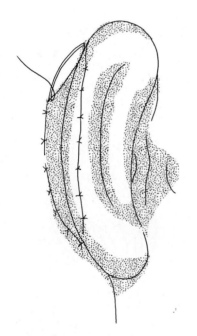

图 4-18　Brent 法软骨支架埋置后支架
翻起颅耳角重建

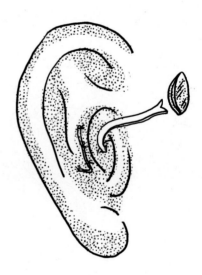

图 4-19　Brent 法用正常侧耳甲软骨移植
翻起颅耳角重建

三、Nagata 法

　　Nagata 法主要分两期。在 1993 年，这个方法第一次被广大学者了解，随后在不同类型的小耳畸形（如耳垂型、小耳甲腔型、耳甲腔型及无耳、低发际线）上作些技术上的改进。这个方法证实在再造耳中，除了耳轮、耳轮脚、对耳轮和耳甲腔等元素外，耳屏和耳屏间切迹也是非常重要的结构。

　　1 第一期手术　Nagata 法的第一期手术相当于 Brent 法的前三期手术。在这期手术中，肋软骨形成的耳支架连同形成的耳屏放置在乳突区皮下组织形成的腔隙中，同时行耳垂转位。不同于 Brent 法的切取对侧三根肋软骨，Nagata 法切取同侧的第 6～9 四根肋软骨。除了第 6、第 7 肋软骨联合处外,软骨膜留在原位。Nagata 法构建的三层软骨支架,每一层代表不同的平面,最底层为耳甲艇和耳甲腔,第二层为对耳轮脚、三角窝和耳舟,耳轮、对耳轮、耳屏和对耳屏为最上面一层。

2 第二期手术　掀起耳郭,创面游离植皮。在这里不再赘述。

由于 Nagata 法采用特殊的三维耳模进行辅助雕刻,因此成形后的支架已经涵盖耳郭重要的解剖结构,无须像 Brent 术式进行耳屏及耳甲腔重建。该术式的第一步实际上相当于 Brent 术式的第一、第二和第四步。Nagata 术式与 Brent 术式的另外一个明显的不同之处在于,前者在第二步中植入小片新月形软骨于颅耳角处,以避免耳郭向颅骨侧内收。Nagata 术式的优点在于历时短,耳郭雕刻比较精细,但同时也更容易出现皮瓣坏死、支架暴露以及胸廓畸形等并发症。Kawanabe 和 Nagata 提出,保留肋软骨膜以及用剩余软骨填塞术腔,可以减少胸廓畸形的发病率。图 4-20～图 4-24 是 Nagata 法手术示意图,分别是软骨支架的构建及在腊肠型、小耳甲腔型、大耳甲腔型、无耳等不同类型的小耳畸形中的手术设计。

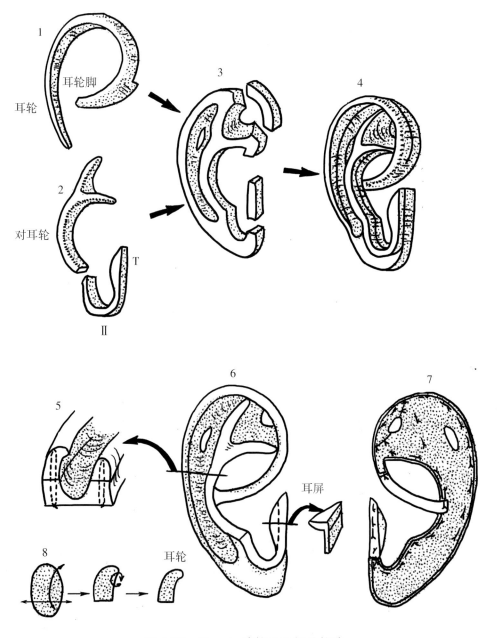

图 4-20　Nagata 法软骨支架的构建

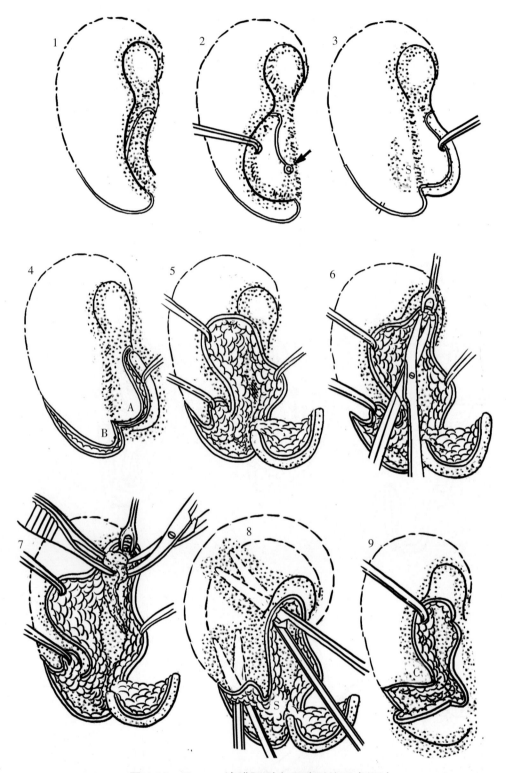

图 4-21　Nagata 法腊肠型小耳畸形的手术设计
（A、B. W 形皮瓣最远两端点　C. A、B 点缝合后皮瓣最远端点　S. 皮下蒂）

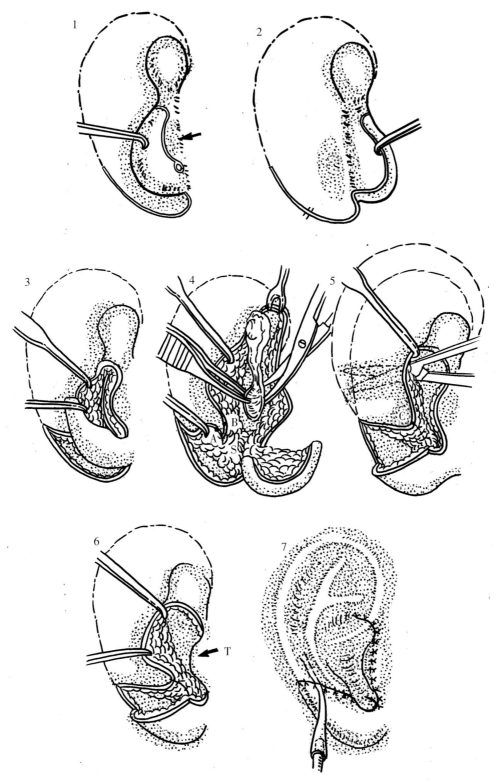

图 4-22　Nagata 法小耳甲腔型小耳畸形的手术设计
（A、B. W 形皮瓣最远两端点　C. A、B 点缝合后皮瓣最远端点　S. 皮下蒂　T. 耳屏）

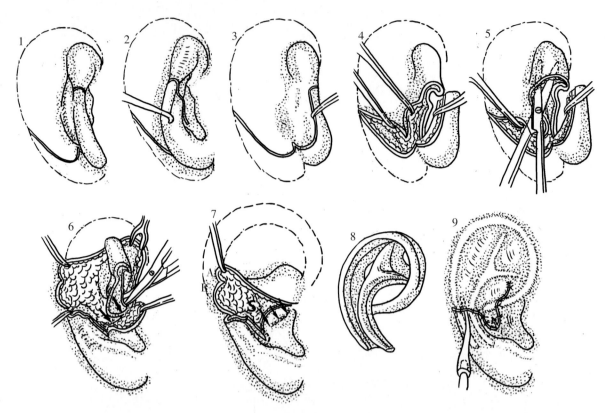

图 4-23　Nagata 法大耳甲腔型小耳畸形的手术设计
（A、B. 为 W 形皮瓣最远两端点　C. A、B 点缝合后皮瓣最远端点　S. 皮下蒂）

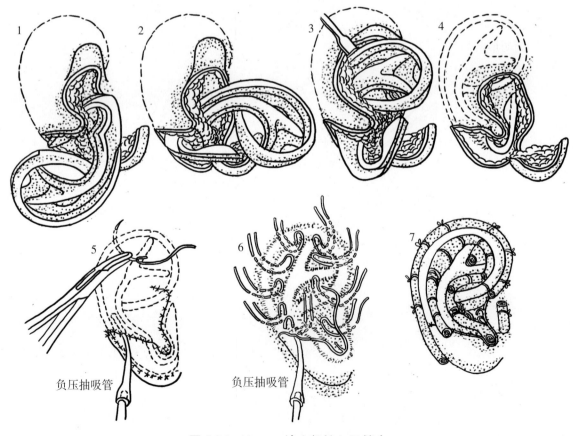

负压抽吸管　　负压抽吸管

图 4-24　Nagata 法支架植入及缝合

四、上海九院法

上海九院法主要是在 Nagata 法上进行的改良,但也吸取了 Brent 的软骨构建方法,并进行了改进。

1 第一期手术 切取患耳对侧第 6～8 三根肋软骨,为防止肋软骨切取后胸廓发育畸形,需保留联合部的上缘及胸骨柄的连接部分,以防止残余的肋软骨外翘。对于年龄小而健侧耳较大的患者,偶尔需要取第 9 肋软骨。雕刻支架时将联合部作为再造耳支架的底板,对于支架较厚的患者,修薄耳舟、耳轮和三角窝区域,使对耳轮和对耳轮上下脚凸现于底板上;而对于支架联合部较薄的患者,切取部分肋软骨单独构建对耳轮及对耳轮上下脚所构成的"Y"形结构,与底板上相对应的结构固定,突出该部分结构的解剖形态。将浮肋逐渐修薄后,沿底板外侧的弧度固定,构建耳轮及耳轮脚,应用残余的软骨构建耳屏和对耳屏。需要注意的是,构建耳轮、耳轮脚、对耳轮及对耳轮上下脚的软骨边缘必须圆钝、光滑,以避免覆盖的皮肤过度受压而导致坏死。此外,若肋软骨厚度不够,为了再造和加深耳甲腔,在底板的背后沿耳甲腔的弧度再附加一小块软骨,用细钢丝完成软骨之间的拼接并固定,所有钢丝结都置于支架的背面。同时要将残余软骨剔除(剔除的层次位于软骨膜上)。对于耳甲腔型的小耳畸形,残余软骨的剥离应达外耳道口,同时应将组成耳轮及耳轮脚的残耳软骨剔除,以便再造耳支架与残耳的拼接自然。有时,为取出全部残耳软骨,甚至需要延长皮肤切口。在一期手术中,要行耳垂转位和乳突区皮瓣的转移,转移耳垂的同时应将耳垂劈开,以便软骨支架插入,使耳垂与再造耳支架的拼接平滑。分离乳突区皮瓣时应保留真皮下血管网,同时在耳甲腔部位保留一块皮下蒂,大小应以不阻碍耳支架顺利旋转到位为标准,宽度尽可能大,以保证皮瓣远端血供。对于耳甲腔型的患者,覆盖耳支架的皮肤会多余,应根据皮瓣的血供进行综合判断,切除多余的皮肤。

2 第二期手术 主要为颅耳角的重建,以健侧颅耳角的角度为标准,重建再造耳的颅耳角。对于双侧畸形的患者,则在术中测量掀起后耳轮最高点与颅骨之间的垂直距离,以 1.8cm 为宜。沿再造耳的耳轮旁开 5mm 处切开皮肤,紧贴再造耳的深面向耳甲腔方向剥离,将再造耳掀起。当再造耳与颅骨间的夹角达到要求时(即目测其大小与健侧基本对称,通常为 30°左右),将事先制备好的月牙形软骨或羟基磷灰石支架(即 HE 支架)嵌入夹角中,用 1 号线固定。月牙形软骨或 HE 支架的厚度一般为 1.3～1.5cm,长度为整个再造耳的 1/2,软骨或 HE 支架内侧制成楔形。沿颞浅血管顶支的走向剥离颞浅筋膜或直接在耳后分离耳后筋膜,应用颞浅血管的岛状筋膜瓣或颞浅筋膜瓣覆盖月牙形软骨或 HE 支架。取健侧耳后的游离皮片覆盖再造耳后的创面,取胸部的游离皮片覆盖乳突区的创面,两块皮片的连接处应位于颅耳沟处;或者切取头皮断层皮片覆盖于耳郭翻起后形成的创面上。植皮后,按常规打包加压,头皮内放置负压引流(图 4-25、图 4-26)。

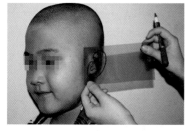
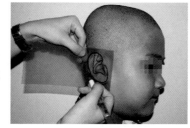
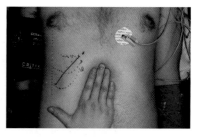

A   B   C

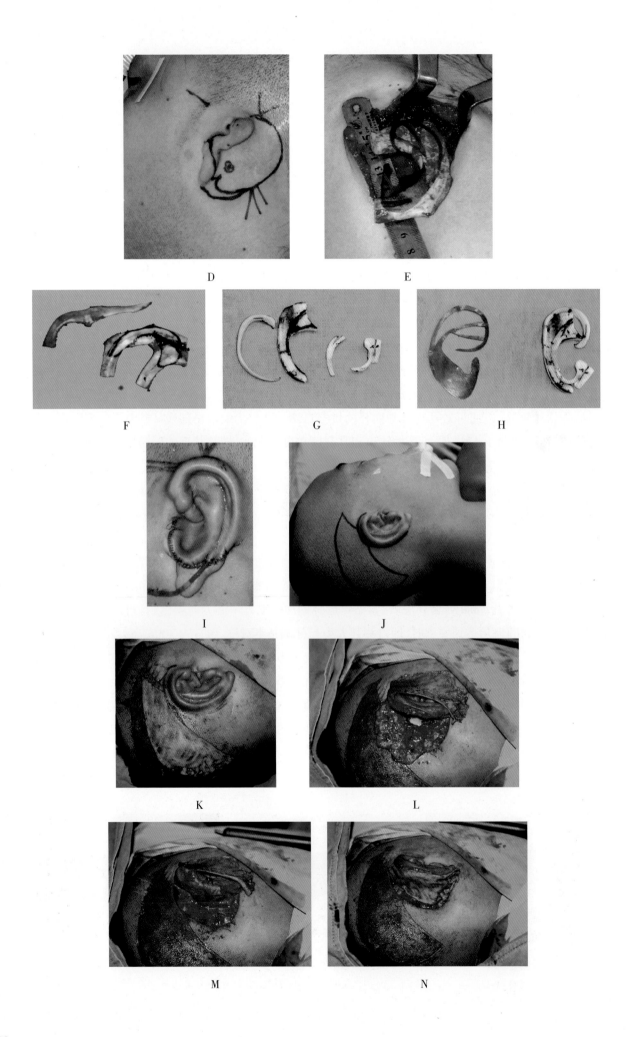

D

E

F

G

H

I

J

K

L

M

N

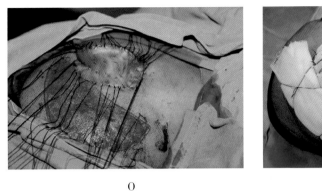
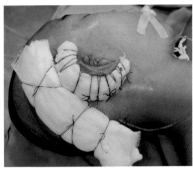

O　　　　　　　　　　　　　　　　　P

图 4-25　上海九院法

A、B. 耳模片的制作　C. 肋软骨定位与切口线　D. 设计皮瓣切口线　E. 分离软骨膜,切取肋软骨　F～H. 切取肋软骨及三维支架雕刻　I. 支架植入后负压抽吸　J. 设计二期取皮范围　K. 切取皮片　L. 分离耳后筋膜　M. 耳后筋膜翻转　N. 耳后筋膜上植皮　O. 皮片固定　P. 皮片打包固定

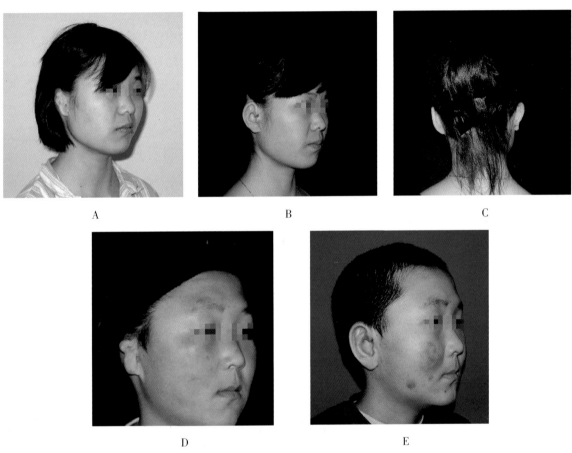

A　　　　　　　　　　　B　　　　　　　　　　　C

D　　　　　　　　　　　　　E

图 4-26　先天性小耳畸形术前、术后对比

A、D. 先天性小耳畸形术前(病例一、病例二)　B. 病例一耳再造术后 3 年侧面观
C. 病例一耳再造术后 3 年背面观　E. 病例二耳再造术后 1 年侧面观

　　上海九院法耳再造的改进在于以下几个方面:

　　(1) 采用个性化的方案构建自体肋软骨支架。对于成年患者,肋软骨一般较厚(＞5mm),直接在底板上雕刻出形态满意的对耳轮及对耳轮上下脚、耳舟、三角窝;对于儿童患者,软骨发育较小时(软骨厚度＜5mm),通过将残余软骨雕刻出"Y"形软骨条固定于对耳轮及对耳轮上下脚位置,从而使这些结构显示清晰;对于一部分第 6、第 7 肋软骨联合部分离的患者,虽然肋软骨厚度足够,但也需要在对耳轮及对耳轮上下脚处增加较薄的"Y"形软骨条,以防止对耳轮及对耳轮上下脚在原

分离的软骨联合处呈现凹陷切迹。

（2）提出了再造自然耳郭形态的理念。在早期的病例中，为了使再造耳结构突出展现，避免皮瓣覆盖后结构模糊，在雕刻支架时通常采用比较夸张的结构。长期随访发现，患者往往抱怨再造耳形态浮雕化，尽管结构清晰，但形态不自然。通过改进支架的雕刻方法，在雕刻"Y"形对耳轮复合体时，加宽对耳轮上脚软骨，并在两边雕刻斜坡，使其尽量平缓。对耳轮下脚软骨的宽度控制在对耳轮上脚的1/3左右，使对耳轮下脚形态较为突出，对耳轮两侧尽量平滑柔和。在底板对耳轮放置处挖一浅凹槽，使复合体与底板衔接过渡自然。由于对耳轮复合体位于耳支架关键位置，该复合体改进后可使对耳轮及对耳轮上下脚、三角窝、耳舟、耳甲腔等结构更逼真自然。

（3）强调构建稳定的耳支架，避免后期耳支架变形影响再造耳形态及大小。国内外很多学者随访了再造耳大小的变化，报道结果差异较大。通过研究发现，耳支架的稳定性在再造耳大小的变化中起重要作用。对于软骨量充足的患者，我们通过一条软骨固定于耳屏与耳轮脚底板之间，使"C"形的耳支架变成闭合性结构，从而避免耳支架上下、左右地弹开。同时还能增加耳屏的高度，使耳屏形态更完美。当软骨量不足时，通过编织线将耳屏与耳轮脚固定于基底，通过与基底的固定间接实现耳支架的闭合性结构。这些改进使耳支架变得稳定，使再造耳的形态大小变得可控。

（4）耳屏的构建在腊肠型和耳垂型患者中至关重要，稳定自然的耳屏重建较为困难。当软骨量不足时，我们用残余软骨雕刻一耳屏样结构，并在所雕刻的耳屏下加垫一块"V"形凹槽软骨块，使耳屏稳坐于该软骨块内，软骨块的加垫可使耳屏结构更确切地呈现。当软骨量充足时，将耳屏固定于连接耳屏与耳轮脚底板之间的软骨块上。耳屏自然的呈现也使耳甲腔更深，使整体结构更加逼真。

（5）在整形外科国际权威期刊PRS杂志上首次提出并被国际认可的成功耳再造的标准：①从不同的角度看，再造耳形态、大小、轴向、位置与健侧耳对称。②再造耳需复制10个以上解剖标志。③稳定、持久、适当的颅耳角。④从各个角度比较，再造耳与健侧耳有很好的相似度。⑤切取肋软骨后仅轻度胸廓畸形或无胸廓畸形。⑥患者、患者家属、医生中至少其中两个对再造耳满意。

（6）在耳再造二期颅耳角成形时，通过改良支撑材料，设计出适合中国人耳郭形态特点的羟基磷灰石颅耳角支撑支架。羟基磷灰石为临床常用的生物材料，价格便宜，且具有良好的组织相容性和较高的抗压强度；操作方便灵活，制作定形及使用快捷方便，可减少手术时间，使患者康复时间及住院时间缩短，节省公共卫生资源；形成的颅耳角牢固稳定，形态自然。同时，避免二期手术中再次切取肋软骨，减少胸廓畸形的发生，减小长期受压或瘢痕增生引起的颅耳角缩小概率。

五、皮肤扩张法

（一）皮肤扩张法耳郭再造术的优缺点及适应证

皮肤扩张法的优势在于为软骨支架提供了充分的、菲薄的皮肤覆盖，使耳后皮肤少、发际线低、皮肤紧的患者也能获得较好的手术效果，再造耳轮廓清晰、凹凸明显，可以获得深在的耳甲腔。但是这种技术的不足在于需要至少2个月的皮肤扩张周期，这无疑增加了并发症发生的概率，也增加了患者的痛苦和负担。在皮肤扩张法中再造耳是一次竖立的，虽然一次就能完成竖立的再造耳是患者和医生所需要的，但是一次竖立的同时，对制作的耳郭软骨支架稳定性的要求也高，使得耳郭支架制作的难度明显增加，也增加了术后早期耳支架移位的可能性，因此要求患者再造耳在3个月内避免受压。但对于双耳再造患者要避免再造耳不受压是很困难的，出现其中一侧再造耳的变形很常见。一次竖立的支架在皮肤覆盖时，也造成了更多的死腔，在愈合过程中需要肉芽充填，理论上发生感染的概率会有所增加，因此要求更为严格的无菌操作。

中国医学科学院整形外科医院所采用的扩张法，耳支架后方有后筋膜覆盖，用耳后筋膜包裹耳轮提高了手术的安全性,减少了耳轮外露的并发症,为耳轮提供了更为丰富的血供,但容易影响耳轮轮廓的清晰度,也容易造成厚耳,尤其是对耳后筋膜厚的患者更为显著。同时,这种方法需要掀起面积更大的耳后筋膜,很容易损伤枕后神经,最后导致枕后区头皮麻木或者感觉丧失。此法由于扩张器植入,掀起耳后筋膜瓣,加之植皮和扩张皮瓣回缩,耳后瘢痕比较明显。另外,掌握这种技术需要更多的经验,难度较大,有很多医生,包括 Brent 提到扩张皮瓣包膜会对再造耳轮带来影响。但根据笔者的观察发现,包膜的切除不一定都是必要的,不会影响手术的效果,可能是由于这种方法采用了超薄的皮肤扩张所致,笔者仅仅对个别包膜过厚的患者去除包膜。

近 10 年来,我国在耳郭再造技术及小耳畸形的病因学研究方面都取得了很大的发展和提高,得到了国内外同行的认可。耳再造技术丰富多样,但是对于如何选择这些技术还存在一些争论。耳郭畸形和缺损千奇百怪,单一的方法解决不了所有问题,每种方法都有它的不足和优势所在。面对患者的不同条件,方法多比方法少要好,所以我们需要具体问题具体分析,结合患者局部条件,选择更为合适的方法,发挥不同方法的优势,有效地提高再造耳的优良率。我们认为,对于耳后皮肤紧厚、发际线过低、残耳组织量不够丰富的患者,选择扩张法更为可行。而且对于耳后有浅瘢痕、皮肤不完整的患者,或耳再造失败变形需要再次手术的患者,扩张法是很好的技术手段。

(二)皮肤扩张法先天性小耳畸形耳郭再造术概况

全耳郭再造是整形外科最具挑战的手术之一,经过半个多世纪的发展,不仅使再造耳的外形效果有了明显的提高,全耳再造的技术手段也更加丰富。目前在临床上广泛应用的全耳再造技术主要包括在 Tanzer 技术基础上改良的 Brent 技术和 Nagata 技术,以及扩张耳后皮肤的全耳再造技术,而后者由于适合不同耳后皮肤条件患者的耳郭再造,在我国得到广泛应用。

1 手术前评估与手术方式的选择　先天性小耳畸形以耳垂型、小耳甲腔型、耳甲腔型和无耳型 4 种类型进行归类。

耳甲腔型残耳与再造部分的拼接难度较大,但能获得更好的效果。耳垂型比无耳型易获得好的手术效果。耳垂的高低可影响手术效果。先天性半面短小症患者,由于颞骨发育小且凹陷的颞骨使再造耳很难固定在正确的位置和角度上。薄而松的皮肤有利于耳郭再造,耳后皮肤过紧会给皮肤的扩张带来难度,但皮肤扩开后回缩相对较轻,更有利于再造凹凸感明显的耳郭。耳发际线过低甚至耳后没有毛发的皮肤对手术效果的影响较大。耳前瘘管需在扩张器置入手术前期切除,待 3 个月后再行扩张器置入。扩张法耳郭再造一般需要三期完成。根据覆盖耳郭支架的方法不同,主要的手术方法有两种,一种是采用扩张皮瓣联合耳后筋膜瓣游离植皮覆盖软骨支架,这是中国医学科学院整形外科医院应用最多,也是最早采用的方法,郭树忠把这种方法称为半扩张,有的称之为两瓣技术;另一种是完全采用扩张的耳后和残耳皮肤覆盖软骨支架,这是第四军医大学西京医院整形外科应用最多,日本的 Hata 最早报道,也称为全扩张的方法。

2 手术时机　耳郭再造手术时机很重要,是获得理想手术效果主要的决定因素之一。耳郭再造最早的手术年龄可以在 6 周岁左右,但身高要 1.2m 以上,这是耳郭再造的最低要求,但不能算是最好的年龄。综合肋软骨发育、耳郭发育以及心理发育等因素,9 岁、10 岁、11 岁是最好的耳郭再造年龄。年龄过小,因其自体肋软骨发育小、薄、软,给耳郭软骨支架的制作带来影响,从而影响最终的手术效果,而且过早的手术就需要切取更多的肋软骨,发生胸廓变形的概率和程度都比年龄大、可以少取一根肋软骨者高和重。虽然我们已经解决了高龄患者的耳郭再造技术,但最好不要等年龄过大时再手术,因为随着年龄的增大,肋软骨的质地也会发生改变,甚至变黄变脆,增加了耳郭软骨支架的制作难度。

3 肋软骨耳支架的制作　肋软骨耳支架的制作是耳郭再造的技术关键。取同侧软骨,多数取第 7、第 8 肋软骨或第 7、第 8 及部分第 6 肋软骨（切取时不破坏第 6 肋的连续性），少数切取第 6、第 7、第 8 肋软骨。将第 7 肋分成 3 块，根据耳郭的长度切下第一块，主要形成对耳轮、对耳轮上脚和耳舟。根据耳郭的宽度、对耳轮下脚的位置切下第二块软骨，与第一块软骨拼接，用 0.2mm 钢丝固定，用于形成对耳轮下脚，并与对耳轮上脚一起形成三角凹。第 8 肋软骨稍修剪后拼在已拼接好的第一、二块软骨的边缘，形成耳轮。用第 7 肋软骨剩下的部分垫在第 7 肋第三块软骨的下方，形成耳甲腔的后壁，竖立耳支架。如果竖立的高度不够，可以切取部分第 6 肋，切取的位置在第 6 肋与第 7 肋联合的部位，宽度为第 6 肋宽度的一半以内，减少对第 6 肋支撑强度的影响。从第一块软骨形成的舟状窝处切下一条软骨，经修剪后拼在对耳轮及对角轮上脚上方，增加其凸度。

4 半扩张法耳郭再造术

（1）第一期：在耳后乳突区皮下置入 50～80ml 肾形扩张器，在 30～40 天内完成注水，停止注水 30～40 天后行第二期手术。

（2）第二期：切取肋软骨雕刻耳郭支架，形成蒂在残耳侧的扩张皮瓣，耳垂上 2/3 切开，向后转，掀起蒂在残耳侧的耳后筋膜瓣。用残耳垂移位以及扩张皮瓣的下 1/4～1/3 部分覆盖支架的下端部分，用耳后筋膜瓣覆盖耳支架后方并包裹耳轮，用扩张皮瓣覆盖支架前方并包裹耳轮，筋膜瓣和乳突区创面游离植皮并与扩张皮瓣缝合。

（3）第三期：残耳切除，耳屏再造，加深耳甲腔。

5 全扩张法耳郭再造术

（1）第一期：在耳后及残耳下方置入 80～100ml 矩形或圆形扩张器，注水 2 个月，一般注入 100～150ml 生理盐水，停止注水 1 个月后可施行第二期手术。

（2）第二期：取自体肋软骨雕刻耳郭支架，取出扩张器，完全用扩张的皮肤覆盖耳郭支架，切除过多的皮肤，置负压引流塑形。半年后施行第三期手术。

（3）第三期：耳垂换位，去除残耳组织，耳屏成形，加深耳甲腔。

（三）皮肤扩张法耳垂型小耳畸形的耳郭再造术

手术分为耳后扩张器置入，耳后扩张皮瓣、耳后筋膜瓣两瓣包裹自体肋软骨支架再造外耳基本形态，耳屏重建和耳甲加深三期完成。

1 一期手术　耳后扩张器置入。

（1）手术方法：碘酒、乙醇常规消毒。成人在局部肿胀麻醉下进行，儿童可在全麻或局麻下手术，但术区仍需使用局部肿胀麻醉。局麻药应用 0.5% 利多卡因（含 1:40000 单位肾上腺素，约为 10ml 麻药中加 1 滴肾上腺素），用 7 号针头滴入，选择 50ml 或 80ml 肾形扩张器。切口设计于发际线内0.5cm，长 3～5cm，剥离范围为上方至发际内 1cm，前方至残耳处，下方至残耳垂根部或健侧正常耳垂下界水平线，后至发际线边缘（图4-27A）。发区内切开后用手术刀紧贴毛囊根部锐性分离，出发区后在真皮下血管网深层稍保留薄的浅筋膜的层次，严密止血后，将扩张器置入剥离的腔穴（图4-27B）。扩张器注射壶置于切口下方 2～3cm 紧贴发际缘处的皮下，切口最下端置负压引流管 1 根（图4-27C）。切口分两层缝合。凡士林纱布覆盖皮瓣及伤口，散纱布、棉花、棉垫、绷带依次包扎。术后 3 天拔除负压引流管，术后7 天开始向扩张器内注入生理盐水，注水 3 次后次日拆线。根据健侧耳郭的大小和竖立的高度确定注射量，一般在 60～80ml，如双耳小耳畸形则可注水 55～65ml。约 30 天完成注水，注水完成 30～40 天后行第二期手术。

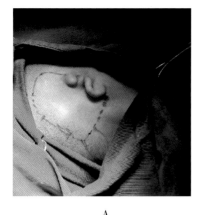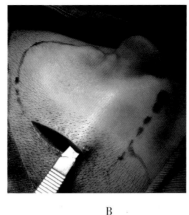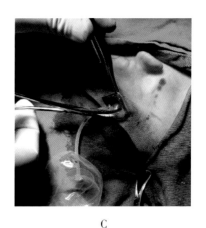

图 4-27　耳后扩张器置入
A. 切口设计　B. 置入扩张器　C. 引流

（2）注意事项

1）肿胀麻醉时要将 40～50ml 麻药全部注入术区，以利于皮瓣分离。麻药内加入肾上腺素的剂量要严格控制，最多加入 1:40000 单位，以防术后反跳性出血。因成人使用肾上腺素剂量过大更易术后出血，故酌情减量。麻醉时应首先麻醉耳大神经位置，有利于减轻注射麻药时引起的疼痛。

2）分离皮瓣时采用 10 号小圆刀锐性分离，减轻组织损伤并有利于止血。皮瓣下方分离应稍厚，以降低扩张器注水后期及养皮期扩张器外露并发症。分离的腔穴应稍大于扩张器的表面积。皮瓣下方创面止血采用双极电凝，皮瓣止血采用压迫法，勿用电凝止血以防烫伤皮瓣。宜边止血边采用潮湿盐水纱布擦拭创面，以防止电凝止血时产生的高温烫伤皮瓣。头皮部至少分离至发际内 1cm，以利于扩张此部分皮瓣，否则下半部分皮瓣过度扩张会增加后期扩张器外露概率。残耳软骨如位于皮瓣中间部位影响扩张器的置入，则予以切除，否则不予处理。

3）扩张器置入前严格检查其密闭性并将其抽成负压状态。如耳后皮肤面积过小，可将扩张器上方折叠以适应耳后剥离腔穴的面积，并最大限度地扩张无毛发区域。置入扩张壶时操作要轻柔，勿用止血钳用力钳夹，以防扩张壶损伤渗漏。扩张器导水管摆放于耳前方皮瓣处，防止后期导水管移位，压迫头皮处切口瘢痕而造成外露。

4）置放引流管（将头皮针去针头后剪 3 个侧孔）时注意勿弯折，且创面内部分勿过长，防止拔引流管时对皮瓣下方创面划伤过多而造成拔引流管后的出血。引流管自最下方切口处引出，不必重新打引流孔。

5）缝合切口时采用双层缝合，首先于腔穴内部"拦坝"，即用 0 号丝线缝合发际线处对应的皮瓣皮下与耳后筋膜，确保双侧携带足够组织，固定结实；然后再用 3-0 号丝线缝合皮肤伤口。

6）皮瓣处垫衬凡士林纱布保护皮瓣，然后用散纱布、棉花制成中空的"面包圈"状，棉垫覆盖其上，绷带缠绕包扎。注意包扎时勿对皮瓣部位加压。

7）术后 3 天拔除引流管时应打开敷料，检查伤口，将负压去除后再轻轻拔出引流管，避免负压过强时引流管对腔穴内创面过多划伤，然后重新包扎伤口。

8）术后 7 天去除敷料，暴露伤口，开始向扩张囊内注入生理盐水，注意观察皮瓣状态，注水勿过快，每周 3 次，每次 3～5ml。如皮瓣在注水后出现颜色发白，则宜观察 1～2 小时，如仍存在血运障碍，则适当抽出 1～2ml 生理盐水。

（3）并发症及处理

1）血肿：扩张皮瓣内血肿易发生于术后 24～48 小时内，大多数患者会出现术区较强烈的胀痛，引流管、引流瓶内充满新鲜血液。血肿原因为术中止血不彻底及术后创面受到刺激而再次出血。如血肿未影响皮瓣血供，可不予处理。如血肿导致皮瓣张力过大，可在严格消毒的情况下，用止血钳自引流管引出处伤口分离皮瓣，并将凡士林纱布覆盖于扩张皮瓣表面，配合挤压皮瓣，将血肿挤出。如引流管已经堵塞，必须更换引流管。

2）血清肿：一般无须处理，如导致皮瓣血供问题，可在注射壶部位穿刺，抽出血清肿。

3）感觉异常：由手术破坏局部感觉神经导致，可于术后 3～6 个月自行恢复，无须处理。

4）感染：扩张器一旦发生感染，大多数需要取出。处理方法为足量使用高等级抗生素，如感染发生于扩张晚期并且已控制，应立即实施二期手术。二期手术中根据渗出液的情况选择扩张器取出、皮瓣缝合或直接实施二期手术，并严格清创。

5）扩张器渗漏、不扩张：因扩张器质量问题或术中损害扩张囊和扩张壶所致，早期在扩张囊内压力不大的情况下此并发症可能并不显现，晚期扩张囊内压力增大则出现渗漏。处理方法为更换扩张器。如扩张皮瓣已扩张至 30ml 以上，可提前采用 Brent 技术实施手术。

6）扩张皮瓣毛囊炎：可采用 2% 碘酒涂擦患处。

7）扩张皮瓣血栓形成：一旦发生血栓形成（即扩张皮瓣皮下出现暗黑色血栓，常伴有周围血管的增生），则应立即停止注水，必要时抽出扩张囊内生理盐水以降低扩张皮瓣张力，待血栓好转后继续注水。

8）扩张皮瓣坏死，扩张器外露：位置多位于扩张皮瓣的下级。原因为扩张皮瓣上的毛囊炎、血栓形成后皮瓣破裂、扩张皮瓣下部分分离过薄导致。如发生于扩张早期，则只能将扩张囊取出，重新清创缝合，再扩张几乎不可能成功。如发生在扩张晚期并且无明显感染的情况下，可提前实施二期手术或采用 Brent 方法。

9）伤口愈合不良、哆开：如扩张器未发生外露，可于创面涂甲紫保持干燥，并维持扩张皮瓣于较低的张力条件下，待创面愈合后继续注水。如扩张器已经外露，则处理同上。

2 二期手术　耳后扩张皮瓣、耳后筋膜瓣两瓣包裹自体肋软骨支架再造外耳基本形态。

（1）手术方法

1）耳后扩张皮瓣、耳后筋膜瓣两瓣形成：根据残耳耳垂的大小、位置确定扩张皮瓣的面积分配，扩张皮瓣的下方部分用于移位后的残耳耳垂下后方的耳支架覆盖，其余的用于耳支架前方和耳轮后方的覆盖。沿标记线切开皮肤，形成蒂在残耳侧的扩张皮瓣，皮瓣边缘部分的包膜和皮下组织适当剥除和修剪。耳垂上 2/3 切开，并将耳垂自中间劈开。与发际线垂直切开头皮 2～4cm，紧贴头皮毛囊下分离，掀起头皮瓣，向后分离至枕后血管神经处，上方分离到定位的再造耳最上点以上约 3cm，在暴露的耳后筋膜边缘上、下、后三边全层切开达骨膜表面，紧贴骨膜，掀起蒂在残耳侧的耳后筋膜瓣，仔细严密止血（图 4-28）。

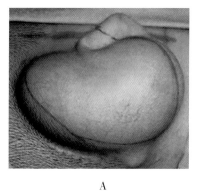
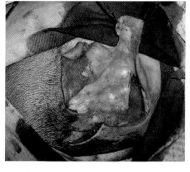
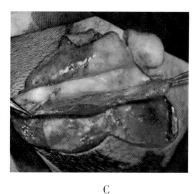

A   B   C

图 4-28 耳后扩张皮瓣、耳后筋膜瓣两瓣形成

A. 标记耳垂和扩张皮肤的切口线 B. 掀起的扩张皮瓣和耳垂 C. 耳垂中间切开,切开头皮约 4cm,在暴露的耳后筋膜上、下、后三边切开,在骨膜表面掀起耳后筋膜瓣

2) 切取肋软骨及制作耳郭支架:应根据年龄、健侧耳郭的大小和高度确定切取肋软骨的量。取同侧软骨,儿童多数取第7、第8肋软骨或第7、第8及部分第6肋软骨(切取时不破坏第6肋的连续性),少数切取第6、第7、第8肋软骨。成人多数取第7肋一根软骨或第7、第8两根肋软骨。在取肋软骨切口处同时取 4cm×8cm 皮肤,并修剪成中厚皮片。

儿童肋软骨耳支架的制作:将第7肋分成三块。根据耳郭的长度切下第一块,主要形成对耳轮、对耳轮上脚和耳舟。根据耳郭的宽度、对耳轮下脚的位置切下第二块软骨,与第一块软骨拼接(形成基座),用 0.2mm 钛丝固定,用于形成对耳轮下脚,并与对耳轮上脚一起形成三角凹。第8肋软骨稍修剪后与已拼接好的第一、二块软骨的边缘拼接,形成耳轮。用第7肋软骨剩下的部分垫在第三块第7肋软骨的下方,形成耳甲腔的后壁(形成底座),竖立耳支架。如果竖立的高度不够,可以切取部分第6肋软骨,切取的位置在第6肋与第7肋联合的部位,宽度为第6肋宽度的一半以内,减少对第6肋支撑强度的影响。从第一块软骨形成的舟状窝处切下一条软骨,经修剪后拼在对耳轮及对耳轮上脚上方,增加其凸度(图 4-29)。

成人肋软骨耳支架的制作:成人通常只需要切取同侧第7肋一根软骨,弯曲的肋软骨凸侧切下一条软骨作为耳轮。其余部分如同儿童肋软骨耳支架的制作方法。

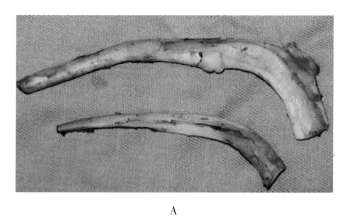
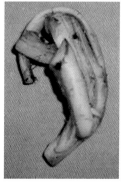
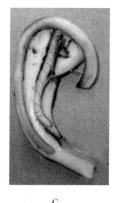

A   B   C

图 4-29 儿童肋软骨耳支架

A. 取同侧第7、第8肋软骨 B、C. 依照健侧耳郭剪的 X 线胶片模型制作竖立的三维软骨耳支架

3) 耳后扩张皮瓣、耳后筋膜瓣两瓣联合及游离植皮覆盖耳支架:根据健侧耳郭的位置和角度固定竖立的耳郭软骨支架在头颅侧面,用残耳耳垂移位以及扩张皮瓣的下 1/4～1/3 部分覆盖支

架的下端部分,用耳后筋膜瓣覆盖耳支架后方并包裹耳轮,用扩张皮瓣覆盖支架前方并包裹耳轮,置负压引流管,从耳垂下方引出,负压吸引下耳支架轮廓清晰可见。将扩张皮瓣与耳垂缝合,筋膜瓣和乳突区创面游离植皮,并与扩张皮瓣、耳垂和头皮缝合,植皮区打包包扎,耳前垫厚棉垫后包扎,压力不宜过大。5天后拔除引流管,术后10天拆线(图4-30)。

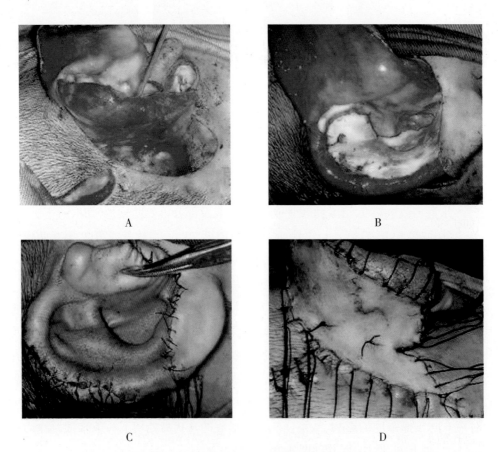

A   B

C   D

图 4-30　耳后扩张皮瓣联合耳后筋膜瓣及游离植皮耳再造术

A. 依据健侧耳的位置固定耳郭支架 B. 用耳后筋膜瓣覆盖支架后面,并包裹耳轮,移位的耳垂及部分扩张皮瓣覆盖支架的下端 C. 扩张皮瓣覆盖支架的前面,负压吸引下皮瓣与支架紧密贴合,再造耳细微解剖结构显现良好 D. 耳后筋膜瓣表面中厚皮片移植

(2)注意事项

1)设计扩张皮瓣耳垂部的切口线应根据再造耳大小调整切开位置,一般自残耳耳垂转折部位切开,耳垂侧面切口线设计成方形而不是尖角形,耳垂后方切口设计成垂直线以利包裹支架耳垂部。扩张皮瓣下半部分切开部位(横行切口)距皮瓣最下极约两横指(4cm左右)。纵行切口沿发际边缘延伸至皮瓣上方,近扩张皮瓣蒂部约3cm。

2)扩张皮瓣边缘,扩张囊剥离和修剪至可覆盖对耳轮、耳舟、耳轮部即可。细心修剪扩张皮瓣边缘的毛囊根部,可有效防止再造耳生有毛发。

3)可通过调整劈开耳垂的深度调整再造耳耳垂的高低。

4)与发际线垂直头皮切口宜设计成斜向上方的弧形,以利于头侧组织的剥离。

5)耳后筋膜瓣的大小根据再造耳大小适当调整,其后上外缘应至少大于再造耳3~5cm,下前缘达耳垂下平面以下1~2cm并延伸至扩张皮瓣的蒂部,保证能够将整个耳支架后方及耳轮完全包裹。

6)耳后筋膜瓣向前分离至再造耳耳甲腔外缘,分离时应紧贴骨膜,下方靠近胸锁乳突肌部位,可携带部分肌膜。注意,胸锁乳突肌止点与骨膜交界处组织较致密,耳后筋膜瓣勿分离过薄。

7）如应用局部麻醉采取肋软骨,应于切开软骨膜前阻滞麻醉肋间神经,而且为降低缝合张力,可广泛浸润麻醉创面内可见的腹部肌肉。

8）如软骨间融合较重、界限模糊,可在切断软骨起始部后前后晃动肋软骨,即可见软骨间的自然分界线。

9）肋软骨耳支架要体现立体性、稳定性、艺术性的统一。耳支架最易变形折角处为耳轮外上1/3部分,因此要特别注意此处耳轮与下方基座之间的稳定与牢固。

10）将基座与耳轮相接处雕刻成阶梯状,以利铆合。

11）雕刻的耳轮脚应流畅地向内下后方延伸。

12）将加高的对耳轮雕刻成上部扁平、下部尖锐且尖端指向前内侧的形状。

13）垫高的底座软骨的位置应围绕耳甲腔固定,上界接近耳轮上极,下界至耳垂的上界,前界形成耳甲腔后壁。

14）固定支架的钛丝尖端务必弯折指向支架内部,否则易造成钛丝外露。

15）如扩张皮瓣蒂部靠后,以致安放再造耳位置靠后,在不影响血运的情况下,可对相对于耳轮脚与耳轮交界处的皮瓣蒂部略作分离,以摆正再造耳位置。

16）耳支架采用钛丝固定于颅骨。一针穿过耳支架底座、基座和耳轮最前缘中线,与颅骨骨膜固定,保证再造耳为前倾位;另一针穿过底座和基座,与近耳垂处深部组织固定。

17）耳后筋膜瓣包裹耳轮采用褥式缝合,如包裹耳轮上界张力过大,可将上方耳后筋膜瓣向前上方剪开减张。

18）引流管的置放位置为耳支架耳垂部向上穿过三角窝后反折入耳舟部预制的圆形空隙内。

19）缝合扩张皮瓣、耳后筋膜和中厚皮片时务必保证无张力。

20）植皮打包完毕后,再次检查负压吸引状态,确保负压吸引持续、通畅。

21）包扎前清洗术区血痂,以利于拆线时观察皮瓣愈合情况。

22）术后5天内务必保持负压引流管通畅,并维持负压状态。

23）术后10天拆线,如怀疑切口愈合不良,可延迟2～3天拆线。伤口及皮瓣处痂皮不要轻易去除,一旦发生软骨外露,会因皮瓣回缩而逐渐加大。保持痂皮干燥、固定,有利于防止伤口扩大,最终可能痂下愈合。

24）嘱患者待伤口完全愈合、痂皮脱落后,用医用乙醇清洁再造耳,隔日1次,共3～4次即可清洁干净,之后可用肥皂和清水清洗再造耳。

25）嘱患者术后6个月内防止再造耳受压及外伤。二期手术6个月后可实施三期再造耳修整手术。

（3）并发症及处理

1）局部神经损伤,感觉异常:由于手术创伤,初期再造耳及术区感觉麻木,大部分患者在3～6个月恢复感觉,无须处理。

2）出血、血肿、血清肿:多由于术中止血不彻底和患者凝血机制障碍导致。如术中发现患者出血较多,可于头皮创面另放置一根引流管,以预防术后血肿。如术后出现活动性出血,经抽吸和压迫治疗无效后,需再次手术清除血肿。如血肿或血清肿严重影响再造耳细微结构,可在严格消毒下用20ml针头抽吸血肿或血清肿;如影响较为轻微,可待其自行吸收。

3）感染:感染是极为严重的并发症,表现为再造耳出现红、肿、热、痛,如已破溃,可见自伤口处流出豆渣样坏死的软骨组织。绝大部分患者需要取出耳支架。处置方法为充分引流(如创面无明显即将破溃迹象则暂时不予引流），早期足量使用高等级抗生素。如能控制感染，可继续保留耳支架，但大多数患者会出现晚期不同程度的耳支架吸收变形。如感染在1周内仍不能控制，则必须尽早取出耳支架。耳部创面充分冲洗清创后缝合。感染的耳支架需经大量生理盐水、过氧化氢溶液冲洗后浸泡于碘附溶液中1小时，之后将其埋于胸部皮下，以备再次手术时雕刻软骨支架用。

4）血气胸：多为采取肋软骨时壁层胸膜损伤导致，很少伤及全层胸膜及肺组织。预防方法为了解胸膜的体表投影点，小心操作。一旦发生血气胸，嘱患者尽力吸气后屏气，或在麻醉医生的配合下鼓肺，利用漏气部位周边肌肉或结缔组织修补。必要时行胸腔闭式引流。

5）耳支架外露：因血运不佳、张力过大、术后受压导致，多发生于耳轮上方最高点、耳垂与扩张皮瓣相接处耳轮和耳屏切迹处。处理方法为2mm以内的软骨外露，一般通过换药可以愈合。如换药不能愈合，耳轮的支架外露可采用颞浅筋膜瓣覆盖后中厚植皮，耳屏切迹处支架外露可利用残耳组织或耳前的舌形皮瓣覆盖。

6）软骨支架部分吸收：多因术后半年内再造耳受压、局部感染、皮瓣血运不佳勉强愈合所致。可根据患者意愿于三期手术时实施调整，可利用残耳软骨或重新取肋软骨修补缺损部位，也可配合颞浅筋膜瓣翻转覆盖，植皮修复。

7）植皮成活不良：因所植皮片位于耳后筋膜及骨膜上方，点状的植皮坏死多可通过换药治愈；如创面较大，可自头皮取中厚皮片补植。

8）伤口愈合不良、哆开：如伤口愈合不良发生于软组织床面上，则可通过换药让瘢痕愈合。如发生于软骨床面上，则按照软骨外露处理。

9）瘢痕增生：瘢痕增生的大小主要由个人体质决定，另外还和术中组织损伤程度、皮瓣血运情况等有关。严重的瘢痕增生会极大地影响再造耳的效果。如耳后瘢痕增生明显，可局部应用复方肝素钠尿囊素凝胶（康瑞保）等外用药和局部注射复方倍他米松（得宝松）等抗瘢痕手段治疗。

10）双耳大小、位置不完全对称：双耳大小如有极为明显的不对称，则只能重新实施再造手术。如再造耳颅耳角过小，正常侧耳颅耳角过大或为招风耳，则宜在三期手术时实施正常侧的招风耳整形或简单地进行耳后梭形皮肤去除以降低颅耳角角度。如再造耳过高或过低，可于三期时完全松解正常侧耳的耳后固定韧带，重新定位缝合。因软骨存在回弹，故应注意矫枉过正。

3 三期手术　耳屏重建、耳甲加深。

（1）手术方法：不同的患者再造耳的修整方式有所差别，多数患者需要修整耳垂下方多余的皮肤，个别耳后瘢痕明显的患者需要切除并移植小块皮片。大多数患者需行耳屏再造，可利用残耳组织修复耳屏，通常形成"C"形或"U"形皮瓣，蒂在内侧，下方用残耳软骨垫高以改善耳屏外形，并可加深耳甲腔。切除再造耳耳甲腔底部的筋膜组织，暴露出颞骨骨膜并于其上植皮；也可利用残耳组织延长耳轮脚，使耳甲艇显露明显。术后10天拆线（图4-31）。

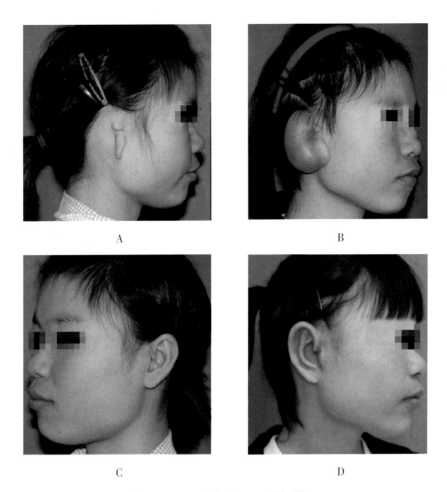

图 4-31　耳屏重建、耳甲加深

A. 21 岁女孩,患有先天性耳垂型小耳畸形　B. 皮肤扩张后 70 天,扩张器置入后 35
天完成注水,共注水 68ml　C、D. 第三期手术后 12 个月,正常耳及再造耳前侧面观

（2）注意事项

1）残耳组织皮瓣的远端可以修剪很薄,可视之为复合组织移植。

2）如再造耳位置较为靠前,则应在术中确定下颌关节的位置,以进一步确定由于畸形导致变位的面神经主干出自茎乳孔处。一般认为,下颌关节水平线以上的平面为安全的。

3）耳屏内衬残耳软骨,用 5-0 可吸收线固定成斜向外后方,再造耳屏前方与耳轮最前缘齐平。

4）耳后瘢痕切除后,创面可利用残耳皮肤或头皮中厚皮片移植。

5）嘱患者的注意事项与二期手术的注意事项相同。

（3）并发症及处理:三期手术较少发生并发症,其并发症类型及处理方法多与二期手术相同。包括:①局部神经损伤,感觉异常;②出血、血肿、血清肿;③感染;④耳支架外露;⑤软骨支架部分吸收;⑥植皮成活不良;⑦伤口愈合不良、哆开;⑧瘢痕增生。

三期手术还可发生面瘫的并发症,但发生率极低。主要原因为术中对面神经主干的干扰、牵拉、针刺,较少发生完全性的断裂,多可自行恢复。面瘫早期可给予神经营养药物和理疗,如为完全性断裂,则应在 3 个月内实施探查手术。

（四）皮肤扩张法耳甲腔型小耳畸形的耳郭再造术

耳甲腔型小耳畸形患者残留较多的耳郭组织,外耳形态不完整,外耳道狭窄或者闭锁,耳甲腔基本接近正常或者稍小一些。因此这一类型的小耳畸形患者的耳郭再造有一定的特点,其重点在于乳突区皮肤的合理扩张及肋软骨耳支架与残耳软骨组织的协调结合。

1 第一期手术　扩张器置入手术。

扩张器置入手术方法同前,仅范围向前,达残耳软骨背侧的表面,这样可以扩大无毛发的皮肤量,有利于耳郭再造,同时有利于二期手术时肋软骨耳支架与残耳软骨组织的结合。

(1)扩张器置入部位:位于乳突区,上、后界在发际内1cm,下界平齐残耳耳垂,前界在残耳耳轮。

(2)麻醉方法:可以采用全身麻醉或者局部麻醉。在扩张器置入区域内用0.5%利多卡因溶液40ml,局部肿胀浸润麻醉。

(3)手术方法:在乳突区后界切开头皮,达耳后筋膜表面,用15号刀片锐性剥离腔穴。仔细剥离残耳软骨表面的皮肤,必要时用组织剪刀钝性剥离,确保皮肤完整。用双极电凝止血,同时用湿盐水纱布擦血,局部降温。扩张器注水壶置于颈部,在扩张器下方约2cm。腔穴内留置负压引流管一根。切口分两层缝合,在切口内0.5cm缝合皮下组织,然后缝合头皮切口。术区稍加压包扎。

2 第二期手术　扩张器取出和自体肋软骨支架外耳再造。分两组手术:

(1)第一组人员(即术者)在患者胸部采取患耳同侧的肋软骨,在第7肋软骨处(即肋弓处),同时切取4cm×8cm的梭形全厚皮肤,修剪为中厚皮片备用。切开胸壁的肌肉,显露肋软骨,切取第7、第8肋软骨,必要时切取部分第6肋软骨或者全部肋软骨,保留胸膜侧的软骨膜,确保胸膜完整。用生理盐水冲洗创腔,并探查是否有胸膜漏气。分层缝合胸壁肌肉、皮下组织及皮肤。术区加压包扎,术后10天拆线。

(2)第二组人员(即术者)行扩张器取出、皮瓣及皮下筋膜瓣的构建。为了充分利用扩张皮瓣,皮瓣一般设计在发际边缘,同时将残耳耳垂转位以便形成再造耳的耳垂,皮瓣的蒂在前,为4～5cm。扩张皮瓣的纤维包膜可以部分切除,尤其是皮瓣远端的纤维包膜及部分毛囊,这样有利于皮瓣的伸展,修薄皮瓣,减轻毛发残余。因为皮瓣大多不能在无张力情况下完全包裹三维立体结构的肋软骨耳支架,所以要在头皮内剥离蒂在前的耳后筋膜瓣,用以包裹肋软骨支架的后侧及耳轮。

术者取出扩张器,皮瓣、筋膜瓣成形后,即进行肋软骨支架雕刻拼接。耳支架的雕刻、拼接和上述的方法基本相同。但是为了将耳支架与残耳组织衔接,主要是耳甲腔处的衔接,可以将耳轮上脚修细,以便插入残耳耳轮上脚处,这样耳支架能贴近耳甲腔处软骨。对于残耳耳轮上脚发育良好的患者,可以在耳支架形成时不要构建耳轮上脚。

术者将肋软骨耳支架放置于扩张皮瓣和耳后筋膜瓣之间,方法基本同前。但是耳支架的耳轮上脚要插入残耳的耳轮上脚处,耳支架尽量靠前放置,支架的耳甲与残耳耳甲软骨贴靠,协调好肋软骨耳支架与残耳软骨位置。耳支架的后侧及耳轮先用耳后筋膜瓣包裹,肋软骨耳支架的前部,尤其是耳舟、三角窝、对耳轮,用扩张皮瓣无张力覆盖,皮瓣远端覆盖筋膜瓣包裹了的耳轮。耳支架的下端插入转位的耳垂内,前侧由耳垂覆盖,后侧由耳垂及皮瓣下部覆盖。筋膜瓣后面及乳突区的创面由中厚皮片覆盖,用缝线打包,加压固定。负压吸引管放置于扩张皮瓣和肋软骨支架之间,不仅引流积血和积液,还利于皮瓣与耳支架的贴附,术后5天拔除。术后10天拆除所有缝线。

3 第三期手术　耳屏、耳甲腔成形。

(1)手术方法:主要是将肋软骨耳支架的耳甲与残耳耳甲软骨衔接,去除残耳耳甲多余的软骨及皮肤,保留耳甲腔底的软骨。耳屏如果过小,可以将切除下的残耳软骨植入耳屏处,增大耳屏。

(2)注意事项:

1)扩张器置入部位要在残耳软骨背侧的皮下,此处皮肤较薄,注意保持皮肤完整。

2)残耳软骨表面皮肤的剥离要在肿胀麻醉后进行,有利于分离。

3)耳支架的耳轮上脚要和残耳的耳轮上脚并行,如果残耳耳轮上脚发育良好,则不需要耳支架的耳轮上脚。将耳支架的耳甲部位和残耳的耳甲腔软骨衔接在一起,有利于三期手术,而且最终再造耳的形态较为自然、逼真。

4）第一、二期手术后负压引流非常重要。一期可预防皮下血肿形成，二期不仅要引流，更要使皮瓣与耳支架贴附。

5）还有一些半侧面部发育不良的患者，其残耳位置较低，甚至位于颈部，处理复杂。这类患者的再造耳应该与健侧耳位置基本对称，不仅美观，也利于配戴眼镜及口罩。可以将颈部的皮肤扩张，然后形成皮瓣向上转移，切除头皮，形成耳再造所能利用的皮肤。半年后再次扩张转移后的皮肤，再造外耳。

（3）并发症及处理

1）扩张皮瓣破裂：大多数患者提前手术，少数患者因为感染而取出扩张器。此类患者的皮瓣需要量较小，所以基本全部可以完成立体外耳再造。

2）软骨外露：主要在耳轮、对耳屏处，多因皮瓣张力过大，术中应确保皮瓣无张力覆盖耳支架。耳轮处软骨外露，需要用颞浅筋膜瓣岛状瓣覆盖及游离皮片移植修复创面。对耳屏处软骨可以局部转移耳甲腔皮瓣修复，耳甲腔创面植中厚皮片修复。

3）感染：是最严重的并发症，可以造成软骨变形、吸收。发现感染后往往需要尽早取出支架，消毒处理后埋置于胸部皮下，半年后再次行扩张皮瓣耳郭再造。

（五）皮肤扩张法外伤性耳郭缺损的耳郭再造术

1 概述 耳郭位于头颅两侧，易受撕咬伤、切割伤、挤压伤等外界损伤。早期如能再植成功会获得良好的效果；如无法再植，可将去皮后离体软骨植入耳后乳突区皮下，二期再将之立起植皮，也可获得较满意的效果。晚期耳郭损伤，按照治疗方法可分为耳轮损伤，耳郭上、中、下部分 1/3 损伤和多部位损伤。耳轮损伤可采用直接缝合或双向推进耳轮修复。耳郭上、中 1/3 部分的损伤可通过游离移植（长、宽都不超过 1.5cm）、Davis 耳甲皮肤软骨复合组织瓣旋转覆盖、Converse 隧道法（即将雕刻好的缺损软骨耳支架直接植入耳后乳突区，二期再将之立起）、皮管法、颞浅筋膜瓣转移植皮法等修复。耳郭下 1/3 损伤可按照耳垂整形处理。但是当耳郭缺损过大或耳后无毛发皮肤厚、面积小、弹性差时，则需要用扩张法获取更多的耳后皮肤。

2 手术方法 参考耳垂型小耳畸形的手术方法。

3 注意事项

（1）根据缺损部位、大小设计扩张器置入位置，包括缺损瘢痕边缘及耳后正常皮肤。根据缺损面积的大小，选择 30ml 或 50ml 扩张器。选择发际内切口。因术区受过外伤，故更应重视术后血肿的预防。

（2）根据缺损形状，按照全耳再造耳支架截取部分雕刻，注意耳支架与正常耳软骨直接的密切结合，要做到光滑流畅。耳轮部肋软骨要较缺损部位略长，以便与正常耳轮缝合。

（3）根据笔者经验，多数患者需要耳后衬垫软骨以支撑较重的肋软骨支架。

4 并发症及处理 参考耳垂型小耳畸形的并发症及处理。

（六）皮肤扩张法烧伤后耳郭缺损的耳郭再造术

烧伤后的耳郭缺如患者，乳突区的皮肤在质地、颜色上均有别于正常组织，瘢痕皮肤血运、弹性较差，多有色素沉着。虽然瘢痕皮肤没有毛发，但是形成的皮瓣往往很厚，不利于耳支架形态的显露，所以此类患者的外耳再造仍然较为棘手。目前有多种方法行外耳再造，但是效果均难获得满意。现在介绍以下几种方法：

1 瘢痕皮肤扩张法耳郭再造

（1）手术方法

1）一期：瘢痕皮肤扩张，就是直接扩张残耳后的瘢痕皮肤。烧伤后的耳后瘢痕皮肤面积往往很大,没有毛发,所以扩张器可选择 80~100ml,将扩张器置入瘢痕皮肤下、耳后筋膜表面,缓慢扩张。这样形成的瘢痕皮瓣可以变薄,血运增强,有利于二期耳再造。

2）二期:耳郭再造手术。仅将扩张器取出,形成较大的瘢痕皮瓣,往往皮瓣足够完全覆盖三维立体的耳支架,因此不需要掀起耳后筋膜瓣。耳支架的雕刻构建方法同前所述。耳支架固定的部位要与外耳道对应,覆盖皮瓣后,负压吸引,让皮瓣与耳支架贴附,确保皮瓣在没有张力的情况下完全包裹耳支架,耳后创面酌情移植中厚皮片。如果皮瓣不能在无张力情况下覆盖支架,一定要掀起耳后筋膜瓣以包裹耳支架的后侧,方法同前述。

3）三期:再造耳修整。主要将耳甲腔部位修整,再造耳与残耳衔接。

（2）注意事项

1）置入的扩张器尽可能足够大,达到 80~100ml,在手术中可以将皮瓣剥离得厚一点,将残耳软骨也掀起在扩张器表面。这样扩张后的瘢痕皮瓣足够大,二期手术时不用掀起耳后筋膜瓣,再造耳的轮廓也能充分显露。残耳软骨也可以与支架软骨衔接。

2）扩张器的注水过程要缓慢,注水量要足,但不要影响皮瓣血运,以免形成局部坏死、扩张器外露。注水结束后,静止扩张时间也要尽可能长一些,防止皮瓣回缩,利于皮瓣变薄。

3）二期手术时皮肤消毒要严格,在术前用肥皂水清洗术区,手术时一定要用碘酒、乙醇消毒,耳再造的感染往往会带来无法挽回的损失。

4）耳支架要与残耳组织衔接,主要是根据残耳耳甲腔的位置决定耳支架固定的位置。皮瓣确保无张力覆盖支架。

5）敷料包扎时避免压迫再造耳。

（3）并发症及处理:最多的并发症是皮瓣局部坏死,处理方法同前。其他并发症的处理方法也同前。

2 预置皮瓣扩张法耳郭再造

（1）手术方法:瘢痕皮肤的色泽、弹性较差,再造耳的形态与颜色差强人意。在此介绍一种预置皮瓣扩张法再造外耳。

将耳道后的瘢痕皮肤切除达耳后筋膜表面,面积约 5cm×6cm,然后将轴型颞顶筋膜瓣向下转移覆盖耳后创面,颞顶筋膜表面植中厚皮片,颞顶筋膜瓣与耳后筋膜瓣之间置入扩张器。这样形成了一个含颞顶筋膜瓣及正常皮肤的耳后皮瓣,再将此预置的皮瓣扩张后再造外耳。耳再造的方法基本同前。

（2）注意事项

1）这种方法较为复杂,扩张时间长,预置皮瓣在扩张后也较厚,再造耳的形态有时也不理想,但是颜色较为理想。

2）颞顶筋膜瓣转移时要确保不损伤颞血管的顶支,形成的筋膜瓣不要太大,恰好覆盖扩张器就行,可以避免预置皮瓣在扩张后仍然臃肿。

3）扩张器注水要足量,静止扩张时间要长,这样可以将预置皮瓣撑薄、撑大,可以覆盖耳支架的全部。

4）扩张器置入时保持空腔状态,植中厚皮片打包的压力不要过大,避免筋膜瓣血运障碍。

（3）并发症及处理

1）颞顶筋膜表面植皮成活差。大多经过换药后创面可以愈合,必要时重新植皮处理。

2）扩张器外露。可以取出扩张器,待半年后再次扩张预置皮瓣即可。

3）其他并发症的处理同前。

3 转移修复　颈部扩张皮瓣转移修复乳突区皮肤,再次扩张法再造外耳。如果患者仅有耳郭及乳突区皮肤烧伤,则可以利用颈部皮肤再造外耳。方法是先扩张颈部皮肤,然后切除乳突区瘢痕,利用颈部扩张皮瓣转移修复。半年后再次扩张乳突区的皮肤,行扩张皮瓣耳郭再造,基本方法同前。

六、无须植皮的完全皮肤扩张技术

(一)适应证的选择

采用皮肤扩张技术进行耳再造主要适用于先天性小耳畸形患者,也适用于后天原因造成的耳部分或全部缺损但耳后区皮肤正常的患者。耳再造区域有无可供扩张的正常皮肤是能否选择扩张术进行耳再造的关键。如果无可供扩张的皮肤,只有选择其他传统的耳再造方法,如颞筋膜瓣转移耳再造或赝复体人工种植技术。

先天性小耳畸形患者耳再造的年龄确定,主要基于两个因素:即心理因素和生理因素。一般认为患者 5 岁以后就可以很明显地意识到自己的缺陷。缺乏耳郭的孩子容易成为其他正常孩子歧视和嘲笑的对象,患儿和家长对此压力均很大。从这个因素考虑,手术宜早做。但是手术时间又受限于患者肋软骨发育的状况,如果年龄太小,肋软骨发育过小,不足以雕刻出一个大小和外形合适的耳支架。由于采用皮肤扩张术可以再造耳甲腔等结构,因此需要的软骨量比较大,而扩张皮瓣有回缩的特点,软骨支架也需要有一定的强度。虽然笔者也曾为 6~9 岁的孩子实施耳再造,但总体感觉是肋软骨的质与量在 10~15 岁时最佳,而年龄太大者肋软骨出现骨化,雕刻难度加大。综合上述因素考虑,笔者认为,对于先天性小耳畸形患者,最佳的年龄应该在 10 岁左右。关于耳发育的问题,以往有学者做过详细观察,一般认为 4 岁左右儿童的耳郭大小已经达到成人的 85%,并且再造的耳郭由于有正常血液供应,为有活力的自体组织,可以随患者年龄增大而成比例增长,因此,再造耳的生长问题对手术年龄的选择并无影响。

多数情况下,单侧小耳畸形患者,其听力可以由健侧代偿,除了精细的声音方向辨别和来自患侧很低的声音听不清外,多数情况下,单侧小耳畸形可以保持基本正常的听力,这也是为什么许多先天性小耳畸形患者用头发覆盖患侧耳区数年甚至数十年,其同学或同事均未发现其耳郭畸形的原因。以往耳科医生采用乳突区颅骨打洞植皮的方法试图改善患者的听力,但经过大量病例的长期随访,发现在乳突区打洞植皮对患者的听力改善有限,故目前国际上多数耳科医生认为没有实施该手术的必要,也没有必要实施中耳手术。但对于听力明显受损的双侧先天性小耳畸形患者,则有必要实施外耳道再造和中耳手术。这类手术最好在耳再造之后再实施,因为外耳道再造手术破坏了局部的组织结构和局部血液供应,难以再在局部进行耳再造。但耳再造之后再在局部实施外耳道再造手术并无困难,对于需要实施改善听力手术的患者,最好在术前请耳科医生会诊,确定详细的系统的治疗方案之后再开始实施耳再造术。

后天原因造成的耳缺损患者一般强烈要求尽快再造,但从手术效果考虑,一般认为受伤或手术区域瘢痕反应过去后再造时机最佳。多数情况下,笔者选择受伤后半年再手术。患者如果是儿童,一般选择在 10 岁左右;如果是成人,则不受年龄限制。笔者曾成功地为年龄接近 60 岁的患者行耳再造。多数情况下,成人的肋软骨出现部分骨化,雕刻难度加大,但一般可以雕刻出一个基本满意的支架,但偶尔会遇到所有肋软骨完全骨化的患者。这种情况下,只好采用电锯等骨切割器械进行雕刻,但往往难以形成良好的支架外形,特别是难以形成耳郭轮廓的细节。

(二)手术方法

1 耳区皮肤扩张器置入　耳再造时埋置扩张器的大小可以根据扩张区皮肤的面积大小和

健侧耳大小来确定。笔者一般选择额定容量为 80ml 的扩张器（图 4-32），实际注水量一般在 120～150ml。由于扩张器囊壁弹性好，实际注水量可以大大超过额定容量。选择 80ml 容量扩张器的原因是其底面积大小一般与拟扩张区正常皮肤面积接近，如果采用过大的扩张器，会由于扩张器底面积太大而导致过多的头皮扩张，而扩张头皮有毛发，比较厚，用于耳再造效果差；而选择过小的扩张器往往难以获得足够的皮肤组织供耳再造用，如果为了达到足够量的皮肤而增加注液量，则有可能局部过度扩张而使扩张皮瓣太薄，容易出现扩张器或支架外露等并发症。

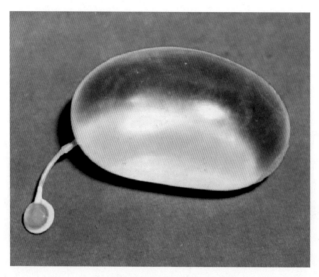

图 4-32　80ml 肾形扩张器

　　选择的扩张器形状最好是肾形或月牙形，与耳区拟扩张区残留皮肤的外形接近。由于耳区皮肤比较薄，宜选择囊壁质地柔软的扩张器，避免使用质地偏硬的扩张器。扩张器的导管不宜太长，否则容易打折；注射壶不宜太厚，因为注射壶一般埋置于头皮下，而头皮弹性有限，注射壶太厚不好埋置，也容易由于压迫而导致局部脱发。

　　以往笔者主张将扩张器埋置在耳区皮下，试图获得足够薄的扩张皮瓣，后来的临床实践发现，埋置太浅容易发生表面皮肤过薄，甚至出现扩张器表面皮肤坏死致使扩张器外露，即使勉强达到扩张量完成扩张，耳再造之后也由于皮瓣太薄，容易发生软骨支架外露。因此，近年来笔者主张将扩张器埋置得深一些，以埋置在乳突区骨膜表面为宜，这样在扩张过程中扩张器不容易外露。再造的过程中如果感觉扩张皮瓣太厚，可以在术中修剪去除纤维包膜，甚至可以去除一部分皮下组织。一般情况下，皮瓣的成活不受影响。

　　关于扩张器埋置的位置，笔者的体会是如果有残留的耳甲腔，应尽可能地将扩张器埋置在紧邻残耳的耳后区域；如果没有残留的耳甲腔和外耳道，应将扩张器的 1/3 埋置在残耳前面，2/3 埋置在残耳后区域。扩张器的下缘应该与残耳耳垂下缘平齐，上缘可以进入发际内（图4-33）。以往笔者曾为了扩张乳突区的皮肤，将扩张器埋置的位置比较低，结果发现耳再造时最需要皮肤的位置位于残耳上部，但往往皮肤量不足。乳突区扩张形成的皮肤虽然比较富余，但如果采用皮瓣转移的方法向上移位，则由于切口过多容易出现软骨支架外露；如果不将扩张区皮肤上移，在乳突区扩张部位直接再造耳郭，则再造耳的位置往往偏低。术者需要明白，最需要扩张皮肤的位置（即再造耳的上极）应该是发际缘的皮肤，而非乳突区。

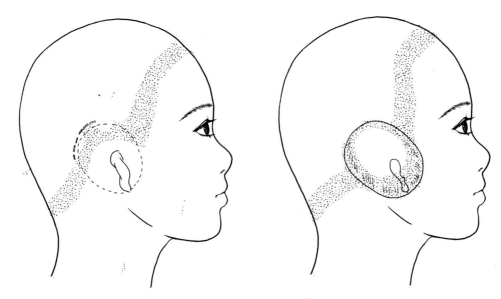

图 4-33 扩张器埋置位置

对于没有外耳道的患者,笔者主张将残耳软骨掀起,将扩张器埋置在其深面。埋置扩张器时如果试图剥离去除残耳软骨,由于软骨表面皮肤薄,容易导致扩张器外露,而残耳软骨可以保留到扩张二期耳再造时再剔除。保留残耳软骨到二期手术再剔除的另外一个好处是如果肋软骨量不足,残耳软骨可以作为耳支架底座的支撑材料。

扩张器注射壶一般埋置于耳后区头皮内即可,应避免埋置在颞区,因为埋置阀门时在颞区剥离有可能损伤颞浅血管,而保护好颞区血管是为了后期万一出现支架外露时可以应用颞筋膜瓣进行修复。近年来,笔者采用扩张阀门外置的方法,很受患者的欢迎。大量临床实践证明,阀门外置并不会增加感染率,但可以避免阀门穿刺注射所致的疼痛。

耳区血管丰富,扩张器置入后容易出现血肿。为了预防血肿的发生,应该在扩张器埋置术中尽可能充分止血。大的出血点最好采用结扎或缝扎,避免单纯依靠电凝止血;如果有条件在内镜或冷光源拉钩下操作,止血更加完善。采用肿胀麻醉技术可以减少术中出血,同时由于水分离的作用,容易控制剥离的层次,但肿胀麻醉液中肾上腺素的用量不能太多,否则有术后反弹出血的可能。术后需要放置负压引流管,引流管的远端应放置在扩张腔隙的最低位,并置于扩张器深面。引流2~3天,待引流液清亮后即可拔除引流管。

置入扩张器后应该采用敷贴简单包扎伤口,避免采用加压包扎的方法。有人为了达到压迫止血的目的而加压包扎,由于颅骨和扩张器比较硬而缺乏弹性,表面皮肤又比较薄,加压有可能影响表面皮肤的血运而导致皮肤坏死,致扩张器或注射阀门外露。

由于扩张器为人工合成材料,置入体内为异物,术后有感染的风险。为了预防伤口感染,可以适当地全身应用广谱抗生素预防感染,但没有必要用过于高等级的抗生素。预防感染的关键是手术中的严格无菌操作。

埋置扩张器的手术切口线一般位于头皮内,不必按照常规时间拆线,可以先开始注水,2周以后再拆线,这样可以防止早期注射液体产生的张力导致伤口裂开而致扩张器从切口外露。

2 注水扩张 耳区埋置扩张器,一般在术中可以注水 10~15ml。扩张器注液可以在术后 1 周左右开始。为了避免注液压力对埋置扩张器皮肤切口愈合的影响,可以采用先注液后拆线的办法。

尽管有实验研究证明,某些抗生素可以透过扩张器囊壁的半透膜进入扩张囊周围的组织内,但是目前还不清楚哪些抗生素可以透过,哪些不能透过,透过的抗生素能否达到有效浓度仍然不清楚,因此注射液体内是否需要加入抗生素目前并无统一的看法。笔者认为,如果无感染征象,直接注射生理盐水即可,不需要加入抗生素。

由于耳区皮肤比较薄,容易出现注液过多导致表面皮肤坏死而使扩张器外露,因此每次注液量要严格控制,以不影响扩张器表面皮肤血液循环为度。一般开始注液的早期可以量多一些(5~10ml),后期一般逐渐减少(3ml 左右),两次注液的间隔时间早期一般为 2~3 天,后期为5~7天。如果发现注液量过多,应立即回抽部分液体。

注液的速率一直是一个矛盾的问题,由于多数患者为学生,为了不影响学习,都希望在比较短的时间内完成耳再造。但笔者在临床实践中发现,扩张时间长,特别是那些经过数月时间扩张的患者,再造耳外形更好,分析原因可能与扩张过程中新生皮肤量有关。如果在比较短的时间内完成扩张,扩张获得的组织以弹性扩张为主,由于生物性生长而获得的新生皮肤量有限。弹性扩张获得的组织在取出扩张器之后容易回缩,即使雕刻出一个外形逼真的耳软骨支架,也由于扩张皮肤的弹性回缩而使皮肤难以与支架的沟槽内的软骨良好贴附。一旦表面的皮肤不能与深部的软骨良好贴附,则早期死腔由血清样渗出填满,后期则发生纤维化,最终在这些部位难以形成清晰的凸凹结构。笔者认为,持续缓慢地注液最安全,效果也最好。目前,笔者实施手术的多数患者的注液时间在 2~3 个月。即使在短期内完成了注液,也最好等待一段时间"养皮",使生物性生长的皮肤比例增加,同时也可以使快速扩张过程中由于压力对表面皮肤造成的微损伤得以修复。

由于扩张过程中扩张器表面的皮肤比较薄,且突出于头的一侧,容易发生碰撞损伤或冻伤,特别是睡眠如果过深,可以压迫局部造成局部缺血坏死,因此要嘱咐患者和家属特别予以保护。

3 肋软骨的切取与耳支架的雕刻　在扩张器置入后何时实施耳再造主要取决于扩张产生的皮肤的质与量。如果扩张后皮肤菲薄、表面颜色发红,可以等待一段时间(养皮)再实施耳再造手术;如果皮肤过薄,随时有皮肤坏死、扩张器外露的可能,则应该尽快实施耳再造术。扩张量取决于需要再造耳的大小,由于多数情况下是单侧耳畸形,所以可以健侧耳郭的大小为参考。由于人的耳郭大小差异很大,所以难以确定一个准确的注液量的标准,健侧耳大一些,注液量相对多一些,健侧耳小一些,注液量相对少一些,一般为 120~150ml。

过去几十年,国内外均有学者尝试用人工合成材料做支架进行耳再造,早期试用最多的是硅橡胶材料制成的耳支架,其缺点是支架过于柔软,难以维持其外形,也有少数比较成功的案例,但多数情况下因外形不佳而难以推广。近十年来,国内外均有学者尝试用聚乙烯(Medpor)制作的耳支架进行耳再造,这种人工合成材料的缺点是质地过硬,用皮瓣覆盖很容易外露;后来有学者改用颞筋膜瓣包裹后表面植皮的方法,虽然外露的比例降低(但仍然达到 25% 左右),但植皮后色素沉着仍然影响其效果。此外,人工合成材料只有一种固定的外形和大、中、小三种型号,而不同人的耳外形和大小差别很大,用人工合成材料难以模拟健侧耳的外形,致使再造耳与健侧耳外形差别很大。由于上述种种缺点,人工合成材料耳再造的方法一直难以推广。但使用人工合成材料可以避免在胸部切取肋软骨的继发损伤,对于那些没有掌握耳支架雕刻技术的医生来说也可以完成耳再造,因此一直有部分医生采用这些人工合成材料实施耳再造。也曾有医生尝试用异体或异种软骨进行耳再造,但这些材料不论是否采取过措施进行降低抗原性的处理,最终均出现吸收和变形,故也难以推广应用。

到目前为止,全世界绝大多数医生,特别是那些耳再造经验比较丰富的医生仍然主张用自体肋软骨制作耳支架。因为使用肋软骨并发症最低,效果最好,可以因人而异地进行雕刻,且切取肋软骨后对胸部外形影响有限,一般形成一个 6~8cm 的瘢痕,局部略显低平,对局部功能几乎没有影响,不影响任何体力劳动。理论上讲,切取肋软骨的部位失去了肋软骨对深部内脏器官的保护作用,但用锐器在局部造成穿刺损伤的概率毕竟非常低。

如果没有特殊情况,笔者一般切取患耳对侧胸部的肋软骨,因为对侧胸部的肋软骨的天然弧度与再造耳比较接近,容易雕刻。有人顾虑损伤心脏而避免在左侧切取肋软骨,但根据笔者大量的临床实践证明,这种担心是没有必要的,在左侧胸部切取肋软骨同样很安全。取哪些肋软骨取决于每根肋软骨的形状和大小,一般切取 3 根肋软骨(图 4-34)。由于每一个人的肋软骨外形与大小差别很大,一般情况下,先在肋缘上 3~5cm 基本与肋缘平行处切开皮肤和皮下组织,分离牵开腹直肌,暴露肋软骨,上、下、左、右分离,充分暴露肋软骨,观察各肋软骨的大小和形状,根据健侧耳的大小和形状确定拟切取的肋软骨的位置。一般取两根比较粗的肋软骨制作基座(耳甲腔和对耳轮下脚)和主支架(耳舟和对耳轮及其上脚)(图 4-35A、图 4-35B、图 4-35C),取第一浮肋制作耳轮(图 4-35D)。切取肋软骨时是否保留软骨膜,不同的医生有不同的习惯。主张保留软骨膜者认为可以减少穿透胸膜的概率,早期曾认为保留软骨膜可以形成新的软骨,但以后的研究证实,即使保留了软骨膜,切除肋软骨后形成的腔隙并没有发生软骨化,而是由结缔组织充填,故保留软骨膜的这一理由已经不能成立。也有医生为了缩短切取肋软骨的时间,在肋软骨膜表面进行剥离,长期观察发现,是否保留软骨膜并无差异。不论是在骨膜表面还是在深面切取肋软骨,很重要的一点是在剥离过程中不要损伤肋软骨,切开肋软骨表面,特别是浮肋表面,有可能影响肋软骨弯曲成形时的弧度,使其弧度不够自然流畅。切取肋软骨后伤口分层缝合,是否留置负压引流管可根据伤口出血量而定,不是必需的。

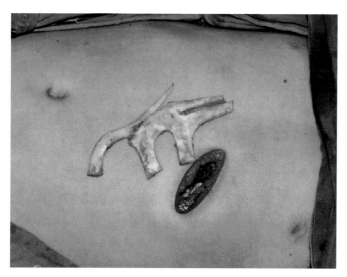

图 4-34　肋软骨的切取

雕刻肋软骨前术者一定要对切取的材料进行仔细研究,因为肋软骨的外形和大小因人而异,耳郭的大小和外形也因人而异,所以难以按照一个固定的模式进行雕刻。另外,雕刻肋软骨如同木刻,下刀之后就难以改变,所以每次下刀之前必须想象出雕刻后的形状是术者所期望的形状。基本的原则是:外形和大小依健侧耳而定,先考虑外轮廓和内轮廓再考虑细节,支架外形要比健侧耳略显夸张,支架要有足够的强度,尽可能模拟健侧耳形成每一个解剖结构。雕刻的顺序是先形成主支架,然后雕刻底座,其后雕刻耳轮和对耳轮,固定在一起时再进行必要的调整。

耳支架的固定材料个人有不同的习惯,有医生用缝线固定,但如果采用有颜色的缝线,一旦扩张皮瓣比较薄时容易在皮肤表面看到缝线的颜色,而白色丝线一般为 3-0,不够结实,故笔者喜

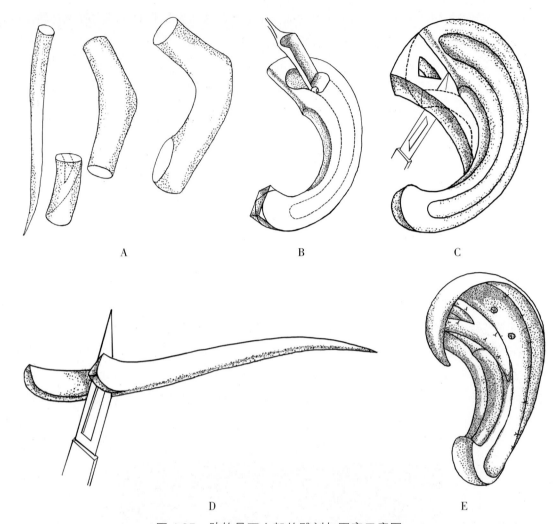

图 4-35　肋软骨耳支架的雕刻与固定示意图

A. 切取的肋软骨　B. 主支架雕刻　C. 底座与三角窝雕刻　D. 用浮肋雕刻耳轮　E. 支架的装配与固定

欢用 0.25mm 的钢丝固定主支架，用 5-0 单股尼龙线固定比较细的软骨结构，也可以采用钛丝固定（图 4-35E）。

　　笔者在雕刻软骨中有以下一些体会：雕刻过程中是否保留软骨膜对后期软骨的成活没有影响；雕刻软骨的厚薄应在能够保持支架形状的前提下越薄越好，但很难薄到和正常耳软骨一样的厚度，因此再造耳总是显得比正常耳厚；雕刻的沟沟槽槽和凹凸处要略显夸张，因为扩张皮瓣再薄，也难以达到正常耳表面皮肤的厚薄，另外在皮瓣与深部软骨黏附过程中可能有血性或血清性渗出，其纤维化后有可能充填软骨凹陷处；雕刻时尽可能保持软骨的完整性，减少拼接，要充分利用肋软骨的天然弧度设计和操作；固定一定要牢靠，因为扩张皮瓣有回缩的特点，没有足够的支撑就有可能发生后期变形（图 4-36）。

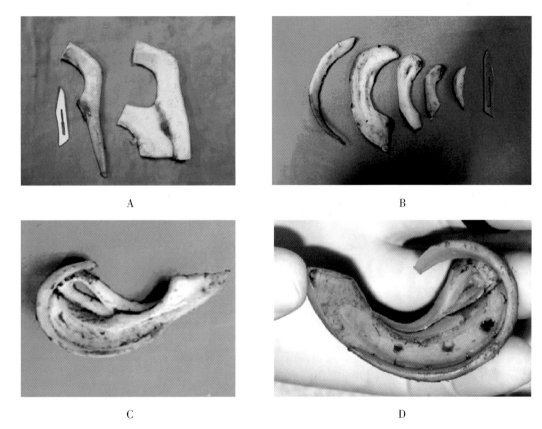

图 4-36 软骨的雕刻
A. 切取的肋软骨 B. 雕刻完成的部件 C、D. 成形的耳支架

4 扩张皮瓣的切口设计与软骨支架的植入 扩张皮瓣的切口设计需要考虑以下因素：首先是切口要少，耳软骨支架表面缝合的伤口越多，软骨越容易外露，早期开展此项技术的许多医生发现软骨外露是导致手术失败最常见的因素；其次是尽可能地缝合伤口后收紧再造耳的颅耳沟，因为笔者在临床实践中发现，如果在缝合伤口后没能收紧颅耳沟，而仅是简单地切开皮肤将支架放入扩张形成的腔隙内，即使术后早期依靠负压吸引可以形成比较好的耳外形，拔除负压引流管之后，颅耳沟也会逐渐变浅，甚至消失。另外，切口设计要考虑到皮瓣转移的需要，有时候扩张器埋置的位置不理想，可以通过转移扩张皮瓣来调节不同方向的皮肤量。

笔者一般选择在扩张器后上方设计一个"V"形切口，形成的三角形皮瓣在需要时可以向上或向下转移，也可以在不需要时将其切除。"V"形切口的具体位置因人而异，可以先根据经验进行初步设计，然后抽出扩张囊内液体，撮捏局部扩张皮肤，根据形成的皮囊位置调节切口位置，皮囊的位置应该与拟再造耳的位置一致。调整切口后可以切开皮肤，取出扩张器(图 4-37)。

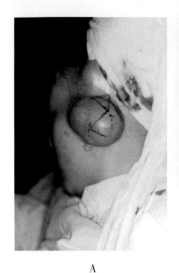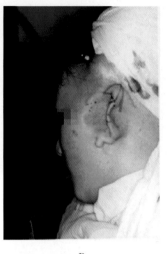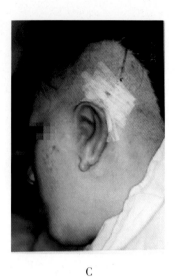

A   B   C

图 4-37　扩张皮瓣的切口设计与支架植入、固定、包扎
A. 扩张皮瓣切口设计　B. 抽出液体,形成皮囊　C. 支架植入,再造耳郭

　　取出扩张器后需要进一步进行剥离,首先需要观察扩张皮肤的厚度,如果厚薄合适或偏薄,则保留纤维包膜,如果过厚,则需要剥离去除纤维包膜,可以在某些部位(如再造耳前的皮肤或比较厚的部位)去除纤维包膜,也可以在某些部位保留纤维包膜(如皮肤比较薄的部位和用于覆盖耳后区的皮肤)。为了防止在剥离过程中穿透表面的皮肤,剥离部位可以用小针头注射局麻药或生理盐水使其肿胀,并在纤维包膜与正常组织间的疏松平面形成水剥离的效果,然后用远端钝圆的小剪刀仔细地钝性剥离,术者的另一只手始终在皮肤表面触摸,控制剥离的深度,防止穿透皮肤。

　　处理完纤维包膜之后需要处理残耳软骨,一般主张剥离去除除耳屏和外耳道之外的所有残留耳软骨,如果保留这些软骨,将影响再造耳的外形。剥离软骨时同样采用肿胀技术,但宜采用手术刀在软骨表面锐性剥离,如用剪刀钝性剥离则很容易穿透软骨表面皮肤。

　　处理完软骨后对扩张形成的腔隙进行仔细检查,常常会发现某些位置扩张不够,如耳轮脚或耳垂等部位,必要时对这些部位进行进一步剥离,以形成一个大小和位置合适的可以容纳耳支架的腔隙。

　　最后需要对剥离形成的创面进行仔细止血。由于支架植入后的支撑作用,组织往往贴附不好,容易形成血肿,因此充分止血非常必要。对于皮瓣上的出血点,最好采用结扎止血,避免用电凝止血。

　　皮肤处理完毕后即可将支架植入腔隙内,此时要仔细观察健侧耳作为参考,尽可能地使再造耳支架的大小、前后、上下位置、凸度、角度接近健侧。位置的确定只是在腔隙内移动即可,角度和凸度的确定则需要调节耳软骨支架,增加或去除软骨块。完成上述调整之后即可抽吸形成负压进行固定,一般并不需要对支架缝合固定。

　　确定好支架位置后,如果皮瓣组织过剩,可以修剪去除多余的皮瓣;如果耳上部皮肤量不足,可以将三角形皮瓣向上旋转行"Z"形插入;如果耳后皮肤不足,则向后旋转行"Z"形插入;如果皮肤足够,可以将三角形皮瓣切除,并在耳后区再切除一块三角形皮肤,使最终切除的皮肤外形类似于菱形,然后分层缝合,关闭伤口。为了防止软骨支架从切口外露,切口一侧可以保留一部分皮下组织,将其重叠放置于伤口另一侧皮肤的下面。

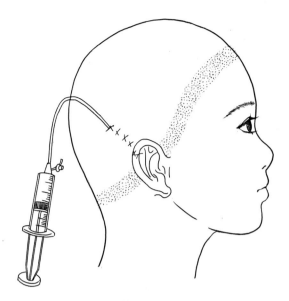

图 4-38 负压引流管的放置

术后除切口表面用无菌胶布覆盖外,再造耳表面并不需要任何敷料覆盖,耳外形的维持和固定主要依靠负压(图 4-38),因此维持负压通畅与有效非常重要。如果术中放置的负压管不够通畅,可以在耳前再用细头皮针穿刺,增加一个引流管。引流管内必须保持持续的负压,负压引流管一般保留 5～7 天后再拔除。耳后和头皮无张力的缝线可以在术后 1 周拆除,但颅耳沟内的缝线一般需要维持到术后 12 天左右拆除,以防因张力过大,伤口裂开和软骨外露。术后需全身应用广谱抗生素,一般使用 3 天左右。

5 再造耳的进一步修整 耳再造二期手术后,一般最少需要等待 3 个月左右的时间,使再造耳肿胀消退,表面皮瓣与深部软骨粘连牢靠后再实施第三期手术。过早进行第三期手术可能会影响手术效果,而间隔时间长一点并没有问题。

三期手术术式主要取决于患者耳畸形的状况,对于具有耳甲腔、外耳道、耳屏和耳垂的患者,只进行耳垂转位即可,但如果缺乏上述结构,则需要进行再造。

先天性小耳畸形患者的耳垂下端一般位置正常,而上端的位置一般偏前,三期手术时采用"Z"字成形的方法,将残耳耳垂上端向后移位与再造耳衔接,在拼接的过程中可以比较再造耳与健侧耳的大小和外形,必要时进行调整。多数情况下二期手术时再造的耳郭偏大,以利三期手术时进行调整。调整的方法主要是去除再造耳下端的多余软骨,尽可能保留耳垂的软组织,女性患者更要注意这一点,因为将来患者有可能戴耳环。

耳屏成形一般采用局部皮瓣折叠。如果健侧耳屏比较大,也可以利用修整再造耳软骨支架时去除的肋软骨再造。

耳甲腔如果偏小或偏浅,可以去除部分残留的软组织,局部全厚植皮。现在一般认为外耳道成形对于患者听力改善有限,所以,对于单侧小耳畸形的患者,多数医生不主张采用乳突区开洞植皮再造外耳道,而是在局部软组织上形成一个盲洞,局部植全厚或中厚皮,更多的是解决外观问题而非功能问题(图 4-39～图 4-43)。

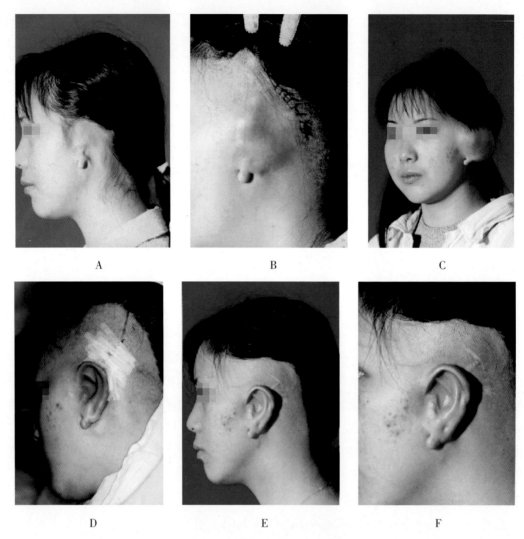

A　　　　　　　　　B　　　　　　　　　C

D　　　　　　　　　E　　　　　　　　　F

图 4-39　耳再造全过程(无外耳道)
A、B. 术前　C. 扩张器置入　D. 支架植入,捏塑成形　E、F. 术后

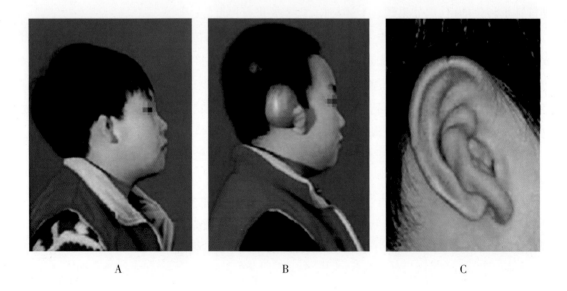

A　　　　　　　　　B　　　　　　　　　C

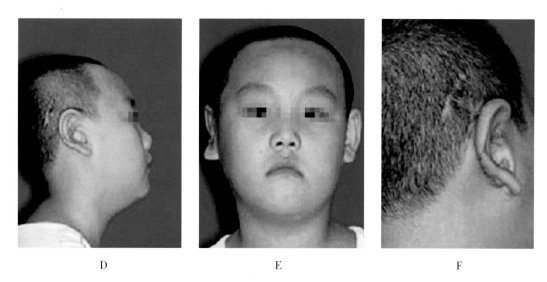

D   E   F

图 4-40 耳再造全过程(有残留外耳道)
A. 术前 B. 扩张器置入 C. 抽出液体,支架植入,捏塑成形,原耳郭残留 D~F. 手术去除原耳郭,保留外耳道

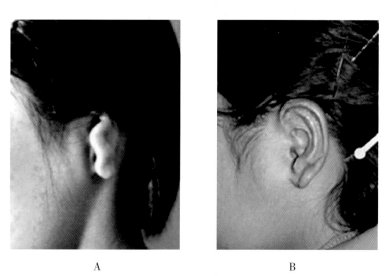

A   B

图 4-41 耳再造术前术后比较(术后 4 年)
A. 术前 B. 术后

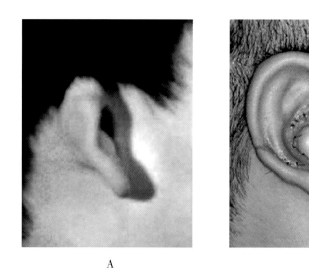

A   B

图 4-42 耳再造术前术后比较
A. 术前 B. 术后

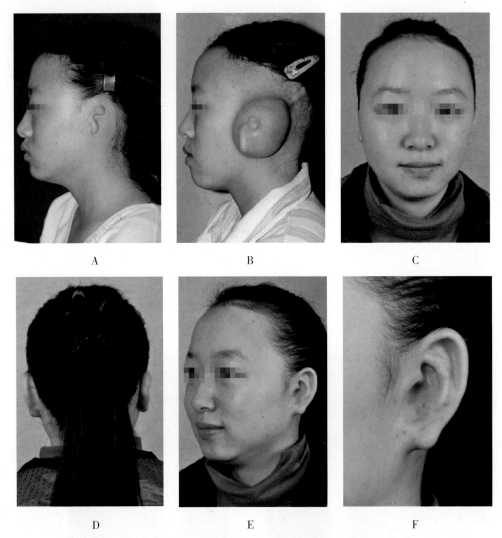

图 4-43　耳再造全过程和术后 1 年随访
A. 术前　B. 扩张器置入　C～F. 术后 1 年随访

（三）并发症及处理

利用皮肤软组织扩张技术进行耳再造需要 3 次手术,疗程比较长,在治疗期间任何环节出现问题均有可能影响治疗效果,严重者甚至使整个手术失败,而如果出现手术失败;由于局部再造耳的条件被破坏,有可能将来无法进行耳再造,对患者来说代价很大,因此,并发症的预防与处理十分重要。实际上,并发症的处理贯穿整个耳再造的全过程。

扩张器置入时的并发症与其他部位扩张器置入相似,但耳区埋置扩张器比较突出的并发症是扩张器外露,其原因包括埋置位置过浅、血肿、感染和注液过快过多。预防的关键是扩张器埋置的位置不能太浅,埋置时宁深勿浅。扩张器埋置的位置不能太低,乳突区皮肤比较薄,容易外露,而乳突区往往位置比较低,过分扩张并无必要。注液也宁可慢一些而不要太快,否则很容易压迫表面皮肤,影响血液循环而使皮肤坏死。扩张后期扩张器表面皮肤越来越薄,锐器接触和摩擦、压迫、冻伤等因素均有可能造成皮肤破溃,而一旦破溃,则很难再继续进行扩张,因此需要嘱咐患者与家属要小心保护扩张区皮肤,免于损伤。

二期手术耳再造的并发症包括血肿、软骨支架外露、感染等。如果术者精心设计、精心操作,其发生率可以很低,但如果设计不够周详,操作过于粗暴,出现问题不能及时发现和处理,则有可能影响手术效果,严重的可能使手术完全失败。血肿是二期手术最常见的并发症,多数情况下会有一定量的渗血。如果负压引流通畅,并能保持持续负压,渗血一般会在2~3天内停止,有时负压引流不够充分,会在耳前区形成小的积血,可以用小号头皮针在耳前穿刺引流,并形成第二个引流管,绝大多数情况下问题可以得到解决。最严重的是大的血管断端处理不牢靠,有可能在很短的时间内形成血肿,临床表现为局部肿胀明显,耳郭轮廓消失,可以触到搏动感。遇到这种情况,唯一有效的处理方法是再进手术室打开伤口止血。软骨支架外露多数情况下是切口愈合不良所致,也有可能是压迫、感染等原因造成表面皮肤坏死。如果有外露迹象,处理得越早越好。如果能够局部清创缝合最好,不能直接缝合的必须在周围转移局部皮瓣或筋膜瓣覆盖创面。如果不能及时有效地闭合伤口,则有可能使软骨支架外露的范围越来越大,处理起来更为棘手。感染是另外一个比较难处理的并发症,由于扩张皮瓣血运较差(特别是剥离去除纤维包膜之后)、同时有软骨移植、一定程度的死腔存在等易发生感染的因素存在,故操作中应严格按照无菌操作的原则实施手术。术后预防感染十分重要,一旦发生感染,处理得越早越好,及时更换敏感有效的抗生素,必要时局部进行抗生素的缓慢滴注和充分的引流是控制感染最有效的方法。

后期可能出现的并发症也主要是软骨的感染、外露,随着时间的推移,软骨周围的软组织与软骨彻底愈合,粘连牢靠,软骨周围建立了正常的血液供应,此时如果发生软骨支架感染、外露等并发症,处理起来相对比较容易,处理方法与早期处理感染和外露基本相似。

七、Medpor全耳再造法

Medpor是一种医用多孔高密度线状聚乙烯生物材料,20世纪40年代起就已被用于人体植入。实验和临床研究表明该材料无毒性,组织相容性好,植入人体后血管和组织可以长入;材料强韧,加热易于塑形,可切削。成品Medpor耳支架容易经修整焊接后适合不同大小和形态的需求,立体感强,富有强韧性,应用方便,可免除患者切取自体软骨之痛苦。其主要缺点是材料质地偏硬,再造耳郭缺乏柔韧可屈曲的生理特性。但据笔者随访,应用Medpor支架再造耳郭术后可以耐受一定的压力,患者无须强制睡姿,不致造成其生活的不便。

(一)临床适应证

耳郭缺损的原因有先天性畸形,外伤、烧伤或肿瘤切除后缺损,感染后缺损畸形等。临床上最为常见的是先天性小耳畸形。

1 手术适应证

(1)局部条件较差:如肿瘤切除或严重烧伤后,局部组织严重不足,耳下部缺如,自体肋软骨再造术失败的补救等。

(2)畸形或病变:胸廓畸形或病变,不适合取自体肋软骨。

(3)患者及家属意愿:患者及家属要求使用支架再造。

(4)身体素质:全身状况及年龄因素。

2 颞浅筋膜蒂耳后扩张皮瓣全耳再造术的适应证 可用于小耳畸形及耳郭缺损患者的全耳再造,尤其适用于下列情况:发际较低、耳后无毛发的皮肤较窄者;耳郭上部发育较好的小耳畸形者;耳郭中下部缺损者;在拟应用扩张器方法行全耳再造时,由于种种原因引起扩张器位置明显下移者(如扩张器置入手术时,分离的腔隙位置偏低,或者注水后由于重力关系导致扩张囊下沉等)。

3 Medpor支架耳再造方法的优缺点 Medpor作为耳郭支架材料,其优点主要体现在:①组织相容性好,基本无排斥反应;②Medpor由线性多孔高密度聚乙烯材料制成,其空隙容积占材料的50%以上,术后活体组织长入材料空隙内,与周围组织紧密结合,术后位置稳定,表面无阴影;③耳郭支架可预制,轮廓清晰,外形逼真,立体感强,三角窝、舟状窝等细微结构体现明显;④手术周期短,痛苦小,可一期完成,手术年龄最小可到 4 岁。它的不足是:技术要求较高,颞浅筋膜的解剖分离对血管网要求保留完整。

（二）手术方法

1 Medpor 耳支架的雕刻制作　Medpor 耳支架包括"Y"形耳基和"C"形耳轮两部分。从健侧耳郭取模后,按照模片切削修整支架的两部分,使两个部件组装后,在成人其大小略比健侧耳郭小 3～5mm,在儿童可参考其父母正常的耳郭比照健侧耳郭作适当放大。将 Medpor 支架的"C"形耳轮部分与"Y"形耳基部分焊接在一起,构成再造耳郭的支架备用。

Medpor 耳支架由包括对耳轮、耳甲腔后壁、耳垂的耳基部分和耳轮两部分构成。该支架乃美国公司依据欧美人的耳郭特点制成,与中国人的耳郭结构的不同之处是支架的三角窝偏宽大,且缺乏向前下方的弯曲弧度,舟状窝及耳甲腔后壁高度偏小等。因此,临床应用时需依照健侧耳郭的胶片模型做相应的雕刻塑形,具体步骤为:①对照健侧耳郭胶片模型调整耳轮上端的弯曲度,使再造耳的轮廓大小与健侧耳相称;②修薄耳基部分的对耳轮上脚,使再造的舟状窝易于显现;③沸水浸泡支架 2 分钟后,用手指捏弯支架的对耳轮上下脚,使三角窝变小且向前下方弯曲;④视患侧乳突区组织凸起程度,适当加深耳甲腔后壁高度,调整好颅耳角;⑤根据残耳大小,修整耳支架下半部,使之与再造耳垂衔接良好。Medpor 材料相互之间以缝合或焊接形式相连接。

2 切取筋膜瓣　在颞顶部切口线及取筋膜瓣区皮下注射含 1:200000 肾上腺素的生理盐水溶液。沿切口线顺毛囊方向切开头皮至毛囊下,在颞浅筋膜浅层锐性分离,掀起头皮瓣,分离范围为 11cm×11cm。用电刀在颞浅筋膜和颅骨骨膜浅层分离,切取包含颞浅血管在内的颞浅筋膜-帽状筋膜瓣,大小为 10cm×10cm。筋膜瓣及供区仔细止血,缝合头皮切口,头皮瓣下置负压引流管。

3 残耳处理　斜形切开残耳垂,形成蒂在下的窄蒂耳垂组织瓣,并将其剖开呈袋状。按设计做皮肤切口,皮下锐性分离,向耳前掀起蒂在前的薄形皮瓣。剔除残存耳软骨,加深耳甲腔。

4 Medpor 耳支架的定位和固定　一侧全耳再造者,再造耳支架的定位主要根据健侧耳郭的高低,同时结合患侧耳甲腔及残耳的位置确定。双侧均需全耳再造者,则可按平行四边形法定位。耳支架被正确定位后,以 4-0 丝线分两点将之固定于乳突区深筋膜或骨膜上,注意适当调整颅耳角。

5 Medpor 耳支架的覆盖　支架构成后,分别采用下列 3 种方法覆盖:①耳前方为蒂的耳后皮瓣及其下方耳后筋膜瓣包裹支架;②以耳上方颞部为蒂的耳后筋膜皮瓣向前上方旋转覆盖支架;③颞浅筋膜瓣翻转包裹支架,筋膜表面植皮。组织覆盖后,持续负压吸引,以使软组织紧贴于支架表面,形成凸凹分明的耳郭细微结构。

6 耳郭成形　将预制的 Medpor 耳支架的耳基部分用 4-0 号丝线缝合固定于乳突区深筋膜,注意使安放位置、颅耳角与健侧对称。将颞筋膜瓣翻转 180°覆盖耳支架,筋膜瓣切缘与创面缝合,使筋膜瓣包裹整个支架。筋膜瓣下置放负压引流管,在耳后下方皮肤戳孔,引流管经皮下导出并作缝线固定。将引流管接负压后,耳郭的外形结构及凹凸轮廓立即显现。如有漏气,耳郭外形则不能出现,需在漏气处再行筋膜瓣与创面的缝合,直至不存在漏气。将支架耳垂部分插入剖开的残耳垂袋中,切取足够大小的中厚或全厚皮片,贴附于筋膜瓣上并作缝合。皮片外用敷料加压打包固定,注意打包的压力不宜过大,只要达到皮片与筋膜瓣组织贴合并稍有压力即可。

7 耳后乳突区皮肤扩张法耳郭再造术　手术分两期完成。第一期于耳后乳突区皮下置入 50ml 皮肤扩张器,术后定期注水扩张至预期的容量。3～5 个月后第二期手术取出扩张器,将预制的 Medpor 支架就位后用缝线固定于深筋膜。注意使再造耳郭的高低、耳郭至眼外眦与鼻翼的距离和健侧一致,并有对称的颅耳角。用经扩张的皮瓣包裹支架,如果扩张皮瓣不能完全包裹整个支架,可从耳后乳突区再掀起一筋膜瓣并在其上移植皮片予以补充覆盖。在支架与包裹的皮瓣间置入引流管,术后持续负压吸引。

8 颞筋膜瓣包裹支架并皮片移植法耳郭再造术 患侧颞顶部标示切口, 在切口及切取筋膜瓣范围内皮下注射含 1:200000 肾上腺素的生理盐水溶液。按设计切口切开皮肤至毛囊下,在颞筋膜浅层平面掀起头皮瓣。注意分离层次必须正确,既不能过浅损伤毛囊,又不能过深损伤颞筋膜浅层的血管。分离范围约为 11cm×11cm,切取以颞浅动、静脉为轴线的筋膜瓣,大小约为 10cm×10cm。仔细止血后缝合切口,头皮瓣下置引流管。残耳下部作斜形切开,使形成一窄蒂组织瓣以供形成耳垂。剔除残存耳软骨,加深耳甲腔。将预制的支架就位缝合固定于深筋膜,使再造耳郭的高低、耳郭至眼外眦与鼻翼的距离和健侧一致,并有对称的颅耳角。把切取的颞筋膜瓣翻转包裹 Medpor 支架并缝合,两者之间置引流管接负压吸引,即可显现再造耳郭的形态。剖开残耳垂组织瓣,将支架的耳垂部分插入其中。筋膜瓣上移植中厚皮片,以缝线打包法加压敷料包扎予以固定。

(三)围术期的处理

1 术前处理 术前首先要对患者及家属的期望值及全身情况进行评估,了解患者及其家属的期望是否合理。术前用 X 线胶片从健侧取耳模型,按所取模型在患侧做出标示,使再造耳郭的大小、位置的高低、耳轮上脚至眼外眦的距离、耳垂至鼻翼的距离与健侧大致对称。术前应仔细检查颞浅动脉搏动情况,如遇有颞浅血管损伤及颞浅动脉搏动较弱者则应谨慎。可用多普勒血流检测仪在患侧颞顶部绘出颞浅动脉的走行并作定位标记,以颞浅血管为轴,设计并绘出切口线。

2 术后处理 术后主要应注意包扎压力适当、引流充分、固定确实、保护术区、预防感染。术区敷料包扎压力适中,注意避免皮瓣蒂部受压过度,以免造成静脉回流障碍。术区头皮可持续负压吸引,压力适中,以刚好能吸出渗液为宜。术后要加强抗感染治疗,一般静脉用抗生素 5 天,术后 3 天拔除头皮负压引流管,5 天拔除耳区负压引流管。创面敷料包扎 10 天左右,术后 10 天打开包扎并拆线。

(四)常见并发症的预防及处理

1 再造耳郭并发症

(1)再造耳形态不佳:主要原因为雕刻的支架过于粗糙;覆盖组织过多,使再造耳臃肿;与原耳垂衔接不自然;未行良好塑形。预防措施:在雕刻支架时尽量形成明显的耳郭结构,使有立体感;最好用扩张的局部皮瓣或筋膜瓣加植皮来覆盖;术后良好塑形,固定于正确位置。负压吸引是简便有效的塑形辅助措施,对形态不满意者可在半年后修整。

(2)再造耳颅耳角过大或过小:原因为耳支架在雕刻时未形成正常的颅耳角;支架固定时未形成正常的颅耳角,或术后变形、移位使颅耳角改变;皮瓣或筋膜瓣过紧,不能形成正常的颅耳角;术后未良好塑形;术后筋膜、皮片或皮瓣挛缩;耳支架吸收变形。防治:应形成一个与健侧颅耳角角度相近的立体耳支架;注意耳支架与颅侧壁固定后能形成正常的颅耳角;皮瓣或筋膜瓣应有足够的大小;选用较厚的断层皮片或全厚皮片移植;雕刻软骨时,易变形部位应整块雕刻;使用稳定、不易变形的支架材料。

(3)再造耳颅耳沟过浅或消失:原因为皮瓣或筋膜瓣过紧而不能形成颅耳沟;因担心蒂部受压影响血供,未能局部压迫塑形。防治:形成足够大小的皮瓣或筋膜瓣;颞浅筋膜瓣蒂部应在耳高点以下,翻转后保持蒂部松弛;设计舌形瓣或三角瓣插入颅耳沟;术后良好塑形。

(4)再造耳异位畸形:原因为术前未准确定位;术中因组织移位致标记线位置相对改变;术中固定不可靠,术后移位;标记线因手术操作而消失;术中健侧耳暴露差,对比困难。防治:术前仔细设计,准确定位;术中不受设计线移位的影响,并与健侧耳对比,准确定位后固定;进行不在一条直线上的三点固定;对于残耳位置不当者应进行移位;再造耳位置偏差较大者,可于半年后修整。

（5）耳支架材料导致的并发症：包括支架吸收、支架变形、排异反应等。防治：就肋软骨支架而言，尽量使用自体肋软骨支架；雕刻肋软骨时应尽量顺其自然弧度，厚度适中；Medpor 支架理化性质较稳定，可避免支架变形；发生排异反应时应及时取出耳支架。

（6）再造耳色素沉着：原因为游离皮片移植，色素沉着；皮瓣血运不佳，二期愈合后色素沉着；移植的皮肤本身颜色较深，与面部颜色相差较大。防治：游离植皮时选用较厚的中厚皮片或全厚皮片；尽量选择邻近区域作为供皮区，用皮瓣覆盖，愈合后颜色变化较小；确保植皮或皮瓣的一期愈合；术后避免强阳光直接照射；避免局部使用类固醇激素；早期的色素沉着不必急于治疗，部分病例随着时间的推移可有所好转。

（7）再造耳毛发残留：原因系耳后无发区面积过小；扩张器位置不当，头皮的扩张多于无发区皮肤的扩张。防治：对于耳后无发区面积过小者宜采用颞蒂耳后皮瓣或筋膜瓣覆盖表面植皮耳再造术；埋置扩张器时，应以耳后无发区为中心，尽量扩张无发区皮肤；毛发残留者，后期可行毛囊电解、激光脱毛或手术去除毛囊，但效果较差。

（8）皮瓣或皮片坏死：原因为皮瓣长宽比例不当，或转移后张力大；损伤皮瓣供养血管或术后皮瓣蒂部扭转；筋膜瓣血运不良或坏死；术后皮片固定不佳；血肿形成。防治：遵守皮瓣设计原则，保证皮瓣良好血供；确保筋膜瓣的良好血供；彻底止血，良好固定，避免血肿形成；皮瓣或皮片表层坏死时，应保留泡皮，避免干燥；全层坏死时，应及时清创，皮瓣转移或游离植皮覆盖创面。

（9）筋膜瓣坏死：原因为血管解剖变异；术中损伤血管；设计不当，缝合后筋膜瓣过紧；包扎固定不当，压迫筋膜瓣或血管蒂；血肿形成。防治：术前仔细探测筋膜瓣轴心血管走向；操作仔细，避免损伤主要血管；筋膜瓣要足够大，防止缝合后筋膜瓣过紧；包扎固定适中，避免血管蒂部受压；彻底止血，充分引流，防止血肿形成；筋膜瓣坏死，皮片往往不能成活，应及时处理。

（10）支架外露：早期主要与皮瓣、筋膜瓣、皮片坏死或感染有关；晚期主要与外伤、持久性压迫、筋膜瓣或皮片收缩、支架组织相容性不良或排异有关。防治：保证筋膜瓣或皮瓣血供，防止坏死；防止血肿形成，避免感染；避免筋膜瓣或皮瓣、皮片过紧；注意保护再造耳，避免外伤或长时间受压；选择组织相容性良好的耳支架；耳支架部分外露者可进行修补。

笔者认为，Medpor 支架行耳郭再造的主要并发症是支架外露。分析支架外露的发生原因主要为：①扩张皮瓣的远端血供不良，致部分组织坏死；②移植皮片未成活，系因皮片下形成血肿，或皮片下筋膜瓣血供不佳所致；③扩张皮肤后期收缩。预防措施：一是要确保供作支架包裹组织的扩张皮瓣有良好的血运。术中如发现皮瓣远端供血不良，应将其活力可疑的部分予以修剪。二是要确保移植的皮片成活。颞筋膜瓣由于包含颞浅动、静脉，是血供充沛的组织瓣。术中仔细止血，术后负压吸引和适当的打包加压，可使皮片、筋膜瓣与支架密切贴合，也有利于防止血肿形成。但是，打包加压的压力务必适当，切不可过大。因为支架材料质地较硬，如果打包压力过大，可使皮片与支架之间的筋膜组织过度受压而缺血，其最终结果是导致筋膜瓣和皮片的坏死，支架外露。Medpor 支架一旦外露，除非创面很小可以自行愈合，较大创面一般都需采用局部皮瓣转移或局部筋膜瓣转移并皮片移植才能得到修复。根据笔者经验，应用皮肤扩张法者，支架外露的发生率较高，但再造耳的皮肤色泽较好；应用颞筋膜瓣包被支架并皮片移植者，支架外露的发生率较低，但再造耳的皮肤色泽较差。临床上两种方法都可选择应用，笔者推崇颞筋膜瓣包被支架并皮片移植耳再造的方法。

2 其他与手术有关的并发症

（1）毛发脱落：主要是切口边缘或头皮瓣区域毛发脱落。原因为切取筋膜瓣时过浅，损伤毛囊；皮瓣边缘血供不良，毛囊缺血坏死；包扎过紧，压迫所致。防治：注意剥离层次，避免损伤毛囊；注意头皮瓣的设计，避免尖端过尖；包扎松紧适中；毛发脱落范围较大者，可进行后期整形。

（2）头皮瓣部分坏死：原因为切取筋膜瓣时剥离层次过浅；皮瓣的设计不合理，尖端过尖；术后血肿形成，感染；术后过度压迫。防治：注意分离不要过浅；合理设计皮瓣；彻底止血，防止血肿形成，避免感染；适度加压包扎。

（3）皮下出血或血肿形成：原因为术中止血不彻底；术后引流不畅；凝血功能障碍。防治：术中注意止血；保持术后引流通畅；应用止血药物；出血不止、血肿较大者，应及时探查。

（4）感染：原因为无菌操作不严格；血肿形成；筋膜瓣坏死。防治：严格进行无菌操作，避免血肿形成；术后预防性应用抗生素；发生严重感染时应及时引流。

（5）面神经损伤：原因为切取颞浅筋膜瓣时，损伤面神经颞支或主干。防治：认真设计，精细操作。

（6）病理性瘢痕形成：主要是耳部、切口或供皮区瘢痕增生，尤其是伴有感染、愈合不良或瘢痕体质者。防治措施与增生性瘢痕的防治措施相同。

（五）典型病例

1 病例一　患者，女性，Medpor 全耳再造的手术过程及 Medpor 耳支架雕刻(图 4-44)。

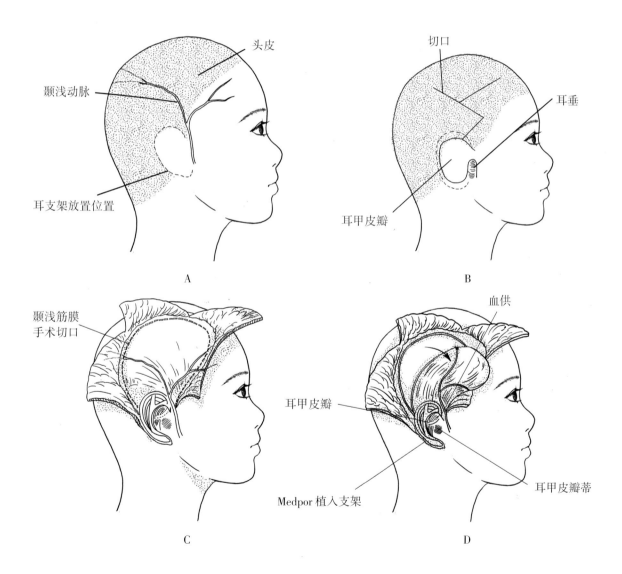

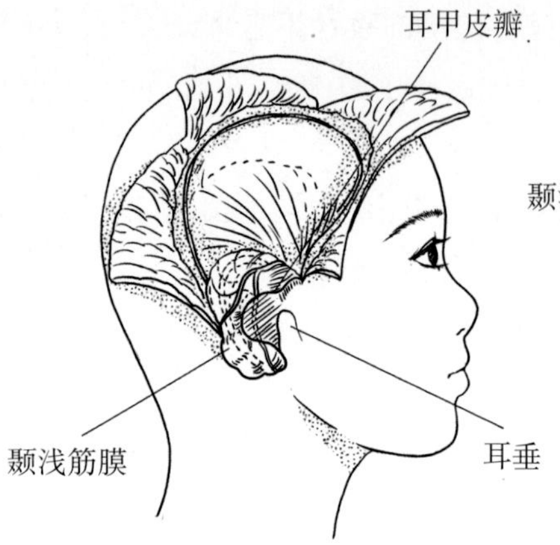
耳甲皮瓣
颞浅筋膜
耳垂

E

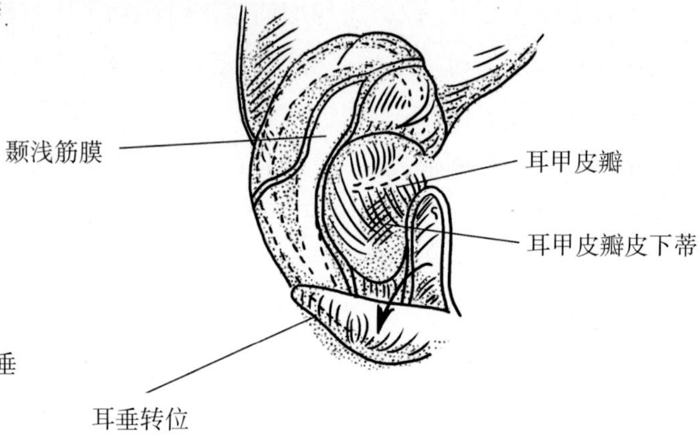
颞浅筋膜
耳甲皮瓣
耳甲皮瓣皮下蒂
耳垂转位

F

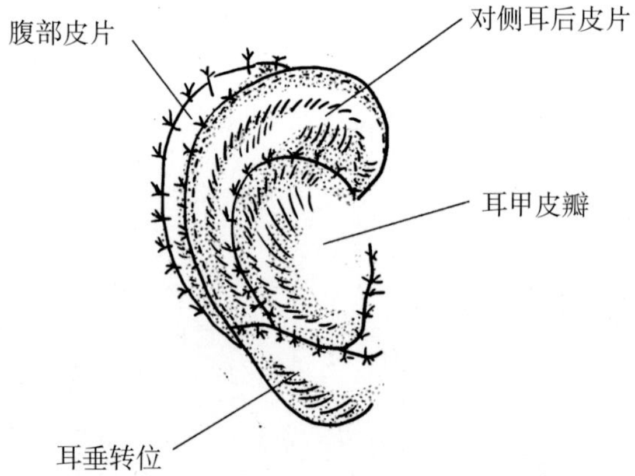
腹部皮片
对侧耳后皮片
耳甲皮瓣
耳垂转位

G

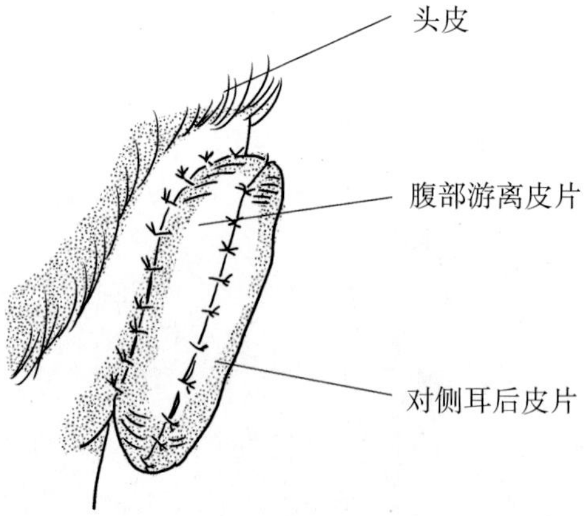
头皮
腹部游离皮片
对侧耳后皮片

H

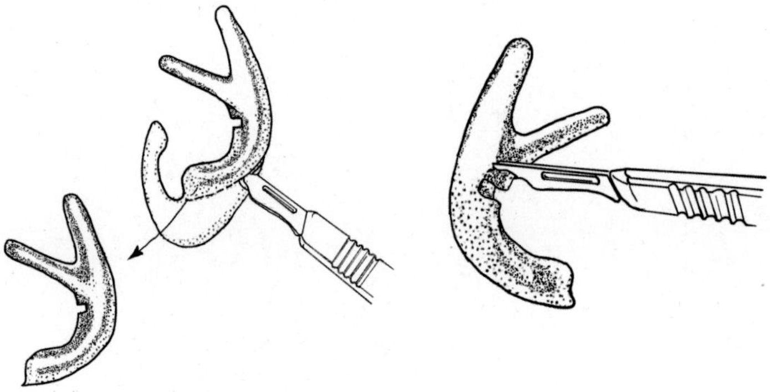

I

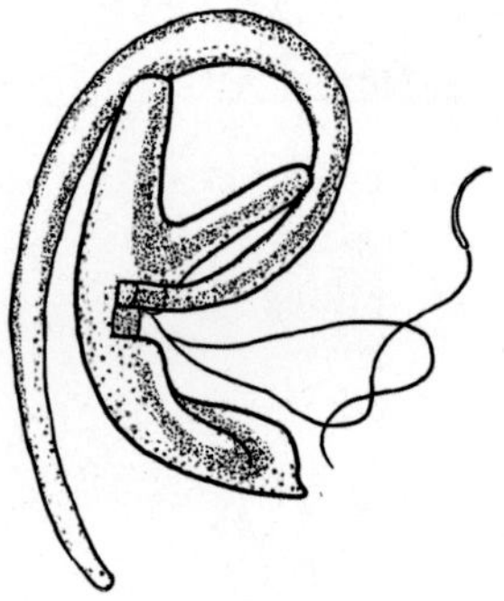

J

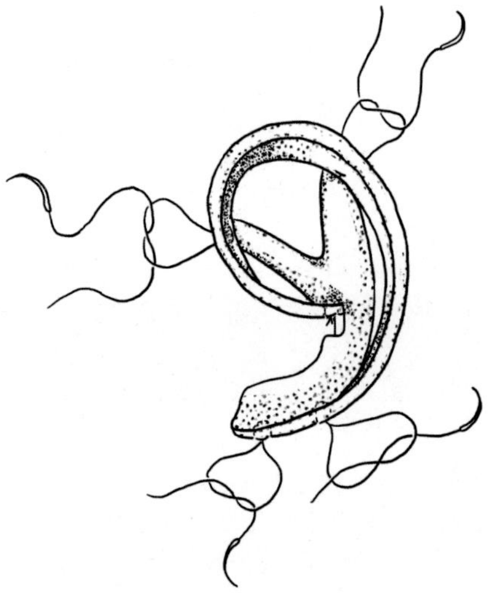

K

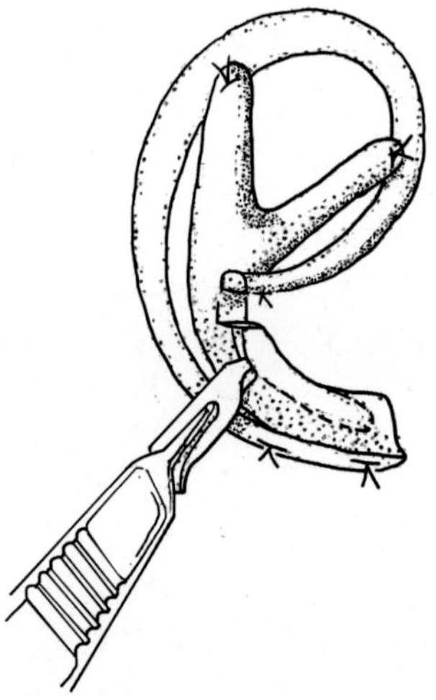

L

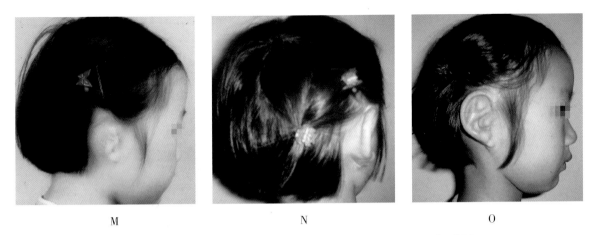

M   N   O

图 4-44　Medpor 全耳再造的手术过程及 Medpor 耳支架雕刻

A. 局部主要血管分布图　B. 切口设计　C. 颞浅筋膜的切口　D～H. 皮瓣置入　I～L. 耳支架的组装　M～O. 术后

2 病例二　男性,手术采用颞筋膜瓣包裹 Medpor 支架＋植皮全耳再造(图 4-45)。

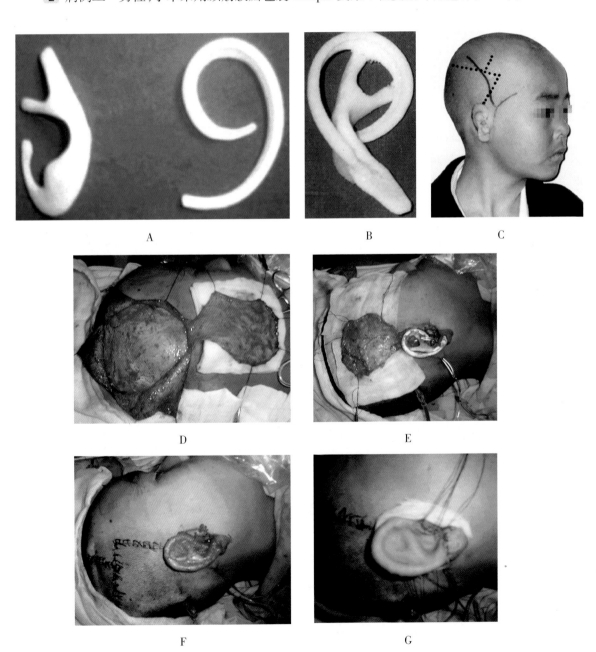

A   B   C

D   E

F   G

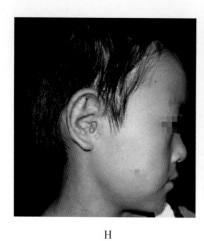
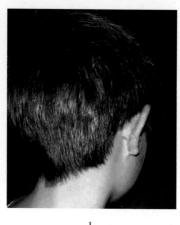
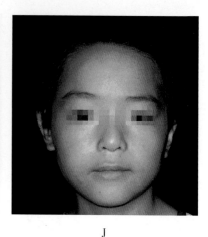

H   I   J

图 4-45　颞筋膜瓣包裹 Medpor 支架＋植皮全耳再造

A. Medpor 支架：耳基和耳轮两部分　B. 组装后的耳支架　C. 切口设计（虚线为切口线）　D. 切取颞筋膜瓣
E. 支架植入固定，置负压引流管　F. 颞筋膜瓣包裹支架　G. 颞筋膜瓣上移植皮片　H～J. 术后

八、耳种植技术在颅颌面整形外科中的应用

（一）现代耳骨内种植学定义及生物学基础

现代颅颌面外科耳种植学是应用符合解剖学原则及力学原理的赝复体，利用骨内种植体的良好固位，进行耳缺损修复重建技术，其特征是以恢复功能与形态为目的的一门新兴医学工程。

耳种植的生物学基础是骨内种植，特征是具备足够的强度和长期稳定性，包括义耳，甚至应用于耳助听器固位。骨内种植研究开始于 19 世纪，种植材料与种类繁多，如金、银、瓷、象牙、贝壳。20 世纪中期，瑞典 Branemark 发现金属钛制成的套筒与兔子胫骨结合异常牢固的现象后，经 10 余年的研究，证实了金属钛具有良好的生物相容性，能与骨组织形成紧密、牢固的结合。种植体植入骨内后，需要 3～6 个月的愈合期，修复后的护理十分重要，直接影响到种植治疗的成败（图 4-46）。

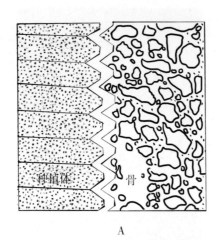
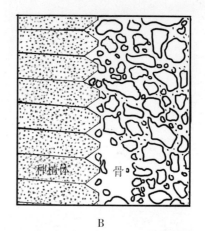

A   B

图 4-46　种植体与骨结合形式

A. 界面软组织　B. 界面骨结合

以骨内种植为固位的赝复体与传统赝复体有本质区别。例如，传统眼镜框架式固位赝复体通过皮肤负压吸合、黏合剂黏合、软硬组织倒凹等方法进行塑形固位来完成（图 4-47）。不少患者因缺乏上述固位条件而成为临床上的困难病例。尽管采用的补救方法有从力学及解剖因素方面考虑的眼镜式、眼镜框架式固位体或应用各种黏合剂等，但其功能、外形及固位效果均不甚理想。随着新

型材料、生物力学以及细胞、分子水平的基础与临床研究的推动,种植系统的研制开发和临床研究,颅颌面重建的概念发生了巨大变化,临床上的困难病例通过种植系统牢固固位,能够得以实现功能与形态修复,使得种植技术在颅颌面整形外科中得以迅速发展。

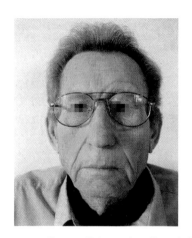

图 4-47　传统眼镜框架式固位赝复体

（二）适应证

耳种植技术适用于各类耳缺损、畸形的形态与功能恢复。临床上包括先天性因素、发育性因素,以及手术性、外伤性或感染性等后天性因素所致的外耳缺损、缺如畸形者。

目前,尽管许多耳缺损、畸形可以单独应用整形外科耳再造方法进行修复重建,但在某些情况下,如缺损范围较大而复杂、创面以瘢痕覆盖,应用上述方法仍难以达到良好的修复效果。临床上因体弱不能承受较大或多次手术者,缺损区放射治疗后或既往生物组织修复重建失败者,或患者对手术有恐惧心理者,均可采用种植赝复体重建修复。

（三）种植体分类

1 根状种植体　即埋入骨内的种植体形状像牙根,又可分为螺旋形、圆柱形、柱-螺中空复合形种植体(图 4-48)。

（1）螺旋形种植体(screw implant):是目前临床上最常用的一种种植体,其形状酷似螺丝钉。利用螺旋原理,可在术中方便地借助扭力手机将其旋入就位。相应的种植窝骨壁上应预先用攻丝钻制备好适应的内螺纹。其特点如下:

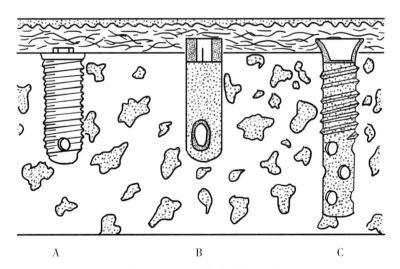

图 4-48　不同的根状种植体
A. 螺旋形种植体　B. 钛等离子体喷涂圆柱形种植体　C. 钛等离子喷涂柱-螺中空复合形种植体

1）对骨组织的机械损伤小，且就位后种植体与骨的接触面积大，固位力强。

2）发生感染等某些并发症需将种植体取出时，利用反向旋转方式很容易旋出。

3）种植系统包括 Branemark 种植系统、ITI 系统、Screw-Vent 系统。目前耳种植系统多常用 Straumann 口外种植系统。全部或大部分采用的是螺旋形种植体，只是在种植体的一段式或二段式设计方面有所侧重和区别。

4）用于口腔以外颅颌面骨内种植的植入体形态与口腔内的植入体有所不同。虽然都是螺旋形，但该种植体有两个特点：一是较短，仅为 3mm 或 4mm 长；二是在其冠部有一宽大多孔的帽檐样扩展区。这一独特设计的目的是为防止种植体偶受意外的外力作用而嵌入骨内或颅内，帽檐上的多孔区有利于骨的内向生长，借此增加种植体的固位力（图 4-49、图 4-50）。

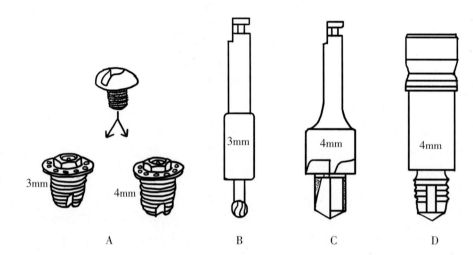

图 4-49　骨定位助听器颅颌面骨内种植体及专用器械
A. 种植体及覆盖螺帽　B. 恒定深度球形导钻　C. 冠部成形钻　D. 内螺纹攻丝钻

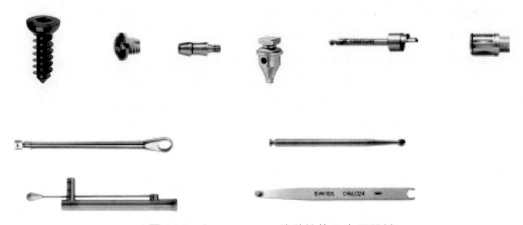

图 4-50　Straumann 口外种植体及专用器械

（2）圆柱形种植体（cylinder-shaped implant）：表面没有螺纹，根端部圆钝并有椭圆形横贯孔。特点是呈球面的根端可防止应力过于集中，横贯孔提供骨的内向生长条件，能增加种植体的固位力。拥有这一结构种植体的系统有 IMZ 系统、Steri-Oss 系统等。圆柱形种植体表面积不如螺旋形种植体大，为此，许多生产厂家采用表面涂层工艺处理，如有的应用 TPS 涂层技术即钛等离子体喷涂（titanium plasma spray）或采用烧结工艺，在金属钛芯的表面形成氧化钛或羟基磷灰石（hydroxyapatite, HA）涂层，以改善组织相容性，扩大表面接触面积，最终增强骨结合强度。

（3）柱-螺中空复合形种植体（combination of cylinder-screw hollow-shaped implant）：间隙除兼有

圆柱形及螺旋形种植体的特点之外,其种植体轴芯中空,形成管形筛状结构。其中有的是圆柱形中空式,有的是螺旋形中空式,也有将三种特点结合为一体的种植体,即上段为螺旋形,下段为圆柱形,其内为中空。采用这种结构的典型代表是 ITI 系统。该类种植体表面均采用 TPS 涂层技术,植入时需用配套的专用金属杆敲击就位。

2 叶状种植体(blade implant) 为一薄片形种植体,因状如树叶而得名,主要用于口腔内种植(图 4-51),多采用纯钛、钛合金或钴铬合金制作。其优点是:与骨组织接触面积大,能抗较大的垂直和侧向咬𬌗力。由于埋入骨内的种植支架呈薄片船形,故较易避让下颌神经管及上颌窦,主要适用于磨牙区种植,特别适合于牙槽骨颊舌方向明显吸收者。其缺点是:制备受植骨床时较复杂,去骨量及创伤也较大。

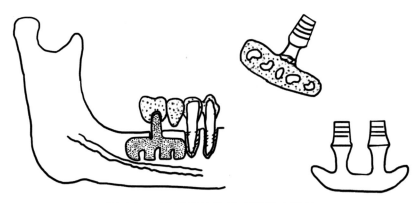

图 4-51 叶状种植体及下颌骨内种植

3 支架式种植体(frame-type implant) 又可分为穿下颌骨种植体及下颌支支架种植体。

(1) 穿下颌骨种植体(transmandibular implant, TMI):即指从下颌骨下缘皮质骨穿入口腔内的一种支架式种植体。Bosker 穿下颌骨重建系统,这一支架式穿下颌骨种植体的植入与修复,无须先行既往常规的下颌牙槽骨增高术,它不仅能恢复咀嚼功能,改善患者面容,且能够在其植入后阻止牙槽骨的渐进吸收,诱导骨的生长,进而增加牙槽骨的体积与高度(图 4-52)。

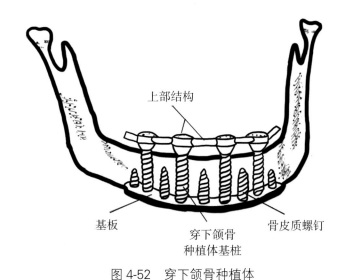

上部结构

基板

穿下颌骨
种植体基桩

骨皮质螺钉

图 4-52 穿下颌骨种植体

穿下颌骨种植体应用的主要适应证包括:严重的下颌骨萎缩、下颌骨骨质属第Ⅳ型者,骨质疏松症、放疗之后的下颌骨损伤、因肿瘤或感染等原因下颌骨部分切除与植骨重建者,萎缩型下颌骨之骨折、骨内及骨膜下种植体失败取出后、夜磨牙症患者等。

穿下颌骨种植体植入的特点：一是为一期完成，二是必须在全麻下施术，三是需从外颏下作切口。手术器具配置后，可按规定的操作程序按步骤完成。手术结束时，由合作的修复科医生及时取印模，并在复制的石膏模型上准确完成套筒、连接杠的焊接，术后第 2 天将焊接好的套筒、连接杠复合体放置于锁扣螺母的表面，其上用防松螺帽固定，然后依次重新取模，最后完成义齿的制作与安装。

（2）下颌支支架种植体（mandibular ramus frame implant）：经双侧下颌升支前下缘和下颌正中联合牙槽嵴植入的支架式牙槽嵴。主要应用于下颌骨牙槽嵴重度萎缩，特别是下牙槽神经管已丧失的患者。

（四）种植技术

种植技术的治疗方案和手术设计的正确与合理性，是种植修复体在其功能与形态方面成功的首要条件。在制订手术计划时应从如下几个方面入手加以考虑：

1 患者颅颌面骨的质与量　通过缺损区边缘残留骨嵴的临床检查，结合影像学分析，了解受植区及相邻部位的解剖结构，如上颌窦、额窦、下颌管、鼻泪管、鼻腔及眶底、颏孔、乳突、外耳道等情况。有条件者采用三维 CT 成像及 Simplant 种植手术计算机辅助分析设计系统进行分析和模拟手术更佳。其目的在于了解受植区骨的结构、密度及厚度，正确选择相应的种植体类型及大小尺寸。

2 受植部位的选择　缺损、畸形周边骨的结构与质量因不同患者、不同部位、缺损的大小及是否接受放射治疗而存在差异。结合模型研究及 X 线检查，选择骨量及质量比较好而又能避开鼻窦腔、下颌神经管等薄弱解剖部位。最好术前能在研究模型上制作外科模板，并在其上事先做出定位标志，以便手术时能按预定设计的部位进行植入。

3 种植体数量的确定　从理论上说，种植体数量越多，越能提供较稳定的支持，而且由于应力分散，减少了单个种植体所承受的负荷，可望获得长期稳定的骨结合。然而临床实际应用时则受如下几个因素制约：一是需根据支持牙修复体、颅面赝复体及耳助听器的需要而定。例如，通常耳助听器的固位仅需要 1 枚种植体支持即可，而眼眶部赝复体至少需要 3 枚种植体，下颌支架式固定总义齿则需 4～6 枚种植体。二是需根据局部解剖条件而定，缺损区周缘骨嵴厚实、面积大、骨质好者可多植入几枚种植体。三是需根据种植体植入术的操作原则而定。骨内种植体之间必须保持 5mm 间隔（约 1 个植入体的直径），过密不仅会使手术操作不便，并且会因种植体周围血供不足而影响骨结合。

4 种植体上部结构的设计　种植手术的目的在于上部结构形态和功能的最终重建，因此在制订上部结构的治疗计划时还要根据缺损畸形的具体情况、患者的要求、所在单位修复条件及医生掌握的程度来优化设计方案。

5 种植系统及种植体的选择　种植系统及种植体的选择尤显重要，临床上要根据缺损、畸形的部位及修复要求来决定应用适宜的种植系统。通常每一种商品化种植系统都有其自身的种植应用适应范围和具体要求，应根据种植医生对种植系统的熟悉程度，以及种植体类型的适应性等因素来考虑。

6 种植术式与种植时机的确定　根据患者的要求及受植条件来确定是采用一期完成种植术，还是二期完成种植术；是同期植骨即刻种植，还是植骨后延期种植。

7 患者的经济支付能力　制订治疗计划时不容忽视的事宜是价格问题，务必向患者交代清楚。进口种植机和种植体价格明显高于国产系统。临床应用时应根据患者的具体要求和支付能力进行选择。

（五）螺旋形种植体植入术

颅面骨内种植术常规也分两期进行。现以 Branemark 种植系统的骨定位助听器（BAHA）种植体及技术，并以外耳区种植术为例，介绍如下：

1 第一期手术　即植入体植入术（fixture placement）。其手术方法与步骤介绍如下：

（1）麻醉：术前成人可静脉给予地西泮 10～20mg，一般选用局部浸润麻醉法；儿童给予地西泮 0.3～0.5mg/kg，宜在全麻下施术。通常采用 1%利多卡因肾上腺素局麻药液 10～20ml 做受植部位骨膜上下浸润即可。种植部位多者，药液量相应增加，应由麻醉医生参与观察及监护。

（2）切口设计与翻瓣：用标记笔借助 BAHA 定位器标记出需种植的部位，植入位点需与外耳道相距 50～59mm，围绕种植位点作一半径为 10～15mm 的半圆形切口；锐性分离，经皮下及肌层后深抵骨膜，翻瓣后继而在骨膜上作同样切口并将骨膜瓣翻起，显露骨面（图 4-53）。

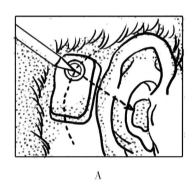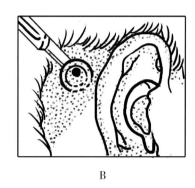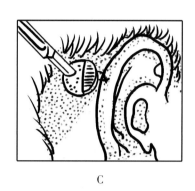

A　　　　　　　　　　　　B　　　　　　　　　　　　C

图 4-53　外耳区第一期种植术切口设计与翻瓣
A. 定位器标记　B. 切开　C. 翻瓣

（3）种植窝制备：根据骨的解剖，先用直径 3mm 的恒定深度球形导钻在确切受植部位的骨面上轻触作标记，然后以每分钟 1500～3000 转的速度钻孔，同样需做上下提拉动作，便于切削下的骨屑排出孔外。钻孔时必须始终维持适量的水冷却。若骨质较厚，3mm 深度达到后，更换长度 4mm 的球形导钻继续用同法钻孔。完成 4mm 深度后，继续用 4mm 长度植入体冠部成形钻制备植入体冠部的骨边缘外形，以适应植入体冠部的帽檐形状，同时扩大下部种植窝以适应种植体的植入（图 4-54）。

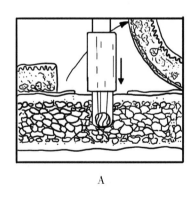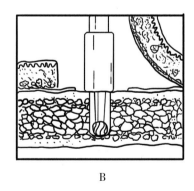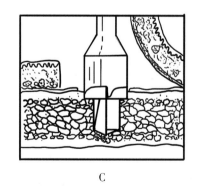

A　　　　　　　　　　　　B　　　　　　　　　　　　C

图 4-54　种植窝制备
A. 3mm 恒定深度球钻钻孔　B. 4mm 恒定深度球钻钻孔　C. 4mm 深度冠部成形钻扩孔成形

（4）骨孔内螺纹制备：根据植入体的深度选用 3mm 或 4mm 长度的内螺纹攻丝钻，通过连接器安装在慢速电动手机上，以每分钟 8～20 转的慢速度缓缓向管形骨孔内攻入，直至底部手机自动停止,然后反钻退出。若有多个种植骨孔需攻丝时,每攻一种植窝之前需用专用钛针清理攻丝纹内的骨屑。攻丝的全过程需保持持续的生理盐水冷却(图 4-55)。

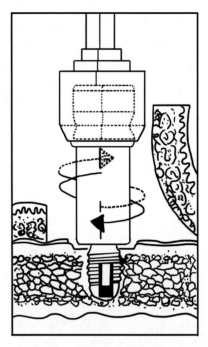

图 4-55 内螺纹攻丝钻旋入攻

(5)植入种植体骨孔内螺纹形成后:依据深度选用直径 3.75mm、长度为 3mm 或 4mm、冠部呈凸缘的植入体。同法通过连接器安装在慢速扭力手机上,以每分钟 8～20 转的慢速度旋入骨孔内,手机自动停止后,卸下连接器。若植入体尚未到位,继用手动扳手夹持后旋紧,整个过程仍需生理盐水冷却,然后将覆盖螺帽旋入植入体的内螺孔内。最后依次间断缝合骨膜及皮肤,创面常规放置无菌纱布(图 4-56)。

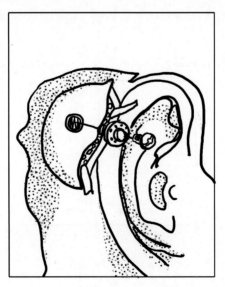

图 4-56 植入种植体及旋入覆盖螺帽

（6）术后注意事项：术后可常规给予口服广谱抗生素以预防感染。一周内注意保持伤口清洁，勿接触水，术后第7天拆线。

2 第二期手术 即基台连接术（abutment operation），术后3～4个月即可进行二期穿皮基台连接术。其手术方法与步骤介绍如下：

（1）术前准备与麻醉：基本同第一期手术。术前根据第一期手术记录及局部检查结果，确定前次植入种植体的位置。术区常规消毒铺巾后，局部皮下及骨膜上用1%～2%利多卡因肾上腺素5～10ml浸润麻醉。

（2）切口设计：与组织切除穿皮种植体所在部位不同，其手术切口的设计也有所不同。首先用亚甲蓝或外科手术用画线记号笔标记好发际线。若单一种植体位于发际内，以种植体为中心、10mm长度为半径作一圆形切口；若为两个以上种植体，则距两个种植体作一椭圆形切口。切除种植体周围切口线内的皮肤及皮下组织，仅保留骨膜，同时也将周边皮缘下方皮下组织作楔形切除，使其周边皮肤变薄，以便能与骨膜接触（图4-57）。

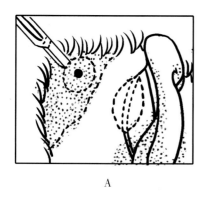 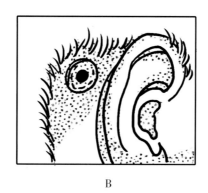 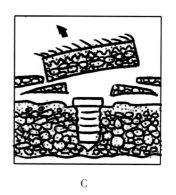

A B C

图4-57 外耳区第二期种植术

A. 种植体周围皮肤、皮下组织及耳后拟切取皮片切口线 B. 切除皮肤及皮下组织后仅保留骨膜 C. 横断面示种植体顶部及周边皮下楔形切除

（3）皮肤移植：除少数种植体位于发际无须切除其上皮肤及皮下组织外，多数患者需行小块皮肤游离移植。皮片大多取自耳后，也可取自上臂内侧区，移植于种植体上方皮肤缺损区后用4-0～6-0非吸收单丝线缝合固定（图4-58A）。

（4）穿皮环切与基台连接：在移植固定后的皮片上方触摸到种植体后，用一直径为4mm的专用皮肤环形切取器在其上方中点垂直定位，围绕种植体环切皮肤及骨膜，使下方种植体冠部外露。卸下覆盖螺帽，去除种植体帽檐上方过多骨质，应用十字螺丝刀和专用开口扳手将基台连接于植入体上。随后旋入直径10～20mm的愈合帽，在愈合帽与种植体周围植皮区之间环绕置入含有抗生素的凡士林纱布，其上覆盖无菌纱布保护（图4-58B、图4-58C）。

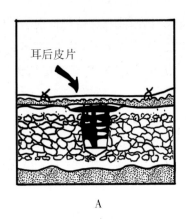 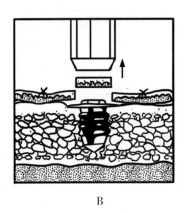 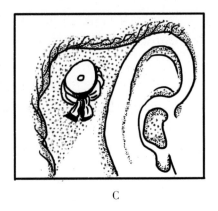

A   B   C

图 4-58　植入种植体

A. 耳后皮片移植于种植体上方　B. 皮肤环形切取器切取种植体上方皮肤及骨膜,卸下覆盖螺帽　C. 旋入愈合帽,用含抗生素凡士林纱布覆盖

（5）术后注意事项：①术后第 1 天去除覆盖的无菌纱布；②术后第 3 天卸下愈合帽及其缠绕的抗生素凡士林纱布,仔细清洗基台及周围皮肤,并用气枪吹干,1 小时后将清洗消毒的愈合帽再次旋上,重新缠绕更换的抗生素凡士林纱布；③术后第 10 天去除环绕的凡士林纱布,让其开放；④术后 3～5 周可进行义耳修复或戴入助听装置。

（六）耳缺如种植赝复体修复术

传统的耳赝复体(义耳)固位方法是利用外耳道将义耳插入,采用黏合剂、残留组织倒凹或借用眼镜框架连体固位义耳。其缺点是患者使用十分不便,且固位不可靠,易脱落,易损坏。骨内种植体支持的耳赝复体为全义耳的固位建立了牢固的基础,克服了传统义耳固位不方便、不稳定的缺陷。

1 适应证

（1）先天性、后天发育性、外伤、感染及肿瘤等因素所致的全外耳缺如者。

（2）部分耳缺损或全耳缺如经外科整复手术效果不佳或失败者。

2 手术方法与步骤

（1）第一期手术：即种植体植入术。手术过程如下：①术前用药与麻醉：与口腔外颅面骨内种植术相同；②切口设计与翻瓣：在距耳缺如区外耳道后方 3cm 处的乳突上方作一弧形切口,切开皮肤、皮下组织及骨膜,应用骨膜剥离器紧贴骨面翻瓣后显露骨面(图 4-59)；③种植窝制备及植入种植体。

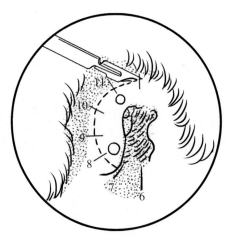

图 4-59　切口设计

作为耳赝复体的支持固位需用2～4枚种植体。在耳区植入2枚种植体时,理想的种植部位:右耳应在8点和11点,左耳应在1点和4点。种植体相距最小不能<1cm,通常以>2cm为宜(图4-60)。

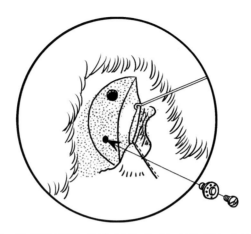

图4-60 掀起骨膜瓣,在右耳8点、11点处植入2枚种植体

（2）第二期手术:即基台连接术,可在第一期术后3～4个月进行。过程如下:①术前准备和麻醉与口腔外颅面骨内种植术相同。②切口设计与组织切除:在原切口处重新作弧形切开。需要注意的是:此时要切除种植体周围切口内皮下组织,使薄层皮肤复位缝合。③穿皮环切与基台连接:用专用皮肤环形切取器作种植体下方皮肤及骨膜环切,卸下覆盖螺旋帽,旋入基台。之后将愈合帽旋入螺帽螺纹内。用含抗生素的纱布行愈合帽下皮肤加压覆盖(图4-61)。④术后注意事项:除每周更换愈合帽下方纱布2次,连续2周后让其开放之外,其余术后护理与口腔外颅面骨内种植术相同。⑤耳赝复体的连接:在第二期种植术后3～5周即可考虑受植区的取模及上部义耳的制作与连接工作。其中有2枚种植体支持固位的义耳(图4-62、图4-63)及4枚种植体支持固位的义耳。

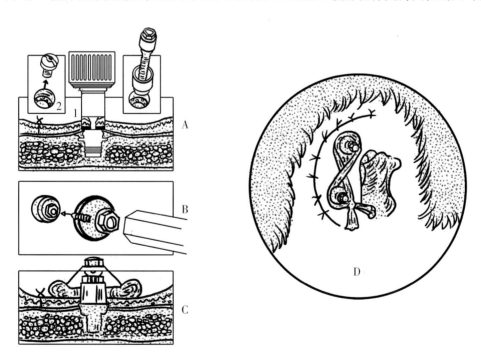

图4-61 穿皮环切与基台连接
A. 环切皮肤及骨膜,旋出覆盖螺钉,连接标准基台 B. 旋入直径10～20mm的塑料愈合帽
C. 剖面示愈合帽与皮肤间垫入抗生素凡士林纱布 D. 2枚种植体间呈"8"字形缠绕抗生素凡士林纱布

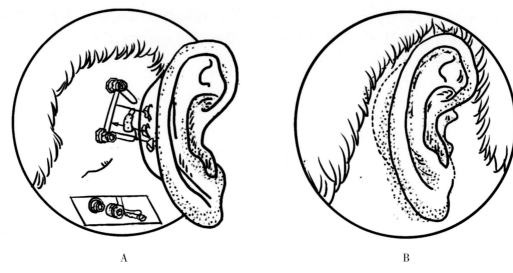

图4-62　义耳的上部结构
A. 耳赝复体与2枚种植体连接　B. 固位后的义耳形态

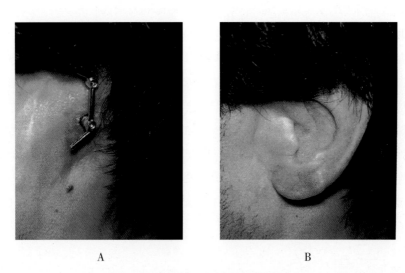

图4-63　连接杆及固位后义耳形态
A. 连接杆　B. 固位后的义耳形态

3 并发症及处理

（1）穿皮基台周围组织感染：通常可因种植体周围皮肤频繁移动而引起。皮肤移动的原因则是皮下组织层去除不够多。此外，基台松动或植入体未发生骨结合均可导致感染。

（2）种植体周围附着皮肤缘炎症：主要因种植体周围附着皮肤不稳定而易动所致。两种植体相距过近（<1cm）也是刺激因素。此外，皮肤疾病，如脂溢性皮炎，或局部卫生不良、过多清洁刺激，均会导致种植体周围炎。

对于松脱的基台，在找出原因后需再度拧紧。若种植体松动，应立即取出，仔细搔刮骨窝使其充满凝血块后，可望于1年内长入新骨重新种植。如果种植体周围皮肤易动，应再度切除皮下组织，术后用纱布加压2～3周并加强术后随访。另外，创缘勿用乙醇或洗必泰制剂，必要时根据培养结果选用抗生素。

（七）耳种植技术临床应用评价

耳种植赝复体成功率极高，其基本要求是具备熟练、扎实的手术操作技术和术后精心的护理。失败大多数发生在后期，主要是由于瘢痕性皮肤愈合能力差，种植体暴露，与种植体骨界面骨的代谢及改建适应能力差、感染、过负载或以上几种因素综合作用的结果。为确保耳种植赝复体的长期稳定性,术前应有三维CT片,观察骨质密度,判断患者是否能够具备与钛种植体良好愈合力,同时进行生物力学分析、设计,选择合适的种植体并种植体合理布局,结合扎实、精细的手术操作,保证皮肤严密愈合以及术后良好的护理。

第七节　特殊类型的全耳再造

一、外伤性外耳缺损的修复

外耳由于位于头部的外表,易于受到意外伤害。外耳缺损的修复是一项具有挑战性的工作,这是由于缺损的大小范围及深度有各种各样的临床表现,可以表现为单纯裂伤到整个外耳的完全撕脱,从而决定了不同的早期和后期重建方案。外伤和体表肿瘤是造成外耳缺损的最常见原因。外伤会导致外耳的血肿和撕裂,外伤可以是物理损伤或化学外伤如烧伤,还有机械损伤如摔跤、拳击、机动车事故及争吵、运动或工作中的意外、耳刺伤和人或动物咬伤。人或动物咬伤外耳约占急诊伤害事件中的1%,最常见的是狗咬伤,常见于儿童中。1992年美国的一项统计,狗咬伤事件为100万～200万例。狗咬伤后有1.6%～30%的感染率,咬伤后连续冲洗伤口和立即预防性应用抗生素可预防感染。如果耳外伤或咬伤早期处理不当或未作处理,会遗留耳郭各部位的缺损和畸形,需后期进行修复。另外,外伤和肿瘤切除会导致皮肤和软骨的缺失。修复方案的选择最终取决于患者本身,即组织缺损的多少和缺损的部位。修复前仔细并且正确地测量缺损的大小,从而决定不同的方法。修复时需建立流畅的耳部轮廓和复杂的耳三维结构上的解剖标志,这是耳外伤修复的难点。

（一）耳中部和耳前面缺损

众所周知,耳郭是由两层皮肤中间包裹耳郭软骨三层组织组成,下面就不同部位不同缺损的修复作一简单总结。

1　耳甲腔和对耳轮表面缺损(1～2层)　这个部位的小范围全层缺损都是由于肿瘤切除后引起的,可以任其自行愈合。耳甲腔的凹形有利于修复后达到较好的美容效果。如果软骨有较大范围的暴露,必须保证有软骨膜的存在。万一没有足够的软骨膜,需要在软骨上打小洞,打洞要穿透全层,以使耳后面的软组织通过肉芽组织生长方式提供必要的血供。如果缺损使外耳道开放,断层皮片移植并在植皮后使用支架防止外耳道皮片收缩引起外耳道狭窄。皮片移植是耳甲腔和对耳轮表面皮肤缺损修复的另一可靠的方法,一般在对侧耳的前面或后面取全厚皮移植,锁骨上区也可作为供区。这样供区皮肤与耳的缺损处皮肤在色泽、质地和厚度上都比较匹配。尽管由于远期收缩率较高使其效果较全厚皮片为差,但断层皮片移植修复耳部缺损仍是一个不错的选择。移植前,手术区域没有软骨膜覆盖的软骨应全部去除,确保有一个血供良好的受区,利于移植的皮片成活。只要耳郭外围的软骨保持完整,去除耳甲腔软骨不会对外耳的轮廓和形态造成影响。耳甲腔和对耳轮耳后区域的缺损也可以用耳后皮瓣或枕部皮瓣修复。耳郭后面的缺损用局部皮瓣修复,必须从耳郭后面或乳突区推进来修复缺损部位的创面。耳郭前表面的局部皮瓣修复无法施行,是因为皮肤与软骨粘连紧密及其前表面有很多凹陷与凸起的结构。修复前表面的缺损,可以用耳后岛状皮瓣,通过耳甲腔打洞旋转修复,蒂部包含耳后动脉,由此继发的耳后缺损可以直接缝合或皮片移植修复。

2 耳甲腔和对耳轮全层缺损（3层） 修复这个区域的全层缺损必须同样考虑耳郭前表面和后表面的皮肤,至少一个表面要用局部皮瓣修复,给创面提供有血供的组织。按照2001年Weerda发表的文章,为了一期转入修复皮瓣,耳轮被暂时性切开,用他的这个方法,耳轮的连续性在耳垂上部被打断,缺损的前表面用耳后旋转皮瓣修复,后表面同样用耳后皮瓣或断层皮片修复。几周后,旋转皮瓣断蒂,耳轮再次缝合,手术结束。

3 耳轮脚和耳前沟缺损 耳前皮肤的松弛允许皮肤组织的推进。对于耳轮脚处缺损,上部为蒂的耳前旋转皮瓣是可靠的修复选择。同样用这一皮瓣,耳前沟的小的缺损可以推进或旋转修复。

4 大的耳前表面缺损 当面颊后部组织推进不能提供足够的皮肤量,或推进后造成同侧鼻和口角显著变形的,可以考虑用颈面部推进瓣。通过这个方法,面颊下部和颈上部的皮肤组织被动员并推进到缺损区域。如果耳前鬓角区域需修复,使用耳后上部或下部包括头皮的岛状皮瓣旋转修复。

（二）耳轮缘缺损

1 小的耳轮缺损（长度<2.5cm） 沿着耳轮长轴的细微扭曲都容易察觉,因此耳轮部分缺损的修复目的是重建平滑的耳轮轮廓。耳轮缘表浅的缺损可以直接缝合,这是最简单的修复方法。然而,这样的话会使部分耳轮的宽度变窄。基于这样的考虑,缺损缝合时应将切口延长,从而使整个耳轮协调。缝合时要仔细,确保皮肤边缘外翻缝合以避免切迹。耳轮缘的小缺损用局部皮瓣修复也是可行的。耳后双叶皮瓣,利用耳后皮肤的松弛性,可以提供足够的组织修复耳轮长度上1～2cm的缺损。耳轮缘中间或下部的缺损,应用耳后和乳突区推进皮瓣是方法之一,在这个方法中,耳轮缘直接与推进的皮瓣边缘缝合。断蒂需要在二期进行。只要皮瓣能提供足够的覆盖组织,沿着耳轮外缘的更长和更深的创面首选这个方法。耳轮上部的缺损可以用耳郭上部或耳郭前区域的旋转皮瓣修复,也被称为旗帜（banner）瓣。如果缺损跨越了整个耳轮脚,可以一期修复;否则的话,在耳轮脚上面的耳轮缺损,旗帜瓣无法一期完成,需要在3周之后断蒂。如果缺损延伸到对耳轮,在皮瓣转移时需要用自体软骨支撑。软骨的供区可以是对侧耳甲腔和耳轮脚或鼻中隔。1967年,由Antia和Buch描述的软骨皮肤推进瓣,提供了一种可靠的一期修复耳轮缺损修复的方法。在他们的方法中,沿着耳轮的内侧缘彻底切开耳郭前表面的皮肤和软骨,耳郭后表面的皮肤保持完整,以提供耳轮缘皮肤和软骨的血供。根据缺损的大小,缺损两侧或一侧的软骨皮瓣被掀起,在耳轮脚基底部的V-Y推进瓣可以提供额外的组织。当软骨皮瓣掀起后,耳轮缘直接缝合（图4-64）。由于这种方法动员耳垂的组织去修复缺损,不可避免地导致耳郭长度变小。如果这样修复后两侧耳郭的大小差异比较明显,可以楔形切除健侧耳轮缘的组织,以重新达到两侧的对称。

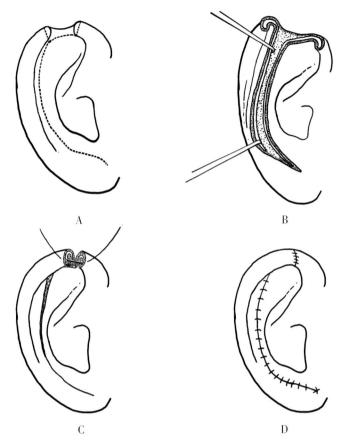

图 4-64 软骨皮肤推进瓣修复耳轮缺损

2 大的耳轮缺损（长度＞2.5cm） 耳后或耳前皮管可以提供足够的长度来覆盖耳轮缘的缺损。由于这种任意皮瓣长、宽比例过大,无法一次性转移修复创面,需要3期手术完成。在第一期手术中,皮管形成,保持两侧的两个蒂部,这是利用皮瓣的延迟原理为将来的蒂部切取做准备。在3周后的手术中,先把一端的蒂部转移到创面上,再间隔3周的时间把另外的蒂部也转移到缺损处。同样,修复小的、缺损的耳后或乳突区推进皮瓣,断蒂的间隔时间同前。

3 延伸到对耳轮的缺损 小的缺损(大小＜1.5cm)可以在耳轮缘楔形切除三角形的全层组织,三角形的顶点指向耳轮脚,这可以很方便地分层缝合创缘。当然,楔形切除会使耳郭变小。大的缺损(＜2.5cm),三角形切除必须并入楔形的每一边,防止形成突出的角,这样在关闭伤口之前就导致了星形切口。用这个方法要修复更大的组织缺损会导致耳郭的明显收缩。另外的方法是对侧耳郭的复合组织移植,包含软骨及其两面的皮肤。供区作星形切口以方便关闭创面,同侧移植创面所需组织量的一半,这样两侧耳郭大小均减少。这种修复方法的缺点是对健侧造成伤害,而受区无法保证全部成活。在动物实验中,高压氧治疗可以促进复合组织的成活。

（三）更大的缺损

大的耳郭复合缺损需要多层的修复,需要软骨支架和皮肤覆盖。自体软骨来源可以是对侧耳郭、鼻中隔和肋软骨,在耳郭周围血供良好的软组织是颞浅筋膜瓣结合全厚皮片移植。修复大的耳郭缺损需要分期手术才能完成。

1 上1/3缺损 耳周的皮肤无论是颜色还是质地都和耳郭的皮肤最为接近,耳郭上部小块缺损,可以应用对侧耳郭复合组织块游离移植来修复,游离移植的复合耳郭组织,其长度和宽度一般不能超过1.5cm(图4-65)。耳郭上部稍大的缺损,如果患者的耳甲腔发育良好,可以应用耳甲皮肤软骨复合组织瓣转移来修复(图4-66)。更大的缺损,需要自体肋软骨移植修复,手术分期进行

（图 4-67）。在修复的第一期手术中，自体软骨支架直接放在耳后皮肤形成的腔隙中并与患侧残留的软骨相衔接。通过几周的延迟，耳郭从乳突区翻起，后面创面皮片移植。发际线的位置是一个考虑的重要因素，尤其在耳上极缺损的病例。从美学角度讲，头皮比一般的皮肤要厚，无法很好地呈现出好的外形，不是一个理想的耳郭覆盖组织。对于发际线很低、发际线太接近耳郭的患者，用颞浅筋膜瓣结合全厚皮片移植而不是用自体软骨埋置的方法。同样，颞浅筋膜瓣结合全厚皮片移植可以用在耳后皮肤遭到严重破坏的病例（如烧伤），有计划地扩张耳郭周围组织也可以应用。

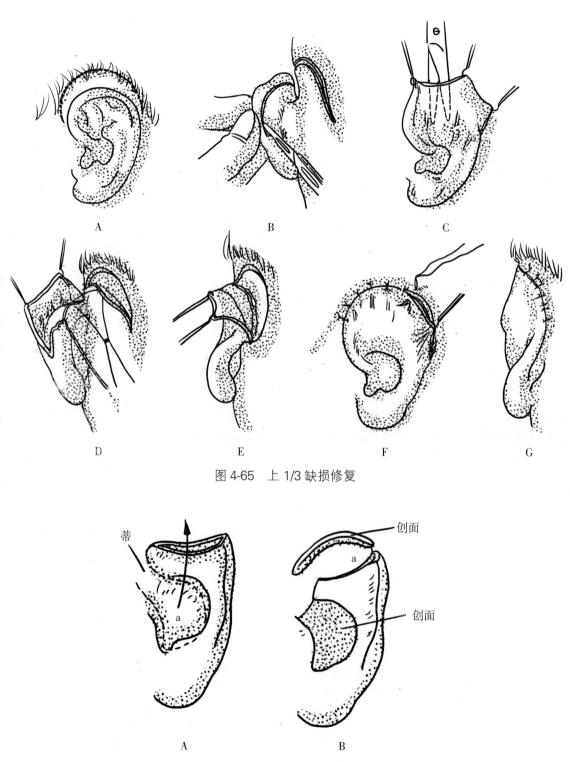

图 4-65　上 1/3 缺损修复

图 4-66　耳甲皮肤软骨复合组织瓣修复耳上部缺损

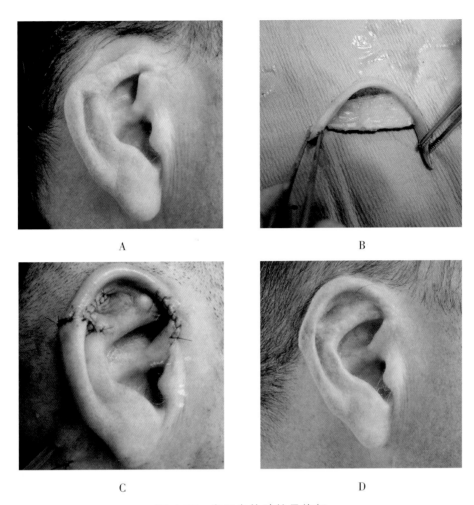

图 4-67　应用自体肋软骨修复
A. 术前　B. 支架制作　C. 术中　D. 术后

2 中 1/3 缺损　耳中部 1/3 缺损为耳郭缺损中最常见的（图 4-68），修复方法较多。一般均需取软骨（取自健侧耳或肋软骨）做支架，临床上按照如何应用皮肤覆盖软骨支架有不同的修复方法（图 4-69）。

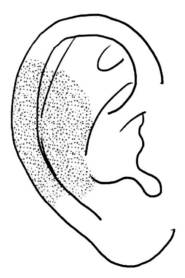

图 4-68　中 1/3 缺损

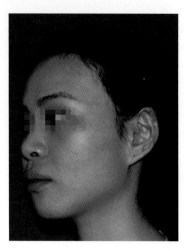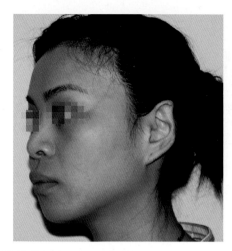

图 4-69　应用肋软骨修复中 1/3 缺损

（1）耳后乳突区皮瓣法：适合于耳后乳突区无瘢痕的患者，在耳后设计一个推进皮瓣，根据蒂部的位置又可分为：

1）蒂在前的耳后乳突区皮瓣法：以缺损缘为蒂，根据缺损的大小在耳后及乳突区设计皮瓣。将皮瓣由后向前掀起，推向缺损边缘，折叠包裹支架，乳突区创面用游离皮片移植覆盖。其支架可取自体软骨，也可采用组织代用品。此法修复耳郭缺损虽简单省时，但皮瓣血供不能完全保证，缺损缘蒂部还要行二期修复，切除瘢痕。

2）蒂在后的耳后乳突区皮瓣法：根据缺损的大小，设计一个蒂在乳突区、较缺损略宽的推进皮瓣。其手术步骤如下：切除耳郭缺损缘的瘢痕组织，在耳后乳突区设计一个蒂部在发际区的皮瓣，由前向后掀起皮瓣，向前方推进后覆盖软骨支架，并与缺损周缘的皮肤缝合。术后 3～4 周行皮瓣断蒂术，连同移植的软骨一并掀起，折叠后缝合。乳突区的皮瓣供区行全厚皮片游离移植。

（2）带蒂皮瓣移植修复耳郭缺损-隧道法：适用于耳郭上部较大的缺损，乳突区皮肤完好无瘢痕者，取肋软骨做耳郭软骨支架。

1）Converse 隧道法之一：将耳郭连同缺损处压向乳突区皮肤，用亚甲蓝按缺损缘大小在乳突区皮肤上画出切口线，按照标记线作切口，切开皮肤，在乳突区皮下潜行分离出比耳郭缺损面积略大的口袋，切开缺损处边缘，尽量切除瘢痕组织，将耳郭缺损处切口的后内侧缝合于乳突区皮肤切口的前缘。取肋软骨雕刻成耳轮缺损的形状，将其缝合于耳缺损上、下端的软骨上，并置放于剥离的腔内，然后将乳突区皮肤切口的后缘与耳缺损缘切口的前外侧缘缝合。术后经常用棉签清洁隧道，3～6 周后沿移植外缘 5mm 处切开皮肤，在软骨底面的皮下组织层中进行分离，注意软骨底面尽可能多地留有皮片下组织，不可外露软骨。最后在软骨底面的皮下组织与乳突区创面上行中厚或全厚皮片游离移植（图 4-70）。

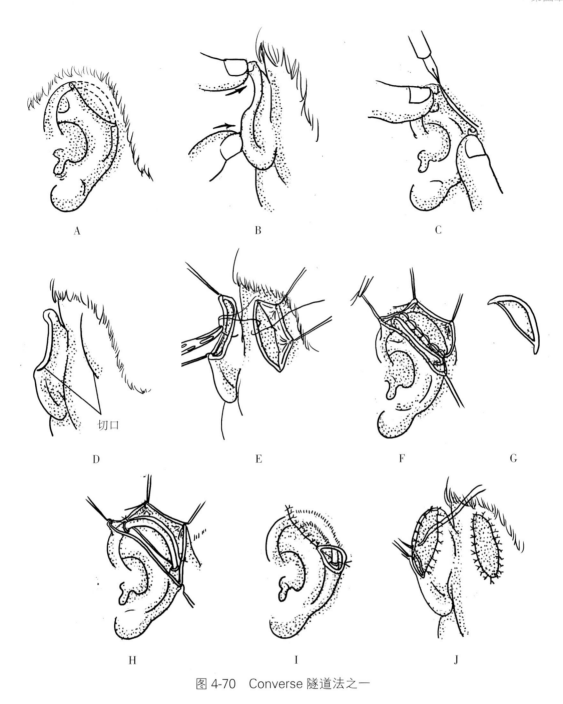

图 4-70 Converse 隧道法之一

2）Converse 隧道法之二：切取肋软骨，雕刻成耳郭缺损部位的支架备用。在缺损缘的上、下方作一切口，在乳突区皮下潜行剥离，形成皮下隧道。将乳突区上方切口的上缘与缺损区上方切口的后缘、乳突区下方切口的下缘与缺损区下方切口的后缘相缝合。将软骨支架埋置于乳突区的皮下间隙内，并将其上、下端分别与耳郭软骨的断端缝合固定，最后缝合切口（图 4-71）。

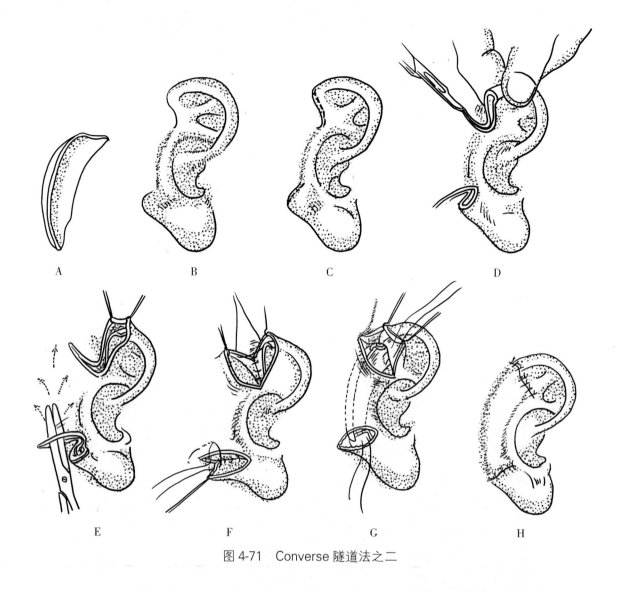

A   B   C   D

E   F   G   H

图 4-71 Converse 隧道法之二

第二期手术于术后 2～3 个月进行,沿耳轮边缘作切口,自移植的软骨深面剥离,将耳郭连同软骨掀起,形成合适的颅耳角后,耳后及乳突区创面行中厚或全厚皮片游离移植。

(3)皮肤扩张法:当缺损较大时,耳后乳突区皮肤常不够用,此时可用皮肤扩张器扩张耳后乳突区皮肤,再应用皮瓣推进法覆盖包裹支架,具体方法前面已有描述。

(4)皮管法:如耳后乳突区为瘢痕组织,无正常皮肤可以应用时,可采用颈部皮管修复。于颈侧乳突下制备细长皮管,皮管的大小视所需皮肤多少而定。皮管制备后 3 周,切断它的下端并转移到耳郭缺损端的上方。再经 3 周后断蒂,将断端修整后缝合于下方耳郭缺损端。如耳郭缺损较大,则可在上臂内侧制备皮管来修复,并根据需要切取肋软骨作为支架。

(5)颞浅筋膜瓣+植皮法:如耳后乳突区和颈部皮肤均为瘢痕不能应用时,可掀起颞浅筋膜向下翻转,覆盖软骨支架来修复耳郭中部缺损,筋膜表面行中厚或全厚皮片游离移植。

3 下 1/3 缺损 耳郭下 1/3 的缺损常包括耳垂缺损(图 4-72)。耳垂缺损的修复方法很多,但均要在耳后乳突区及颈上部遗留瘢痕,效果不太理想,患者也难满意。有时为了保持修复后外形的稳定,需要移植软骨以维持耳下部的形状(图 4-73)。下面简要介绍一下主要的修复与再造方法。

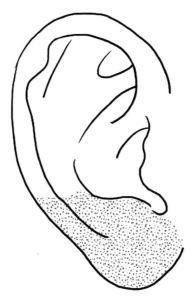

图 4-72 下 1/3 缺损

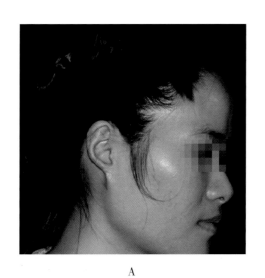

A

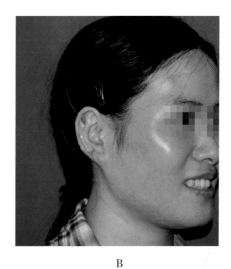

B

图 4-73 下 1/3 缺损的术前与术后对比
A. 术前 B. 应用肋软骨修复术后 1 年

（1）应用前面为蒂的乳突区皮瓣一期修复：在耳后乳突区设计一双叶皮瓣，为防止术后回缩，每叶要比健侧耳垂设计得稍大些，后叶要更大些。然后掀起此皮瓣，将其折叠形成耳垂，再切除耳郭下部缺损边缘处的瘢痕组织，将创缘与新形成的耳垂上缘缝合。掀起皮瓣后遗留的创面，可以直接拉拢缝合或移植全厚皮片（图 4-74）。

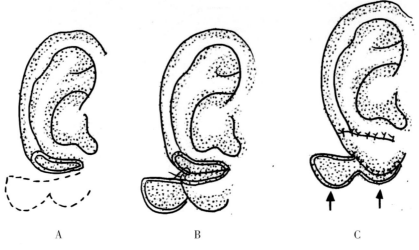

图 4-74　耳后乳突区皮瓣形成耳垂
A. 设计皮瓣　B. 折叠形成耳垂　C. 缝合

（2）Converse 法耳垂再造：在耳后乳突区设计一个皮瓣，皮瓣应大于健侧耳垂的 1/3。掀起皮瓣后，将其后上部分与耳轮缘上创面缝合，然后在皮瓣背面及乳突区创面进行全厚皮片移植。由于术后皮片收缩，会将皮瓣边缘卷向耳后内侧面，从而形成比较自然的耳垂形态（图 4-75）。

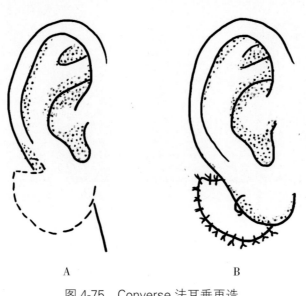

图 4-75　Converse 法耳垂再造
A. 设计皮瓣　B. 皮片移植

（3）Brent 法耳垂再造：按照健侧耳垂的大小、形态，在耳的乳突区设计一个尾状分叉皮瓣，皮瓣可稍大些。将皮瓣向前上方掀起，相互折叠缝合，形成耳垂。乳突供瓣区创面可直接拉拢缝合，耳后部分创面行全厚皮片移植（图 4-76）。

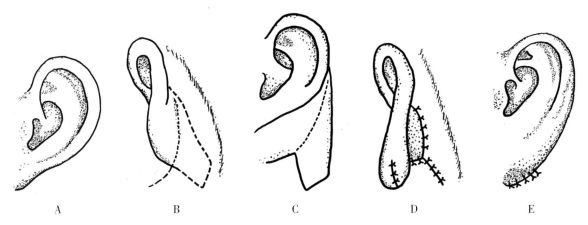

图 4-76 Brent 法耳垂再造
A. 原形 B. 设计皮瓣 C. 掀起皮瓣 D. 折叠形成耳垂 E. 移植并缝合

（4）Zenteno Alanis 法耳垂再造：按照健侧耳垂的大小与形态，在相当于耳垂位置的下方，设计一个蒂在上方的纵向皮瓣（图 4-77），使弧线 bd 与 ab 等长，弧线 ca 与 cd 等长，然后掀起皮瓣，将皮瓣前上方旋转形成耳垂，掀起皮瓣形成的创面直接拉拢缝合。

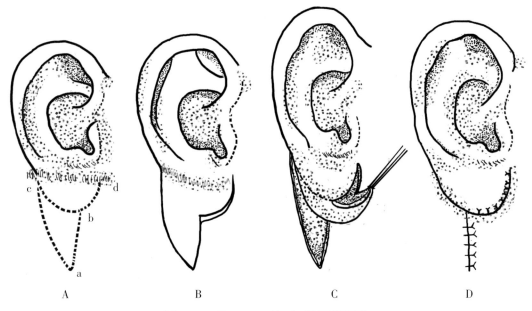

图 4-77 Zenteno Alanis 法耳垂再造
A、B. 设计皮瓣 C. 掀起皮瓣 D. 拉拢缝合

二、耳再造失败后的全耳再造

耳再造失败后，修复方法一般有两种：手术和义耳。手术方案的选择要根据耳郭周围的皮肤情况、颞浅筋膜的保存情况及肋软骨的切取情况而定。

如果耳郭周围尚有皮肤可以利用，同侧颞浅筋膜完好，肋软骨还未切取，这种情况下可以和患者沟通，行传统的肋软骨支架或 Medpor 支架耳再造。如果耳郭周围没有可以利用的皮肤，那么就要用颞浅筋膜加植皮的方法，里面的支架材料可以用肋软骨（如果已经切取过，可以取另外一侧）或 Medpor。如果同侧的颞浅筋膜已经用过，可以用对侧的颞浅筋膜游离移植，包裹支架后再植皮；

也可以应用大网膜、胸背筋膜等材料进行包裹。如果上述材料都已经利用过了或缺乏显微外科的技术支持，那只能用义耳或种植耳了。

虽然皮瓣具有生物性能稳定、患者无须长期护理等优点，但由于耳部形态特点极为复杂并富有弹性，手术对再造耳郭皮肤区的延展性或面部皮瓣的要求高，儿童手术风险大，术后软骨支架可能外露，皮肤骨组织吸收、收缩的不可预见性，及耳再造失败后再次手术使耳郭形态不够逼真等因素，使许多患者不能接受。全耳或部分耳的义耳修复具有修复时间短、非常接近正常耳郭形态、患者满意率高、并发症少等优点，是一个好的选择（图 4-78）。

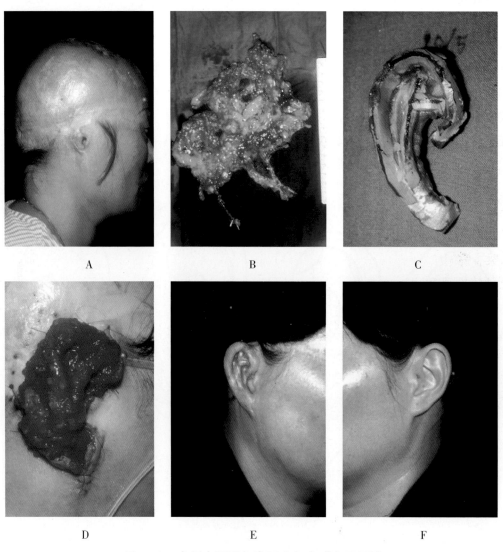

图 4-78　应用大网膜包裹耳支架完成全耳再造
A. 术前　B、C、D. 大网膜包裹支架制备　E、F. 术后

三、预制耳的构建和再造

预制技术是指在皮瓣形成或（和）转移之前，按一定的设计，通过手术预先将皮瓣进行加工和改造，使其满足一定的功能和外观要求，便于器官组织的修复和再造。预制的概念是 Diuer 等于 1966 年通过狗的含血管回肠片段预制皮瓣及皮下组织成活而提出的。此后对预制皮瓣的基础研究逐渐展开，基础理论也在逐渐完善，并已成功用于临床。

预制皮瓣有以下优点:可提供皮层薄、较平整、面积大的皮瓣;供区损伤小,功能障碍轻;可选用较隐蔽的供区,选择比较适宜管径的血管;预制皮瓣的血管蒂较长,耐扭曲及牵拉,使得应用更灵活,成活率更高。但仍存在不足:均需二次手术,住院时间长;对感染和其他损伤的抵抗力及耐受性较经典的皮瓣差,存活力较轴形皮瓣低。

血管化是预制皮瓣的中心环节,也是其重要原理。沈祖尧等证明预制皮瓣血管化的过程主要是:植入血管和皮瓣的固有血管直接沟通,植入血管自身形成完整的血管网并供应整个皮瓣。血管束预制的复合组织瓣成活的机制可能是:①血管束向外生长出新生血管:一般预制10天即可见,但其十分脆弱,不能形成单独的供血,随时间推移,血管网成熟。②血管束与原皮瓣血管间形成吻合支:在一些皮瓣上2周时即可见到,它对预制皮瓣的成活起重要作用,使皮瓣的血供出现质的飞跃,皮瓣的预制进程也随吻合支的增多而加快,说明供受区二套血管间有了充分的联系。由于吻合支出现的部位不同,故皮瓣染色不均匀,但此后迅速改变,整个皮瓣完全染色。③血管束周围新生血管网与邻近血管相吻合,使预制皮瓣的血供更趋完善。上述预制皮瓣血供的解剖基础,以血管束与原皮瓣间吻合支的形成最为重要,而新生长的血管单独不足以形成独立的供血,在此过程中只起补充和完善的作用。利用组织工程技术预制皮瓣对骨缺损的修复可能有较大的希望。根据最近实验报道,用生物技术方法(提取骨髓间质细胞)预制皮瓣的操作,使异体骨在骨皮瓣中存活成为可能。

软骨的修复以往多靠自体软骨雕刻移植、硅橡胶或羟基磷灰石结晶植入来进行,但这些都有各自的缺点。利用组织工程技术制造软骨,给软骨的修复重建带来了很好的前景。1998年Francescoc等用人类骨髓间质细胞扩增后与立方体的羟磷灰石海绵混合,并植入裸鼠背阔肌皮瓣,8周后组织学检测到疏松骨组织存在,一个简单的肌皮瓣转变成了一个含骨肌皮瓣,它是体外扩张骨前体细胞和体内骨组织新生的共同结果。其优势在于手术制作简单,皮瓣预先成形,可与缺损特征精确吻合,自身供体组织易获得且不使供区坏死。2004年Staudenmaier等通过组织工程软骨构造带软骨的腹部轴形皮瓣,取活体耳软骨细胞,经过一段时间扩增后播种在玻璃酸酶衍生物制成的网状支架上种植2周,组织工程构造物形状、大小与对照组比较无变化,但是表达对照组所没有的软骨特征,并观察到新生血管长入。经过无细胞处理后的异体真皮在预制复合皮瓣中取得实验性成功。将外源性的无细胞处理后的人体真皮基质与大鼠自身肌肉、筋膜、软骨和骨组织预制复合皮瓣,实验发现,4周后用异体无细胞真皮基质预制皮瓣较自体预制皮瓣血管再生更佳,为预制皮瓣提供了新的模式(图4-79)。王绪凯等进行预制血管化软骨与非血管化软骨移植的对比研究,建立血管化软骨预制的动物模型,研究血管化与非血管化软骨移植的不同,为临床提供必要的依据。结果移植后1~2周,实验组在软骨膜下可见到新生的软骨细胞,血管束周围可见到血管网。3~4周,新生软骨细胞趋于正常软骨细胞,软骨皮瓣血运已重新构成。故认为预制血管化软骨移植后,软骨成活明显增高,成活能力增强。但预制耳的应用在临床上未见报道。

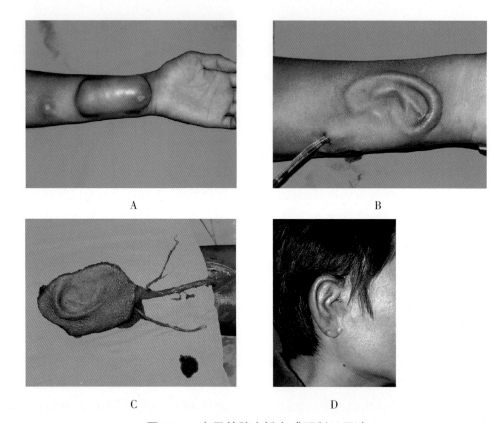

图 4-79 应用前臂皮瓣完成预制耳再造

A. 前臂扩张器(支架提前置入扩张器)置入 B. 抽液显露耳郭支架形态 C. 前臂耳郭皮瓣(带血管)游离,移植到颞部,建立血供 D. 术后

第八节 耳再造成功的评判标准

在 2009 年 PRS 杂志上发表的耳再造的评判标准有以下几点:

(1)患者正位、前位和后位,再造耳的大小、位置和定位准确,与正常耳对称。

(2)再造耳逼真地再造出 10 个以上的解剖结构。

(3)再造耳稳定持久地突出,并保持正确的突出度。

(4)近观,无论正位、斜位、侧位还是后位都有良好的可比性。

(5)无胸部畸形或轻微畸形。

(6)医生、患者和亲属三组人群中至少有 2 组对再造耳的效果满意。

第九节 耳再造的护理

一、肋软骨支架耳再造的护理

（一）肋软骨埋置护理

1 术前护理 术区准备、用药和体位指导。一般护理包括以下几方面：

（1）做好术前的各项检查工作：护士应协助患者做好术前的各项检查工作。

（2）身体护理：剃除头发，检查乳突区皮肤有无破损，胸壁皮肤备皮。手术前1天，男性患者剃光头或剃去患侧耳后发际上5cm的头发，女性患者将发际上5cm的头发剃净，余发向健侧梳理成辫，注意不能损伤皮肤，以免影响手术。手术前晚及术晨用0.1%苯扎溴铵（新洁尔灭）洗头各1次，术晨将余发向健侧或向后梳理成辫。对较难清洁的耳残迹，用温肥皂水彻底清洗皮肤皱褶，对残耳部凹凸不平的污垢要仔细用棉棒蘸清洗剂擦洗干净。取肋骨者胸部备皮并消毒包扎。备皮时应注意观察局部皮肤有无毛囊炎、红肿等，如有异常及时报告医生，并给予及时处理。洗澡更衣。当天进行皮试，必要时术前1天使用抗生素以预防感染。如患者手术前晚不能安静入睡，遵医嘱服用镇静药，以保证充足的睡眠。术前指导患者健侧睡姿的适应性训练，防止术后重建耳受压，引起皮瓣血运障碍以及支架外露。手术后患者必须采取健侧卧位或平卧位，双侧小耳畸形术后取仰卧位，单侧小耳畸形术后取健侧卧位，可以促进静脉回流，减轻疼痛和局部肿胀，绝对禁止患侧耳部术区受压。护士应强调体位要求的重要性，取得患者的配合。

（3）耳模设计：取患者父母耳朵为模型，结合残耳、耳垂位置确定再造耳位置。

（4）术前照相：作手术前后对照。

（5）心理护理：外耳缺损畸形直接影响容貌美观，此类患者多为儿童，由于患者先天性身体的明显残疾，患者及家属均有一定的心理负担，常有自卑心理，性格孤僻、内向、听力差，害怕别人笑话，情绪低落，对生活缺乏信心，学习成绩不好，不合群，喜欢独处，不愿与人交流。男性患者长年留长发或戴帽子以掩蔽自己的缺陷，缺少获得知识的信息。患者有要求手术的自我意识，且对手术期望值极高，但又因惧怕疼痛而不安。家长有自责心理，对孩子百依百顺，娇惯溺爱，使其专横顽皮。由于患者或家长缺乏知识，对手术的安全性、手术的效果等不了解而焦虑不安，或对手术抱有过高的期望。护理人员应用护理程序做好患者的心理护理，加强沟通，及时提出护理问题，制订计划，给予必要的、及时的解释，用通俗易懂的语言将手术过程进行描述，使患者能愉快接受。向患者解释清楚术后疼痛一般都能耐受，胸带包扎会带来一些不舒适，使患者有充分的心理准备配合治疗。对患者家属告知手术可能出现的并发症和风险，术前应主动向患者及其家属介绍有关的医学常识以及手术的方法、预后及术后可能出现的问题，将有关疾病知识和手术信息提供给家长，鼓励家长参与治疗护理过程，使患者能积极主动地配合治疗。帮助患者及家属解除对手术的各种疑虑，使患者充分了解病情，手术方法，耳支架的性能、形态，术后效果，治疗过程，所需费用，手术医生的技术状况，使其有充分的思想准备，消除恐惧心理，对手术充满信心，积极配合治疗。

2 术后护理 术后引流管护理的目的是引出残血和渗出液，预防感染，使扩张皮瓣均匀一致地紧密贴附在耳支架上。体位按全麻术后常规护理，待患者全麻清醒后取平卧位，严密观察患者的生命体征，保持呼吸道通畅，妥善固定导尿管、引流管，防止坠床，注意保暖。指导家属协助患者变换体位时,绝不能使患侧耳受压,活动时避免碰撞,尤其是患者入睡后,要关照好患者的睡姿。双耳再造者要求取仰卧位,头下可垫一软枕,头部保持中立;单侧耳再造者,取健侧卧位,防止挤压再造耳。忌辛辣、油腻食物,防止尿路感染,保持大小便通畅。应用抗生素预防感染,严格无菌操作,加强营养,增强抵抗力。

(1)局部压迫止血:做耳部软骨支架,一般取患耳对侧第6~7肋软骨。切除肋软骨后,局部遗留较大的腔隙,容易引起出血,形成血肿。故术后常规使用沙袋压迫胸部肋软骨供区24小时,压迫要确切。

(2)预防气胸:因取肋软骨雕刻耳支架,有发生气胸并发症的可能。岳秀玲报道曾有患者术中胸膜受到损伤,形成血气胸,术中应及时进行胸膜修补;还曾发生胸腔内积气、积血。因此,对有血气胸的患者应注意其生命体征变化,特别是呼吸的变化,必要时给予吸氧。术后观察呼吸情况,每天6次。当患者出现呼吸困难或急促时,首先排除是否有气胸发生。其次,检查是否因胸部加压包扎过紧,导致呼吸受限,可适当调整胸带的松紧度,以缓解症状。另外,由于患者怕疼痛及对包扎不适应也可引起呼吸困难。护士应教会患者捂住胸部术区做深呼吸。术后患者出现术区和供区伤口疼痛,尤其胸部疼痛比较明显,应及时给予镇痛剂。

(3)取肋软骨区伤口的护理:观察伤口引流管内的引流量、颜色、性质等,及时拔除引流管;注意观察有无并发症发生;敷料包扎是否完整,如伤口有渗血或渗液要及时更换敷料并加压包扎。术后注意观察术区有无渗血,每小时观察1次,连续观察6小时,如发现出血现象应及时报告医生,对症处理。

(4)负压引流的护理:术后负压引流尤为重要,以利软组织紧贴于支架表面,形成凹凸分明的耳郭细微结构,使再造耳的耳郭、对耳轮、三角窝等微细结构显现。负压引流管置于耳支架下方,其外端与中心负压吸引装置接通,压力以240~420mmHg为宜,呈持续负压状态,使皮肤紧贴于支架表面,保持负压3~5天,注意观察负压状态,严密观察负压引流液的颜色和引出量。术后当天,每30分钟观察一次,保持引流通畅,防止血凝块形成。若发生堵塞,必要时用注射器注入生理盐水,以解除引流管梗阻,确保负压吸引有效,使扩张皮瓣确切地贴附在耳支架上,使再造耳外形佳,结构清楚,3天后拔管。术后每天观察皮瓣血运、颜色及耳支架与覆盖组织贴合是否紧密,注意引流通畅,妥善固定,防止扭曲、受压及脱开。由于呈持续负压状态,容易导致皮片坏死,目前临床医生在术后用负压针筒引流。首先将一次性针筒的针头取下,将针乳头与引流管接口相连,抽拉活塞轴形成负压,然后将针头带针帽一并竖放于活塞轴内,大头抵住活塞柄,小头抵住活塞轴的底部。可以在负压管与针筒支架之间用一个三通装置,既能保持引流的密闭,又便于管理,也便于调节负压大小。一般用20ml注射器抽吸。手术后每半小时抽吸一次,连续6次,后改为每2小时抽吸一次,持续3天。详细记录引流量、颜色、性质,随时检查引流管有无脱出、漏气或堵塞。如引流液持续鲜红、量多,伤口疼痛剧烈,要及时通知医生检查并处理。一般手术后3天拔除负压引流管。

(5)抗生素的应用及疼痛的治疗:术后常规使用抗生素5~7天,如术中出血较多,遵医嘱使用止血药3天。合理应用镇痛药或镇痛泵,以减轻疼痛,消除患者的不安情绪。

(6)皮肤的观察护理:耐心、仔细地观察术区皮肤的颜色、血运及肿胀程度,发现异常及时处理。如发现某一点皮肤出现淤紫,可减小吸引力。

(7)康复指导:术后24小时鼓励患者压住胸部伤口在床上活动。48小时后可协助患者下床做适当活动。禁止剧烈运动,预防继发性血肿和伤口裂开等并发症的发生。

3 出院指导 一期术后嘱患者注意保护患侧耳,注意避免外力碰撞或人为压迫。睡觉时需仰卧或者取健侧卧位,气温低时应注意患侧耳的保暖,发生支架外露则需及时就诊。如恢复良好,一期术后 3~4 个月可行二期外耳再造术。

（二）耳郭翻起的护理

1 术前护理 取皮区需备皮，其余护理与肋软骨埋置护理相同。

2 术后护理 耳郭翻起术后，观察皮瓣边缘缝合处有无渗出，清洗伤口，隔天 1 次。颅耳沟处游离植皮区皮瓣打包加压包扎 14 天后可视情况打开敷料，观察外耳皮肤成活情况。保持敷料干燥、清洁，如有移位、松脱，应及时调整、更换。观察体温的变化，如体温升高、伤口疼痛，应及时打开敷料，检查有无感染。考虑到皮片挛缩情况，耳郭再造术后耳郭与头颅侧壁固定于 45°夹角左右较为合适。如果颅耳角过小，则显耳郭平坦，耳甲、耳轮更不明显。为避免颅耳角过小，除手术中耳郭掀起的角度足够外，皮片成活后，患耳仍需用模具支撑 2~3 个月甚至半年左右，以防皮片挛缩，颅耳角变小、颅耳沟变浅或消失，还应配合使用整形耳罩或者自制模具置于颅耳角后方支撑耳郭，便于维持颅耳角正常角度。整形耳罩是将 4 层玻璃纤维织物黏合铸成的坚固的罩，待再造耳拆线后，用纱布、棉垫和柔软的绷带进行塑形包扎，再佩戴整形耳罩（用 4 根带固定于头部），以避免再造耳外伤或睡眠时受压迫，同时支撑耳郭并维持颅耳角的角度，至少佩戴 3 个月，坚持 6 个月效果更佳（图 4-80）。供皮区护理：从腹部取全厚皮片，一般直接缝合。嘱患者卧床休息，减少活动，采取屈膝半卧位以减少缝合处表面张力，外敷料加压包扎，防止瘢痕形成。随时注意观察敷料是否脱落、有无渗血，避免供区敷料受污染。术后 7~10 天拆线。

3 出院指导 患者（尤其是学生）应注意保护再造耳不被重物撞击及受压。

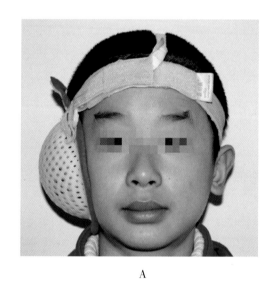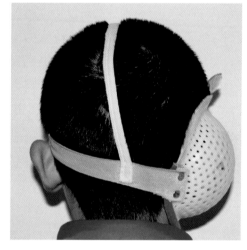

A　　　　　　　　　　　　　　　B

图 4-80　术后保护患侧耳，佩戴保护性耳罩
A. 佩戴保护性耳罩正面观　B. 佩戴保护性耳罩后面观

二、Medpor 支架全耳再造的护理

1 术前护理同前。

2 术后护理

（1）术后麻醉护理：全麻患者术后未清醒者取去枕平卧位，头偏向健耳侧，禁食禁水，保持呼吸道通畅，常规心电监护 6 小时，观察生命体征变化。持续低流量吸氧（0.5L/min）。待麻醉清醒后平卧，床头抬高 15~30cm，头偏向健侧，防止患侧耳部受压和敷料包扎过紧，夜间行体位制动。待患者完全恢复后鼓励其尽早进行床上活动，观察体温变化，预防感染。观察生命体征，测量体温、脉

搏、呼吸、血压,每天 4 次。给予心电监护、血氧饱和度监测并记录。保持呼吸道通畅,平卧位或半坐卧位。及时吸出口腔内呕吐物及气管内分泌物,防止误吸并发感染;防止各种管道脱出,并注意保暖。

(2)术后饮食护理:局麻患者全身反应较轻者,术后即可进食。全身麻醉者,待麻醉清醒,恶心、呕吐反应消失后进食。术后给予高蛋白、高热量、高维生素、易消化的饮食,避免辛辣刺激性食物。术后进半流质,避免用力咀嚼食物影响再造耳郭皮肤的成活。

(3)负压引流的护理:负压引流管放至耳支架下方,其外端与中心负压吸引装置接通,压力以240～420mmHg 为宜,呈连续负压状态 5～6 天,使皮肤紧贴于支架表面。保持负压引流通畅,妥善固定,防止扭曲、受压及脱开,并防止血凝块形成,用生理盐水冲洗玻璃接头和引流管内容物,每天2 次。记录引流量及性状,一般术后 1～2 天引出物呈鲜红色,量 5～10ml。3 天后色泽逐渐变浅,量渐减少,5～6 天拔除引流管。一期手术后常规行持续负压引流,以便能及时引出皮瓣下积血、积液及气体,也使皮瓣和 Medpor 支架紧密贴附,形成耳郭形态并减少创面感染机会。将引流硅橡胶管外接负压装置,严密观察引流情况,保持管道通畅,观察引流液的性质、量和颜色,引流前 3 天为血性液体,然后逐渐减少变为淡黄色渗液。如持续引流血性液体,应及时通知医生。保持有效负压,每日更换引流装置 1 次,更换负压引流装置时,注意无菌操作,避免逆行感染,记录 24 小时引流量。负压引流管保留 3 天左右,引流量少于 20ml 则拔除。

(4)再造耳的护理:一期术后,持续负压引流 3 天左右可增强皮瓣和 Medpor 支架的贴附,妥善包扎。皮瓣外耳郭支架缝合处无须加压包扎,但应密切观察皮瓣血运状态。观察伤口有无渗血、渗液,是否干燥。观察包埋耳软骨的皮肤颜色、温度,如发现皮瓣温度降低且色泽变深则应引起警惕,适当降低负压吸引压力。手术切口换药,隔天 1 次;密切注意伤口外敷料是否清洁干燥,切口有无渗血、渗液、红肿现象。术后 10 天间断拆线。术后密切观察敷料包扎压力,随时观察皮瓣与筋膜瓣下的负压是否恒定、持续,引流是否通畅,避免有积血。避免用手搔抓、移动敷料。术后严密观察体温波动情况及伤口敷料有无异味及渗出物,并遵医嘱给予抗生素。

3 出院指导 训练患者的自我保护意识。Medpor 支架的不足之处在于其弹性较差,柔软度欠佳,有耳支架外露的可能。行 Medpor 支架全耳再造术后的患者将终身携带该支架,并依赖于支架覆盖物的良好血供,只有建立牢固的自我保护意识,才能使患者获得满意的生活质量。伤口拆线后,指导患者行耳颞局部按摩,反复强化重建耳的自我保护方法,使其明白重建耳受到碰撞、损伤的后果,对其合作、成功给予表扬。

出院前反复向家长及患者交代预防再造耳损伤的注意事项及其重要性。嘱患者要注意术区局部卫生,要防止对再造耳的碰撞、挤压、冻伤、暴晒;耳郭长出的细小头发要小心拔除,防止感染。1 年以后复诊,再做耳道局部整形术。再造耳如有任何异常,如耳支架外露、再造耳破损等,应及时与医生联系。

三、扩张器法耳再造的护理

(一)扩张器置入的护理

1 术前准备、术后护理如前。

2 注水期护理

(1)注水扩张期护理:一般在一期手术后 5～7 天开始向扩张器内注液,此时患者可以回家休养,每周定期来医院注水即可。每次注入生理盐水 10～15ml,每 3～7 天注入一次。注水时要严格掌握注水速度及注水量,不要急于求成。注水对切口张力影响较大时,应推迟注水或拆线时间。注水操作时,应密切观察扩张区肤色是否正常,并询问患者感觉,边注水边用手轻捏扩张器,以判断其程度,如出现皮肤苍白或疼痛较剧,应停止注水,以防扩张区张力过度引起局部皮肤坏死。注意防止出现感染、扩张器破裂和渗漏等现象。注射壶外露的患者应注意保持其无菌,每次注水后用无菌纱布覆盖小壶,并固定好。注意保护扩张的皮瓣,不要在扩张部位做任何损伤扩张器的操作。如局部有毛囊炎等感染时,可用碘附消毒;如患者有皮肤皲裂时,可用红霉素眼膏涂抹。以防皮肤裂开造成扩张器外露。嘱患者做好自我保护,如沐浴、洗头时勿烫伤,勿用力揉搓,睡觉时勿挤压,衣领要柔软等。

(2)皮肤扩张期并发症的观察和护理:①观察切口部位有无扩张器外露。耳后乳突区皮肤较薄,注水扩张过程中成角的扩张囊易突破皮肤以致扩张囊外露。②观察扩张囊有无破裂及渗漏。对小儿施行扩张术时要注意做好有关介绍,特别在注水期间,要注意扩张囊扩张情况,可以在局部皮肤做一画线记号

(3)注水期间健康教育:对患者家长讲授有关护理方面的知识,使家属尽可能懂得病情观察和注水后易发生的并发症,让患者、家属共同参与术后康复工作。具体要求:①避免扩张皮瓣区受压。单侧耳手术可以采用健侧卧位,双侧耳手术可以采用仰卧位。②戴帽或用纱巾保护皮瓣区,防止污染及感染。③避免剧烈活动,不允许撞击扩张皮瓣区;避免尖锐器具靠近扩张器,以免刺破扩张囊。④由于扩张器在耳后,随着注水量的增多,耳后皮肤张力增加,饮食应以软食为主,易咀嚼,减少面部肌肉的活动。⑤观察扩张区,如有皮瓣区颜色异常、扩张皮瓣消退等,应立即来医院处理。⑥观察体温变化,每天 2 次,体温异常时来医院复查。

(二)耳郭成形术的护理

1 术前护理及体位训练同前。

2 术后护理

(1)供区护理:二期手术因取自体肋软骨,术后难免出现较剧烈的疼痛,术后可用胸带加压包扎,以减少呼吸时胸廓的活动度;应鼓励患者做深呼吸,指导和协助患者咳嗽或咳痰时用双手扣按胸部,以利于排出呼吸道分泌物,防止呼吸道并发症的发生,减轻手术创伤的疼痛。

(2)负压引流的护理:良好的负压不但能引出积血,防止血肿形成,而且能使扩张超薄皮瓣通过负压作用紧贴软骨假体并黏合生长,形成逼真的耳轮外形。因而妥善固定好引流管,观察引流量及其性质是非常重要的。术后要妥善固定引流管,防止扭曲、受压及脱出,待引流液满时及时更换引流管或负压袋,确保负压引流通畅。传统方法主要采用负压袋,而多位学者均提出采用 20ml 注射器代替负压袋。此方法抽吸准确、方便,患者活动不受限制,需严格记录引流量,注意观察其颜色及性状的变化。一般术后 1~2 天引出物呈鲜红色,量为 5~10ml,3 天后色泽逐渐变浅,量渐减少。如在短时间内有大量鲜红色引流液,则提示有活动性出血,应及时通知医生。定时检查负压吸引力的大小,维持引流管通畅。负压状态下引流管应呈扁平状,但负压不宜过大,以引流液能引出为宜,以防引流管口紧贴于组织上而阻塞。

(3)扩张皮瓣的观察与护理:手术后最严重的并发症是皮瓣坏死。术后 1~2 天要观察皮瓣血运,主要观察皮瓣的色泽、温度及毛细血管的充盈反应。如局部皮瓣苍白或指压后颜色恢复慢,则提示血运不良,应加强皮瓣保温,可用 60W 烤灯持续照射,给予抗凝、解痉挛治疗,并适当减轻塑形包扎的压力。术后 1~5 天主要观察皮瓣下有无积血、积液。如果皮瓣水肿加重,皮纹消失,颜色暗紫,触诊可及浮动感,可能有皮下积液,应立即请示医生,及时检查负压引流管是否通畅,在积液区拆除几针缝线,放置橡皮引流条,挤压皮瓣下积液,并给予适当压力包扎,防止皮瓣感染。术后 3~5 天应特别注意观察局部有无肿痛不适,以及术后体温和血常规变化。

（4）耳郭软骨支架外露的观察：由于皮肤张力过大，导致皮瓣血运障碍，部分皮肤坏死，软骨外露。如软骨外露面积小，可以换药，待其自愈；如软骨外露面积大，估计肉芽生长难以覆盖，可采取手术治疗。软骨外露者应尽早处理，以免感染扩散，导致全部软骨支架排除。术后如有感染，立即引流，并用含抗生素的生理盐水冲洗，防止炎症累及软骨及软骨支架，造成软骨吸收。

（5）塑形包扎：耳再造术后塑形包扎的作用在于防止皮瓣下积液，防止扩张皮瓣收缩，保持术后良好的耳部外形。耳成形术后即可塑形包扎，直至外形基本稳定为止，约3个月。在此期间颅耳沟处用纱布均匀加压塑形，支撑软骨支架，并用适当压力形成耳甲腔，塑形包扎的压力类似鼻尖硬度为宜。

（6）局部保护：注意再造耳不受挤压、碰撞等外力损伤，寒冷季节还应注意保暖，防止再造耳冻伤。开始时再造耳痛觉、感知觉较差，故要防止对再造耳的碰撞、挤压、冻伤、暴晒。再造耳如有任何异常，如耳支架外露、再造耳破损，及时与医生联系。术后常规使用抗生素5～7天，如术中出血较多，遵医嘱使用止血药。合理应用镇痛药或镇痛泵，以减轻疼痛，消除患者的不安情绪。

3 出院指导　嘱患者注意保护患侧耳，注意避免外力碰撞或人为压迫。睡觉时需仰卧或者取健侧卧位，气温低时应注意患侧耳的保暖，发生支架外露则需及时就诊。

第十节　全耳再造手术的并发症

耳郭再造是目前修复小耳畸形最可靠的方法，但由于耳郭复杂的组织结构及解剖学特点，要再造一个逼真的耳郭外形极其困难。近百年来，从早期的一次成形、Tanzer及Brent的分期法到乳突皮肤完全扩张法（扩张法），耳郭再造术已取得很大的进步，但手术并发症的出现仍成为影响耳郭再造成功的重要因素。因此，分析和研究不同术式并发症出现的情况、原因、特点以及相应预防处理，对手术最后的成功至关重要。

一、气胸

发生在切取肋软骨时损伤胸膜，造成气胸或血气胸。如果是由有经验的医生操作，一般很少发生。但有时为了更多地保留软骨膜，尤其为了保留肋软骨后侧软骨膜时，气胸发生的概率较大。切取肋软骨时，操作不仔细也是并发气胸的原因之一。因此，切取肋软骨时在软骨膜下剥离保留肋软骨前面和侧面软骨膜，同时谨慎操作，可以防止此情况发生。另外，手术时一旦发生气胸，应及时给氧，缝合破损胸膜，必要时放置闭式引流。

二、胸壁畸形

如果切取肋软骨过多，特别是第6和第7肋软骨联合处切除较多，易引起胸壁畸形。据统计，在10岁或更小年龄做耳再造，胸壁畸形率可达64%，年龄再大的儿童发生率约为20%。Brent主张保留肋软骨联合处的上缘嵴及胸骨柄的连接处，以防残余的肋软骨外翘；如果切取肋软骨的骨膜完全去除的话，会引起胸部凹陷和畸形。所以，要在切取肋软骨的供区保留一部分软骨膜，最好保留完整的软骨膜，以利于软骨的再生，同时减少胸壁畸形。

三、感染

感染是最严重、最难处理的并发症,比较少见。主要有以下原因:无菌操作不严格、血肿形成、筋膜瓣坏死、支架外露等。典型表现为耳部红斑、水肿或少量的渗液或流水,少数情况会出现疼痛或发热。防治原则为:术前细致地清洁外耳;术中严格无菌操作,避免血肿形成;术后预防性应用抗生素;发生严重感染及时引流,并立即应用抗生素;避免再造耳受压。一旦感染不能控制,将使软骨液化、外露。

四、软骨外露和断裂

早期主要与皮瓣、筋膜瓣、皮片坏死或感染有关,晚期主要与外伤、持久压迫、筋膜瓣或皮片收缩、支架组织相容性不良或排异有关。另外,手术后不适当包扎等因素也是导致软骨外露的原因之一。软骨断裂主要发生在耳轮,尤其对于年龄较大、肋软骨钙化严重的患者,应用浮肋再造耳轮较易断裂。

在 Brent 方法中发生软骨外露往往是由于软骨表面不光滑,导致与皮肤之间张力过大,将皮肤顶破,这种软骨外露往往发生在耳轮缘比较多见;另外,局部皮肤存在瘢痕,导致血运障碍,也是软骨外露的常见原因。无论软骨外露面积多大,建议通过局部皮瓣转移进行覆盖,覆盖时应注意扩大原有创面面积,使创口边缘血供健康良好,转移覆盖的皮瓣与创面的缝合应无张力,可通过几个局部皮瓣转移完成覆盖。

软骨支架外露在应用扩张器和颞浅筋膜瓣行全耳再造时发生比率较高,应用扩张器发生的软骨外露是由于在修剪包膜囊时发生皮瓣血运障碍或皮瓣张力太大引起。如发生,可通过局部筋膜瓣尤其是颞筋膜瓣转移覆盖。此法发生软骨外露,主要是颞筋膜瓣血供障碍引起,如软骨外露较大,只能通过游离对侧颞筋膜瓣、游离大网膜瓣等来进行处理。在手术中要保证筋膜瓣或皮瓣血供,防止坏死;防止血肿形成,避免感染;避免筋膜瓣或皮瓣、皮片过紧;注意保护再造耳,避免外伤或长时间受压;同时选择组织相容性良好的耳支架。

耳支架部分外露者可进行修补。如<1cm 的小面积软骨外露,同时无感染征象,可通过局部伤口换药保守处理。如果是较大的软骨外露,一定要用局部皮肤或筋膜瓣覆盖暴露的支架,防止进一步发展。

五、筋膜瓣坏死

由于颞浅动脉和颞浅静脉存在一定变异,据 Park 报道,颞浅筋膜瓣由颞浅动脉支配比例为88.2%,而颞浅静脉比例为 66.7%,因此血管变异是导致颞浅筋膜瓣坏死的原因之一。另外,颞浅筋膜瓣在解剖至头颅顶部时,筋膜瓣与头皮间非常致密,给解剖带来极大困难;或血管解剖变异,术中损伤血管,也是导致颞浅筋膜瓣远端坏的死主要原因之一;设计不当,筋膜瓣面积没有足够大,缝合后筋膜瓣过紧,导致包裹耳支架时张力过大,也是导致筋膜瓣坏死的原因;同样,筋膜瓣上植皮打包、包扎固定不当、加压过紧、压迫筋膜瓣或血管蒂也是原因之一;或者血肿形成,也会导致筋膜瓣坏死。为防止此并发症发生,术前应仔细探测筋膜瓣轴心血管走向;操作仔细,避免损伤主要血管;筋膜瓣要足够大,防止缝合后筋膜瓣过紧;包扎固定适中,避免血管蒂部受压;彻底止血,充分引流,防止血肿形成。筋膜瓣坏死后皮片往往不能成活,应及时处理,一旦发生,修复方法与软骨外露并发症处理相同。

六、结扎钢丝或缝线外露

应用耳软骨支架进行全耳再造,固定耳支架的钢丝或缝线有时会穿出皮肤或外露,其原因有钢丝或缝线断开,钢丝结位没有隐藏在耳支架后面。一旦发生钢丝或缝线外露,如没有感染,只需剪掉外露钢丝或剪除外露丝线即可。

七、皮肤坏死

皮肤坏死主要出现在应用扩张器和 Medpor 耳支架全耳再造术中,应用 Nagata 法耳再造操作时若不注意也会发生。由于扩张器将乳突区皮肤扩张后会遗留较厚的包囊,这种包囊将直接影响皮肤与耳支架之间的紧密贴附,影响皮肤对耳支架的直接血供。因此,必须彻底剪除包囊。但包囊的处理有时会直接影响皮肤血供,导致皮肤坏死。所以,谨慎处理包囊是避免皮肤坏死的关键。在 Medpor 耳支架应用中,皮肤坏死导致 Medpor 外露比率较高。主要原因:应用 Medpor 材料进行全耳再造时往往不能受压,否则皮肤破损机会将大大增加;皮瓣长、宽比例不当或转移后张力大,损伤皮瓣供养血管或术后皮瓣蒂部扭转,筋膜瓣血运不良或坏死,术后皮片固定不佳,血肿形成,都会导致皮肤坏死。防范措施是遵守皮瓣设计原则,保证皮瓣良好血供;确保筋膜瓣的良好血供;彻底止血,良好固定,避免血肿形成。皮瓣或皮片表层坏死时,应保留泡皮,避免干燥;全层坏死时,应及时清创,皮瓣转移或游离植皮覆盖创面。

八、颅耳角的外形欠佳

表现为颅耳角过大或过小,一般来说,颅耳角过小比较常见。主要出现在一期耳支架埋入后,进行二期颅耳角再造后期颅耳角回缩引起。主要原因:耳支架雕刻时未形成正常的颅耳角;支架固定时未形成正常的颅耳角,或术后变形、移位使颅耳角改变;皮瓣或筋膜瓣过紧,不能形成正常的颅耳角;术后未良好塑形;术后筋膜、皮片或皮瓣挛缩;耳支架吸收变形等。解决方法是在二期颅耳角再造时,将再造耳掀起后,在颅耳角处放置一小块软骨;皮瓣或筋膜瓣应有足够的大小;选用较厚的断层皮片或全厚皮片移植;使用稳定、不易变形的支架材料,以防再造耳回缩。

九、再造耳的解剖轮廓欠佳

再造耳的解剖轮廓包括耳轮、对耳轮上下脚、三角窝、耳甲腔、耳屏和对耳屏等。解剖轮廓欠佳的主要原因是耳支架雕刻粗糙,立体感不强;负压吸引不充分或局部皮肤弹性不好;覆盖组织过多,使再造耳臃肿;与耳垂处衔接不自然等。因此,耳支架雕刻好坏、皮瓣剥离层次及负压吸引能否有效保持,是全耳再造成功的关键。

十、再造耳异位畸形

再造耳异位畸形的主要原因是由于术前未准确定位;术中因组织移位致标记线位置相对改变;术中固定不可靠,术后移位;标记线因手术操作而消失;术中健侧耳暴露差、对比困难等。防治措施是术前仔细设计,准确定位;术中不受设计线移位的影响,并与健侧耳对比,准确定位后固定;进行不在一条直线上的三点固定,对于残耳位置不当者应进行移位。

十一、支架吸收、变形或排异

根据文献及笔者的经验而言,如果没有外力压迫或感染发生,肋软骨支架一般不会发生软骨吸收的情况。如果有上述因素存在，则有可能发生，但发生概率不定。如果软骨吸收明显，引起形状改变，需要重新移植软骨。为避免上述情况发生，雕刻肋软骨时应尽量顺其自然弧度，厚度适中；避免将软骨置于瘢痕受区，避免缝线过紧，避免软骨受压，预防感染发生。Medpor支架理化性质较稳定，可避免支架变形；发生排异反应时应及时取出耳支架。

十二、再造耳色素沉着

再造耳色素沉着的原因为游离皮片移植，色素沉着；皮瓣血运不佳，二期愈合后色素沉着；移植的皮肤本身颜色较深，与面部颜色相差较大。防治措施是游离植皮时选用较厚的中厚皮片或全厚皮片；尽量选择邻近区域作为供皮区，用皮瓣覆盖，愈合后颜色变化较小；确保植皮或皮瓣的一期愈合；术后避免强阳光直接照射；避免局部使用类固醇激素；早期的色素沉着不必急于治疗，部分病例随着时间推移可有所好转。

十三、再造耳毛发残留

再造耳毛发残留的原因为耳后无发区面积过小；扩张器位置不当，头皮的扩张多于无发区皮肤的扩张。处理方法是：对于耳后无发区过小者，采用颞蒂耳后皮瓣或筋膜瓣覆盖表面植皮耳再造术；埋置扩张器时，应以耳后无发区为中心，尽量扩张无发区皮肤；毛发残留者后期可行毛囊电解，激光脱毛或手术去除毛囊，但效果较差。

十四、其他与手术相关的并发症

1 毛发脱落　主要是切口边缘或头皮瓣区域毛发脱落。原因可能为切取筋膜瓣时过浅，损伤毛囊；皮瓣边缘血供不良，毛囊缺血坏死；包扎过紧，压迫所致。手术操作时要仔细，分离头皮时不可过浅。

2 头皮瓣部分坏死　主要是切取筋膜瓣时剥离层次过浅；皮瓣设计不合理，尖端过尖；术后血肿形成、感染；术后过度压迫。防治原则：注意分离不要过浅；合理设计皮瓣；彻底止血，防止血肿形成，避免感染；适度加压包扎。

3 皮下出血或血肿形成　主要原因为术中止血不彻底；术后引流不畅或凝血功能障碍。为避免此情况发生，术中注意止血；保持术后引流通畅；应用止血药物；出血不止，出现明显血肿者应及时探查。

4 面神经损伤　很少发生，可能原因为切取颞浅筋膜瓣时，损伤面神经颞支或面神经主干。术前认真设计，术中精细操作，完全可避免此类情况发生。

5 病理性瘢痕形成　主要是耳部、切口或供皮区瘢痕增生，尤其是伴有感染、愈合不良或瘢痕体质者。防治措施同增生性瘢痕的防治。

十五、与皮肤扩张相关的并发症

1 血肿　原因可能为切口过小，盲视操作，未彻底止血；术中损伤耳后动脉或其分支；未放引流或引流不畅；全身出血倾向，凝血功能障碍。预防上尽可能通过切口在直视下止血；注意分离平面，不要过深或过浅；留置负压引流并保持通畅；术后扩张器内适量注水扩张，并适当加压包扎；对于出血倾向者应用止血药物；出血不止、血肿较大者应及时探查。

2 感染　多由于术中无菌操作不严格，手术器械或扩张器消毒不严格；皮肤切口愈合不良，切口感染向内扩散；注液操作消毒不严，注入液体感染或注射针眼处感染；血肿继发感染。在防治方面,扩张器应严格消毒,最好用高压蒸汽消毒;严格无菌操作;确保切口良好愈合。若发生感染,经抗感染、冲洗引流治疗无效时,应及时取出扩张器,并充分引流。

3 切口处扩张器外露 可能由于切口位置选择不当,扩张器位于切口下或距切口太近;切口愈合不良;拆线偏早;注水时间太早等。防治:切口尽量不要选择在扩张器埋置的区域;防止感染,保证切口一期愈合;不要过早拆线,一般10天后拆线;切口愈合前不要急于注水扩张。

4 皮瓣坏死 原因可能在于注水速度过快,皮瓣张力过大;剥离范围不够或选择扩张器不当,扩张器不能平铺,扩张囊折叠、成角,皮瓣受压不均;皮瓣过薄。防治:注水时注意观察皮瓣血运;扩张囊大小适中,分离腔隙要足够大;分离层次不要过浅。

5 注射壶渗漏 大部分由于注射壶质量不过关;注水时针头过粗;反复在同一部位注射;注水操作不当,针头刺入结合部。为避免此情况发生,术前应仔细检查扩张器,用小针头穿刺,手术精细操作。

6 导管扭曲 这是由于手术时放置不当,导管扭曲所致。手术中注意正确操作即可。

十六、总结

全耳再造是整形外科器官再造中最具挑战性的部分。由于外耳解剖结构复杂多变,要使再造耳轮廓清晰、形态逼真,将外耳的10多项解剖结构表现得淋漓尽致,的确还有很多工作要做。

耳郭再造是复杂的整形手术之一,要做出一个逼真的耳郭,手术方式的选择、耳支架的精细雕刻、乳突部足够的皮肤提供等都至关重要,但手术并发症的出现是影响手术成功不可忽视的重要因素。分析和了解不同术式出现并发症的特点,可以有效地做好并发症的预防工作,更有利于手术的成功。分期法中再造耳的解剖轮廓包括耳轮、对耳轮上下脚、三角窝、耳甲腔、耳屏和对耳屏等,往往不如扩张法显示清晰,可能与覆盖软骨支架的皮瓣比扩张的皮瓣厚,或因有时皮肤太紧,而雕刻软骨支架不能太厚,有时只能雕塑成二维结构,立体感不够强有关。扩张法有较充足的皮肤,雕刻软骨支架成三层立体支架,术后的耳轮轮廓较清晰。结果显示,分期法的并发症发生率明显低于扩张法,分期法中软骨支架外露和颅耳角狭窄出现较多,扩张法中血肿形成和软骨支架外露发生较多。一般血肿形成发生的时间多在24小时内,其发生的原因常与皮瓣分离平面深浅掌握不好、操作粗暴、止血不彻底、负压引流不畅等有关。因此在手术分离耳后皮瓣时,首先分离层次应掌握在皮下脂肪和颞浅筋膜之间,此层相对疏松,血管较少,仅有一些走向皮肤的小血管细小穿支。剥离时采用钝、锐相结合的方法,准确平整剥离,勿厚薄不一,伤及部分血管网。其次操作要轻柔,止血要彻底,保持负压引流畅通,才可有效防止血肿的发生。耳软骨支架外露常发生在再造耳郭耳轮上缘、外缘以及耳垂皮肤与耳郭皮瓣衔接处,支架外露往往与软骨表面欠光滑、软骨与皮肤之间张力过大、手术后包扎不当、皮瓣过薄有关,尤其是扩张法在去除包膜囊时损伤皮瓣,局部血运障碍、皮瓣坏死导致支架外露。修复时无论软骨外露面积多大,通过局部皮瓣转移进行覆盖,可获满意效果。

颅耳角狭窄的发生在分期法中多见,多因耳后创面植皮皮片挛缩牵拉、瘢痕挛缩或塑形不佳,使颅耳角变狭窄甚至紧贴头颅,不能立耳。为预防出现术后颅耳角狭窄,二期手术立耳时,可在再造耳耳轮的皮肤上设计上、下两个小皮瓣,使耳支架后有一皮瓣支撑,加深颅耳沟。另外,在再造耳后放置医用塑胶固定支架3个月,也可有效预防皮片挛缩。

皮管皮瓣转移是修复再造耳郭小于健侧耳的最好选择。在分期法耳郭再造时,耳支架埋置在乳突皮肤下至少半年,有些患者由于出现软骨支架的部分吸收使耳轮软骨变细薄,再造耳郭变小,立耳后耳郭小于健侧耳,这时在上臂内侧设计切取 2.5cm×8cm～2.5cm×10cm 皮瓣,缝合成皮管,分期断蒂转移至耳轮缘,扩大耳郭,使两侧耳郭基本对称。

综上所述,临床实践中观察发现,不同术式行耳郭再造,其并发症的发生各有不同。分期法耳郭再造并发症发生少,是理想的手术方法;而皮肤扩张法可以提供足够的皮肤,外形逼真,且不需植皮,手术期缩短,只要选择好合适的病例,做好并发症的预防和处理,也是全耳再造的理想手术方法。

第十一节 全耳再造软骨支架的生理变化

软骨由软骨细胞及其周围的软骨黏蛋白和纤维网构成。不同类型的纤维迂回通过软骨黏蛋白,形成支持组织,决定着基质的实际特征和软骨功能。根据基质特征,分为透明软骨、弹性软骨和纤维软骨三种。耳郭软骨属于弹性软骨,内含弹力纤维;而肋软骨为透明软骨,内含胶原纤维,纤维细而薄。虽然耳郭软骨和肋软骨属于不同类型的软骨,但多年的实践证实,用自体肋软骨进行耳再造是最安全和可靠的。

完整新鲜的软骨具有内聚应力,可保持其解剖形态。当某一侧的完整性被破坏时,即可引起变形弯曲,这是有活力的标志。发生最大程度的变形约需 30 分钟,故雕刻好的软骨应等这段时间度过后再植入为宜。

软骨内无血管结构,但其软骨细胞代谢功能低下,仅靠吸取周围组织液中的营养而成活,2 个多月即可与周围组织形成纤维性或纤维骨性粘连而愈合。有实验证实,兔鼻中隔软骨原位移植后 1 周,软骨膜边缘发生白细胞浸润、水肿、松弛和细胞破坏,软骨则发生退变,表现为水肿、结构分解、软骨细胞胞浆空泡形成和基质局部分离。2～3 周后,新软骨开始形成,但仍有局部白细胞浸润和软骨膜水肿。6 周后,炎症大部分消退,软骨膜发生改造,可见不同成熟阶段的新软骨。12 周后,软骨膜只有局灶性炎症反应,小圆形细胞浸润,有血管形成,软骨细胞均能成活,可见到无活力的软骨细胞被活细胞包围的现象。人和兔的鼻中隔软骨非常相似,移植后 6 个月,除新形成的软骨细胞外,还有退变的细胞。10 个月时,中央的软骨细胞大部分为柱状排列。14 个月后仍可见退变的软骨细胞,甚至在 3.5 年之后,中心还有血管长入细小而无活力的软骨细胞。据报道,透明软骨和弹性软骨在愈合过程中,软骨细胞的病理变化是一致的,也证明软骨移植后的愈合对血管有明显的依赖性,而且愈合速度随着软骨细胞与血管距离的增加而减慢。移植体的不同部位在愈合速度上也不相同,一般在边缘区域退变和再生较快,血管数量也较多。

软骨移植时是否要带上软骨膜?软骨膜是否可以促进软骨与受区愈合?关于这两个问题曾有较长时间的争论,目前看法已趋向一致:软骨膜能组织结缔组织侵入受区;软骨膜能保留软骨细胞活力,促进愈合;内层软骨膜能防止吸收,具有保护功能;软骨膜能促进新软骨形成。但在肋软骨移植行耳郭重建时,要考虑胸廓畸形的问题。有学者认为,切取肋软骨时保留软骨膜,可以使肋软骨与受区更好地黏合,促进软骨在耳部的成活,如果切取的肋软骨的骨膜完全去除的话,会引起胸部凹陷和畸形,所以大部分学者认为要在切取肋软骨的供区保留一部分软骨膜,以利于软骨的再生。有文献报道,为了兼顾供区和受区,软骨上表面的软骨膜可去除,而下表面的则保留。Park、Nagata提倡切取上表面的软骨膜以加强与乳突的接触,增加稳定性。Kawanabe 提出保留肋软骨膜以及用剩余软骨填塞术腔,可以减少胸廓畸形的发病率。Nagata 在临床中认为,胸廓畸形程度与患者的年龄、健侧耳相对于身体的比例、联合部保留程度、软骨膜的保留、残余软骨的回植均有紧密的关系,但相关程度及原理还需进一步探讨。

对软骨膜再生软骨的能力,有许多相关实验,目前并无定论。Skoog 在 1989 年将兔肋软骨和耳郭软骨包绕于硅橡胶棒并封在透析袋中,分别置于膝关节髌上囊和腹腔内,2 个月后取出镜检。在体外实验中,对小块组织膜用组织培养液孵化,并加入小牛血清、表皮生长因子、血小板衍生因子和滑膜液或人血清蛋白,证明置于膝关节内的软骨生长良好,置于腹腔内者很少生成软骨。凡用表皮生长因子、血小板衍生因子和滑膜液的培养物,软骨膜纤维细胞均明显分化为软骨细胞,故认为软骨膜纤维细胞的分化在体外由生长因子启动,滑膜液含有促进和增加软骨膜生成软骨的因子。1995 年,Ljung 将肋软骨膜转移到膝关节,0 和 6 天取标本镜检,并用免疫组化和原位杂交法分析血小板源性生长因子 β(PDGF-β)受体蛋白和信使核糖核酸(mRNA)的存在与否,以确定软骨生成早期是否涉及 PDGF-β 的刺激作用。结果显示:0 天只有少数阳性免疫组化反应,6 天时标本有软骨膜增殖和软骨样成熟的征象,免疫组化染色反应广泛,主要位于增殖的软骨膜细胞中,有的软骨细胞也有。原位杂交证实了 PDGF-β 受体的 mRNA 表达,说明软骨再生早期阶段与 PDGF-β 的刺激作用有关。

对于软骨移植后的吸收问题,有关的研究资料较少,认识上极不统一。有的学者认为,吸收是由于对软骨的损伤造成,而另外的学者认为吸收主要由损伤造成,但不能代表全部原因,因为偶尔能看到结缔组织锥深入到基质中,而这种结缔组织锥术前可能就存在,2 周内不可能形成。还有人认为软骨吸收属于自身免疫疾病征象,但未证实有抗体的存在。就笔者临床经验而言,通过随访大量的患者,软骨吸收主要与外部压力及炎症有关,如果没有上述这两个因素,软骨是不会吸收的。

软骨移植后能否生长,被很多学者所关注。如果在幼年时用肋软骨支架进行耳再造,而这些被移植的软骨能与供区软骨相应增长,则可通过与正常侧对比,预期耳郭未来的生长,幼时手术时相应放大软骨支架,避免成年后进行再次手术。最早的动物实验在 1941 年,Dupertuis 用幼兔做实验,结果显示自体皮下移植的软骨在 5 个月后有 122% 的增长,这个结果与以下的实验结果相似。Stoll 和 Furnas 及 Allison 用 2~3 周龄的幼兔做实验,证实移植软骨长度的增长分别为 77% 和 88%。1974 年,Farks 曾测量 6~18 岁正常人的耳郭,发现 6 岁时耳郭生长已接近完成,到 18 岁时耳郭长度增加 7.2mm。在 1978 年,Tanzer 提供了最早关于小耳畸形肋软骨耳再造后软骨支架生长的研究。通过调查问卷,让患者自行测量再造耳的大小,耳郭长度的增长约为 3.6mm。在 1988 年,Thomson 和 Winslow 再次进行同样的研究,由于耳再造初期未进行支架的测量,所以在单侧小耳畸形中以正常侧耳的大小作为标准,数据显示支架大小变化范围为 7.5%~8.4%,同样发现再造耳和正常侧耳的生长没有显著性差异。尽管这些临床研究具有局限性,但也揭示了一定的规律。Gubisch 和 Brent 的实验均支持移植软骨生长的观点。前者证实幼年兔鼻中隔软骨原位再植后能够生长,生长方式为添加性生长,即软骨膜内层的骨原细胞向软骨表面不断添加新的软骨细胞和细胞间质,使软骨向周围扩大;后者对 500 例 5~62 岁耳再造患者进行点差和测量,其中 5~6 岁患者 25 人,6~7 岁患者 201 人,8~10 岁患者 102 人,随访 1~17 年(平均 5.3 年)发现,41.6% 的儿童患者耳郭长度长几个毫米,48.1% 的患者与正常侧生长同步,10.3% 的患者再造耳耳支架生长滞后。在 2001 年,另外一篇关于软骨支架的测量中,通过平均 3.2 年(从 9 个月到 6.2 年)的随访,结果显示,90% 的患者支架长度有增长。支架在埋置初期长度为 45~54mm,平均长度为 47.4mm,通过一定时间的随访,长度变化为 47~57mm,平均值为 52.4mm,平均增长值为 5mm,为长度的 10.4%。结果显示,75% 的患者耳支架宽度增长。支架埋置初期宽度为 28~38mm,平均为 33.9mm,随访后期宽度为 29~43mm,平均 36.6mm。平均增长宽度为 2.75mm,增长率为 7%。通过测量,再造耳与本人的正常耳比较:再造耳的长度(定义为从耳轮的顶端到耳垂下端)变化为 50~62mm,平均值为 56.2mm;宽度的变化为

29～37mm，平均值为 33.8mm。正常耳的长度变化为 50～65mm，平均值为56.8mm；宽度的变化为 26～37mm，平均值为 30.5mm。两者之间无显著性差异。这证实在单侧小耳畸形的患者，重建耳的生长基本与正常侧同步，但由于样本量比较小，再造耳的软骨支架的生长趋势还有待于进一步证实。

为了适应于填充不同形态的表浅性损害和缺损，1951 年，Cottle 首先采用对软骨压榨成形的方法。压榨后软骨细胞是否仍保持细胞活力，能否形成新软骨，以及术中未用完的软骨可否将其保存，留待以后再用，这些问题仍有待研究。1994 年 Bujia 证明，压榨过的软骨多数细胞产生不可逆性损伤，活性软骨细胞比例取决于受压程度，一般在 10%～30% 之间，而切割的软骨多数细胞保持其活力并增殖。Ruddermam 在 1994 年证明，用含庆大霉素、氯霉素、林可霉素和头孢菌素的生理盐水溶液在−23.3℃储存 4 个月的未压榨耳郭软骨，植入皮下 3 个月时软骨保留量为 91.34%。虽然大多数细胞无活力，但有血管长入，周围有明显的新生软骨细胞；而储存的压榨过的软骨，保留量为 74.19%，多数软骨细胞已经失活，但有血管长入，并有类骨质形成。新鲜的未压榨的软骨中，均为活性软骨细胞，软骨保留量为 94.54%。压榨的新鲜软骨保留量为 69.73%，活性软骨细胞为 70%～90%。

自从 1953 年首例扩张器用于耳再造，应用扩张器行耳郭再造的报道有很多。皮肤被扩张后，虽能增加血管结构和扩大面积，但也会引起炎症反应。这种炎症反应对移植软骨支架有无影响曾引起关注。国内资料证实，扩张引起的这种炎症反应对软骨植入的生长存活无明显影响，无明显感染发生。还有研究认为，软骨植入被扩张的皮肤中比植入未扩张的皮肤中生长量要多。

第十二节　小耳畸形伴发其他畸形的临床表现和治疗原则

在胚胎发育的过程中，耳与其他重要器官如心、肝、肾的发育是同步的，所以在小耳畸形患者中常常伴发其他畸形。中耳及外耳道缺如常与小耳畸形并发，表现为听力减退。1992 年，Brent 分析 500 例患者中，带有明显骨组织与软组织缺损的鳃弓发育畸形的发生率为 37.7%，明显的面神经功能减弱为 19.1%，唇腭裂的发生率为 2.8%，巨口畸形的发生率为 2.4%，泌尿生殖方面的缺如比例为 4%，心血管方面的畸形为 2.8%，其他畸形为 1.6%。2002 年，在 PRS 杂志上发表的一篇文章统计，在小耳畸形伴发的其他畸形中，约 30% 的患者会发生面裂和先天性心脏缺陷，14% 的患者会发生无眼和小眼症，11% 的患者会发生肢体缺陷或肾畸形，还有 7% 的患者会发生未分叶空脑症。而在笔者统计的 1000 例患者中，半侧颜面短小的比例为 44%，面神经功能减弱为 15.7%，心血管方面的畸形为 1.2%，其他畸形为 0.9%。下面就介绍常见的小耳畸形伴发其他畸形的临床表现及治疗原则。

一、耳道缺如

小耳畸形的表现在每个患者是不同的，对于小耳畸形有很多分类方法，通常是按照残留的组织量分为 Ⅰ、Ⅱ、Ⅲ 型。现在比较推崇的是 Nagata 的分类法，他根据手术方法的不同，将小耳畸形分为耳垂型、小耳甲腔型、耳甲腔型、无耳等类型，在耳垂型及无耳患者中，耳道是缺如的；而在小耳甲腔型、耳甲腔型中，耳道是存在的。先天性小耳畸形常伴有外耳道闭锁、听力障碍等病症，很多患者要求通过手术重建外耳道。先天性小耳畸形是否行听力重建和耳道成形术，整形科医生和耳科医生的观点有所不同。有的整形科医生主张耳郭再造完成后，再由耳科医生行耳道成形术；还有人认为，单侧耳道闭锁对听力影响不大，为防止面神经损伤，可不必行耳道成形术。外耳道成形很少是单纯为了改善外观,而是以恢复和改善听力为目的。一般认为单侧外耳道闭锁不必做外耳道成形术,其理由是:单侧小耳畸形,患侧有一部分听力,健侧听力正常,对语言发育及平时生活影响不大,即使手术重建外耳道,除易有面神经损伤等并发症外,听力提高也不明显。但近年来随着外耳道成形技术的逐渐成熟,耳科医生倾向于有适应证者应予手术治疗。庄洪兴等认为,可进行部分外耳道重建,不进入中耳腔,这样听力虽无改善,但基本没有并发症,并使患者在心理上得到了一定的满足。如果是发生在双侧的小耳畸形伴外耳道闭锁者,主张在早期耳再造之前先行一侧耳道成形以提高听力,至于哪一侧行耳道成形术,需要做CT以判断中耳和内耳的发育程度。如果乳突气化良好,行耳道成形术后会提高听力,从而改善患者的听力和语言能力。

外耳道闭锁的术式也是灵活多样的,必须根据患者自身情况设计手术方案。有原始耳道的,可做耳内切口、十字切口;如残耳向前下方移位,做"Z"形切口后移耳郭,并应用前移的耳后皮瓣覆盖部分创面。手术入路分为乳突、乳突前、直入式径路和鼓窦上鼓室径路等。乳突入路的优点在于解剖标志明显,不易损伤面神经,能较早分离骨性闭锁板与听骨链,减少内耳损伤;其缺点在于手术遗留开放的乳突腔,易于导致不干耳。乳突前入路不破坏乳突,利于听力重建,术后并发不干耳的概率小,但由于面神经的移位,增加了手术的难度和危险性。直入式径路术式简单,可以与耳郭、鼓室成形同期进行,术后发生外耳道狭窄的概率也较小。鼓窦上鼓室径路适用于有原始耳道,但在相应部位未见关于自体软骨全耳再造加同步外耳道及中耳再造的报道。

二、半侧颜面短小

先天性单侧的颅面骨短小及耳郭畸形,在以前的文献中常以第一、二鳃弓综合征来命名。先天性骨性发育障碍,系由于第一、二鳃弓和位于其间的咽囊和第一鳃裂,以及颞骨原基的发育不良导致的严重的面部两侧不对称畸形。患侧颜面骨骼发育不良是导致畸形的主要因素,骨骼畸形以下颌骨发育不良为最常见也最严重,表现为下颌骨升支发育不良或缺如,体部也在各个方向均有发育不良,个别患者髁突明显发育不良甚至关节缺如。畸形的下颌骨会影响上颌骨的正常向下生长,并波及颞骨、颧骨、蝶骨,甚至颞下颌关节,形成上、下颌骨及颧弓发育不良,两侧面部明显不对称,颜面部表情肌、咀嚼肌及皮下组织发育不全,面神经麻痹等,从而导致继发的面中部畸形。

本病的治疗,以外科手术修复畸形为主,应根据畸形的部位及程度、患者的年龄及发育选择适当的手术时机、手术原则和手术疗法,实行分期、综合的序列手术治疗。其修复目标要达到重建外耳,恢复面形对称和面部生机,保证上呼吸道通畅,保存正常牙髓足够的牙槽骨,达到合适的咬合关系,达到患者可以接受的自我形象和身心健康。生长期患者的治疗:第一阶段治疗是功能上的刺激,待患者牙齿萌出后,嘱患者患侧多咀嚼,使患侧咬肌发达,刺激下颌骨的发育。第二阶段,在适当的时间做颌骨牵引,早期做可以达到良好的效果。6岁左右可以做颌骨牵引,基本方法是在患侧口内做半边的下颌骨截骨术,再以长骨钉固定于截骨之近段及远端,避免伤及牙齿或牙胚。手术后4～5天开始,每天延长1mm,为了刺激生长,可每半天伸长0.5mm,由家长在家自行操作。实际需要延长的距离由临床医生依咬合面、颜面歪斜度来决定。当延长达到预期目的后,再固定4～8周,使所延长的下颌骨固定,外固定器在期满后于门诊复诊时取出。通过下颌骨牵引,使患者在恒牙萌出过程中找到比较好的咬合关系。成年或生长期发育停止者的手术治疗是待颌骨发育成熟后做颌骨充填或截骨,至少在18岁以后行上颌骨水平面截骨,矫正上颌骨歪斜,做骨移植以改善上颌歪斜,患侧下颌骨用肋软骨-硬骨移植来重建单侧的颞颌关节及下颌骨升支,用多层骨移植来改善其脸形不正。对侧下颌骨升支则以前后向截骨术来调整咬合面的不正,有些患者最后以颏成形术来改善颏偏斜,还可以配合软组织的治疗。

以往在治疗这类小耳畸形患者时,往往只进行外耳再造,而对颌面畸形不做矫正。但对于一些重度的半面发育不良患者,由于其患侧面部明显短小,再造耳离面中线的距离过近,容易产生耳郭紧贴面颊部的感觉,术后两侧面部在视觉上的差异仍较明显,手术效果不佳。因此,对先天性小耳畸形伴有严重面部发育不对称的患者,在再造耳郭的同时进行患侧颧弓及下颌骨的充填,可以改善手术效果,使两侧面部更加接近,有效地恢复患者的面容。

三、面神经麻痹

小耳畸形伴发面神经麻痹是最常见的并发症,可能是因为颜面肌肉的发育不良,或是面神经在颅骨内的径路异常,或是在脑内的径路异常所致。患者可表现为额部平坦、光滑,无法做皱额、皱眉、眉毛上举等动作。双侧眼裂可能不在一个水平面上,患侧外眦角下垂、两侧睑裂大小不等,患侧明显大于健侧。患侧下眼睑不同程度外翻,下眼睑泪点有时不能紧贴泪阜,有溢泪。患侧下眼睑眶筋膜松弛,呈眼袋外观。当患者做闭眼动作时,眼睑不能完全闭合。如果是不完全性面瘫,眼睑虽能够轻微闭合,但用手指撑开睑裂时,眼睑缺少张力抵抗。鼻部表现为患侧鼻唇沟消失,鼻翼下降或塌陷,人中嵴偏向健侧,鼻孔不能缩小或扩大,不能皱鼻。患者颊部皮肤和皮下组织臃肿、松弛、下垂。患侧上下唇肌肉萎缩,唇变薄,闭合不全,口角下垂,口裂向健侧歪斜。做鼓气动作时,患者口角漏气,不能吹口哨,不能闭口鼓气;颈部臃肿,不能自主地下降口角及下唇,颈阔肌不能收缩,使下唇偏向健侧,不完全性面瘫患者常有不自主的面部肌肉痉挛及抽搐。

先天性小耳畸形患者伴随的一般是不完全性面瘫,无须特殊治疗。如有完全性面瘫,修复参考面瘫的治疗。

第十三节 全耳再造面临的挑战性问题

一、半面短小患者的耳再造

轻度半面短小患者,再造耳郭后视觉上的差异不明显,一般无须颌面部整形;重度半面短小患者,下颌骨发育畸形比较显著,患侧下颌支常短小,偏向内侧,严重者甚至缺如。这类患者面部明显短小,定位困难,再造耳离面中线的距离过近,同时由于下颌骨升支短小,术后两侧面部在视觉上的差异仍较明显,容易形成两侧耳有高低的感觉,手术效果不佳。

二、耳再造同时耳道的再造

先天性小耳畸形患者大多数外耳道闭锁,父母带着孩子就诊时最关心的问题往往是听力,他们认为只要在皮肤上开一个洞就能完全恢复听力。一般来说,单侧小耳畸形患者还存在骨传导,再加上健侧听力正常,除在判断方向上稍差外,对语言发音及平时生活并无太大影响,因此单侧小耳畸形患者是否进行外耳道成形以增进听力,历来有所争议,其反对的主要理由是手术并发症多,提高听力的程度甚微。近年来随着技术的进步,五官科医生多倾向于手术。五官科医生和整形科医生在手术的先后上也存在着分歧。再造耳缺乏弹性,会影响耳道成形时的手术操作,因此五官科医生愿意先行中耳手术,但外耳道手术后常使乳突区皮肤产生瘢痕,影响整形科医生充分利用该处皮肤进行耳郭再造,这种矛盾至今无法解决。

三、瘢痕增生的问题

瘢痕是人体创伤修复过程中的自然产物,在耳再造的手术过程中,不可避免地在耳前或耳后会形成瘢痕,少部分患者会形成瘢痕增生甚至是瘢痕疙瘩。一旦瘢痕增生或形成瘢痕疙瘩,治疗时非常棘手,很难获得满意的结果。因此,采取各种措施,最大限度地预防瘢痕形成是至关重要的。预防瘢痕的根本在于手术过程中尽可能地精细操作,减少创口的损伤及术后妥善处理。

四、组织工程耳再造的应用

组织工程学是近些年来研究的热点及新趋势。组织工程技术将生命科学和工程学原理相结合,应用于恢复、保持、改善组织的功能,组织工程技术的出现无疑为无(微)创修残补缺提供了可能。用该方法再造组织细胞可在体外培养及增殖,只需要极少量的自体组织,就可获得足够的细胞数量用于移植,同时可以根据缺损的形状、大小及病变程度来设计三维支架的立体形状,而且再造出的为生物性组织或器官。1997 年,曹谊林教授利用软骨组织工程技术(国际上)首次在裸鼠体内形成了具有精细三维结构和皮肤覆盖的人形耳郭软骨——“鼠背人耳”。虽然组织工程的发展给无数的小耳畸形患者带来了新的希望,但其从实验室到临床应用还有许多问题没有解决。首先,细胞-支架材料复合物形成的新生软骨的生物力学能否达到正常耳郭软骨的生物力学要求;其次,细胞-支架材料复合物形成的新生软骨能否在免疫功能健全的动物体内形成成熟的软骨,而不至于被排斥、吸收及受压变形等有待进一步证实。还有在应用干细胞作为种子细胞进行诱导构建软骨的过程中,干细胞的安全性问题一直是争论的焦点。所以说,虽然应用组织工程方法进行耳再造取得了很大的进步,但仍遗留很多问题,比如支架材料的选择、免疫排斥等,在应用于人体之前,尚需更多、更复杂的体内外实验来验证其可行性及安全性。

(张如鸿　张群　章庆国　郭树忠　吴建明　张英)

参考文献

[1] Beahm E K, Walton R L. Auricular reconstruction for microtia: part Ⅰ. Anatomy, embryology, and clinical evaluation[J]. Plast Reconstr Surg, 2002,109(7):2473-2482.

[2] Omori S, Matsumoto K, Nakai H. Follow-up study on reconstruction of microtia with a silicone framework[J]. Plast Reconstr Surg, 1974,53(5):555-562.

[3] Romo T 3rd, Fozo M S, Sclafani A P. Microtia reconstruction using a porous polyethylene framework[J]. Facial Plast Surg, 2000,16(1):15-22.

[4] Tanzer R C. Total reconstruction of the auricle: the evolution of a plan of treatment [J]. Plast Reconstr Surg, 1971,47(6):523-533.

[5] Rueckert F, Brown F E, Tanzer R C. Overview of experience of Tanzer's group with microtia[J]. Clin Plast Surg, 1990,17(2):223-240.

[6] Brent B. The correction of microtia with autogenous cartilage grafts: Ⅱ. Atypical and complex deformities[J]. Plast Reconstr Surg, 1980,66(1):13-21.

[7] Brent B. Auricular repair with autogenous rib cartilage grafts: two decades of experience with 600 cases[J]. Plast Reconstr Surg, 1992,90(3):355-374.

[8] Brent B. Microtia repair with rib cartilage grafts: a review of personal experience with 1000 cases[J]. Clin Plast Surg, 2002,29(2):257-271.

[9] Nagata S. Modification of the stages in total reconstruction of the auricle: part Ⅰ.

Grafting the three-dimensional costal cartilage framework for lobule-type microtia[J]. Plast Reconstr Surg, 1994,93(2):221-230; discussion 267-268.

［10］Firmin F. Ear reconstruction in cases of typical microtia: personal experience based on 352 microtic ear corrections[J]. Scand J Plast Reconstr Surg Hand Surg, 1998,32 (1):35-47.

［11］Firmin F. La reconstruction auriculaire en cas de microtie: principes, methodes et classification[J]. Ann Chir Plast Esthet, 2001,46(5):447-466.

［12］许枫,晋培红,张如鸿. Nagata法全耳再造的临床应用研究[J]. 浙江大学学报: 医学版,2007,36(6):604-609.

［13］Zhang Q, Zhang R, Xu F, et al. Auricular reconstruction for microtia: personal 6-year experience based on 350 microtia ear reconstructions in China[J]. Plast Reconstr Surg, 2009,123(3):849-858.

［14］王炜. 整形外科学[M]. 杭州:浙江科学技术出版社,1999:1062-1094.

［15］Park C. Subfascial expansion and expanded two-flap method for microtia reconstruction[J]. Plast Reconstr Surg, 2000,106(7):1473-1487.

［16］袁湘斌,朱晓海,江华,等. 应用经醋酸处理的异体肋软骨为支架进行耳郭再造 [J]. 第二军医大学学报,2005,26(1):52-53.

［17］Cao Y, Vacanti J P, Paige K T, et al. Transplantation of chondrocytes utilizing a polymer-cell construct to produce tissue-engineered cartilage in the shape of a human ear [J]. Plast Reconstr Surg, 1997,100(2):297-304.

［18］Lin Z, Fitzgerald J B, Xu J, et al. Gene expression profiles of human chondrocytes during passaged monolayer cultivation[J]. J Orthop Res, 2008,26(9):1230-1237.

［19］Kang S W, Yoo S P, Kim B S. Effect of chondrocyte passage number on histological aspects of tissue-engineered cartilage[J]. Biomed Mater Eng, 2007,17(5):269-276.

［20］Im G I, Jung N H, Tae S K. Chondrogenic differentiation of mesenchymal stem cells isolated from patients in late adulthood: the optimal conditions of growth factors[J]. Tissue Eng, 2006,12(3):527-536.

［21］Yeong W Y, Chua C K, Leong K F, et al. Rapid prototyping in tissue engineering: challenges and potential[J]. Trends Biotechnol, 2004,22(12):643-652.

［22］Lerou P H, Daley G Q. Therapeutic potential of embryonic stem cells[J]. Blood Rev, 2005,19(6):321-331.

［23］Park C, Roh T S, Chi H S. Total ear reconstruction in the devascularized temporoparietal region: Ⅱ. Use of the omental free flap[J]. Plast Reconstr Surg, 2003,111(4): 1391-1399.

［24］Siegert R, Weerda H. Two-step external ear canal construction in atresia as part of auricular reconstruction[J]. Laryngoscope, 2001,111(4):708-714.

［25］Chen Z C, Goh R C, Chen P K T, et al. A new method for the second-stage auricular projection of the Nagata method: ultra-delicate split-thickness skin graft in continuity with full-thickness skin[J]. Plast Reconstr Surg, 2009,124(5):1477-1485.

［26］Papel I D. Facial plastic and reconstructive surgery[M]. 2nd ed. New York: Thieme Medical Publishers,2002:615-633.

［27］张如鸿,曹谊林. 全耳再造的过去、现在和将来[J]. 组织工程与重建外科杂志, 2005,1(2):109-114.

［28］Yavuzer R, Unal S, Ozmen S, et al. An unusual complication of microtia repair [J]. Plast Reconstr Surg, 2000,105(5):1896.

［29］Yasuyo Kawanabe, Satoru Nagata. A new method of costal cartilage harvest for total auricular reconstruction: part Ⅰ. Avoidance and prevention of intraoperative and postoperative complications and problems[J]. Plast Reconstr Surg, 2006,117(6):2011-2018.

［30］Staudenmaier R, Hoang T N, Kleinsasser N, et al. Flap prefabrication and prelamination with tissue-engineered cartilage[J]. J Reconstr Microsurg, 2004,20(7):555-564.

［31］Sevin K, Askar I, Saray A, et al. Exposure of high-density porous polyethylene (Medpor) used for contour restoration and treatment[J]. Br J Oral Maxillofac Surg, 2000,38 (1):44-49.

［32］DellaCroce F J, Green S, Aguilar E F 3rd. Framework growth after reconstruction for microtia: is it real and what are the implications?[J]. Plast Reconstr Surg, 2001,108(6): 1479-1486.

［33］Fukuda O. Long-term evaluation of modified Tanzer ear reconstruction[J]. Clin Plast Surg, 1990,17(2):241-249.

［34］Qun Zhang, RuhongZhang, et al. Auricular reconstruction for microtia: personal 6-year experience based on 350 microtia ear reconstruction in China[J]. Plastic and Reconstructive Surgery, 2009, 123(3):849-858.

［35］Chin WS, Zhang RH, Zhang Q, Xu ZC, et al. Modifications of three-dimensional costal cartilage framework grafting in auricular reconstruction for microtia[J]. Plastic and Reconstructive Surgery, 2009,124(6):1940-1946.

［36］Chin WS, Zhang R, Zhang Q, Xu Z, et al. Techniques for improving tragus definition in auricular reconstruction with autogenous costal cartilage[J]. Plast Reconstr Aesthet Surg, 2011 Apr,64(4):541-4.

［37］Datao Li, WenShin Chin, Jinfang Wu, et al. Psychosocial outcomes among microtia patients of different ages and genders before ear reconstruction[J]. Aesth Plast Surg, 2010,34:570-576.

［38］Zhang Q, Zhang R, Xu F, et al. Firm elevation of the reconstructed auricle with a retroauricular fascial flap wrapping an EH (a mixture of epoxide acrylate malelic and hydroxyapatite) composite wedge[J]. Plast Reconstr Aesthet Surg, 2010,63(9):1452-8.

［39］Datao Li, Ruhong Zhang, Qun Zhang, et al. Titanium meshstrut: anovel instrument for firm elevation of the reconstructed auricle[J]. Aesth Plast Surg, 2012,36(3):746-749.

［40］Jinfang Wu, Ruhong Zhang, Qun Zhang, et al. Epidemiological analysis of microtia: a retrospective study in 345 patients in China[J]. Int J Pediatr Otorhinolaryngol, 2010,74:275-278.

［41］Z Xu, Z Ruhong, Z Qun, et al. An analysis of quantitative measurements of drainage exudate using negative suction in 96 microtia ear reconstructions [J].Canadian Journal of Plastic Surgery, 2012,20(4):218-222.

［42］Zhi Cheng Xu, Ru Hong Zhang, Qun Zhang, et al. Anthropometric measurements in 126 microtia reconstructions[J]. Facial Plast Surg, 2013,29:321-326.

［43］Datao Li, Ruhong Zhang (Corresponding), Qun Zhang, et al. A novel method of naturally contouring the reconstructed ear: modified antihelix complex affixed to grooved base frame[J]. Plastic and Reconstructive Surgery, 2014,133(5):1169-1174.

第五章
常见外耳畸形的修复

第一节　先天性耳畸形

一、招风耳畸形

在耳部的各种畸形中,招风耳畸形是最常见的先天性畸形,发生率约为 5%。该畸形呈常染色体显性遗传特征,男女发病比例无明显差异,双侧多见,但两侧畸形程度常有差异。其发病原因目前仍不清楚,有研究认为可能与胚胎期耳郭发育异常、耳周肌肉附着位置异常、产前胎位不正、新生儿睡姿不佳等因素有关,最终引起耳郭软骨发育障碍所致。

虽然招风耳畸形并不会产生生理上的不适,但是大量研究显示,它往往给患者及其家属带来巨大的心理压力和社交障碍,故最好在学龄前对此畸形进行矫正。另外,针对耳郭发育和生长的形态学研究表明,正常人类耳郭在 3 岁时大小达到成人的 85%,5 岁时已达 90%～95%,为了不影响患儿心理发育,目前多数学者主张在患儿 5～6 岁时进行手术治疗。

招风耳畸形的病理特点主要包括:①对耳轮发育不全、低平或者平坦,导致耳甲与耳舟的夹角大于 90°;②耳甲软骨发育过大,导致耳甲腔过深、颅耳角增大,常达 90°;③耳垂位置异常前倾。招风耳整形的目的是通过手术形成接近正常的耳郭外形、理想的对耳轮和颅耳角。由于招风耳畸形的临床表现存在相当大的差异,术者需在术前对每一例患者的耳郭畸形程度做出细致完整的评估,以便制订完善合理的手术方案。

(一)手术方法

依据招风耳的上述病理特点,手术矫正的原则是:重建对耳轮、对耳轮脚及三角窝;减少耳甲壁的宽度;矫正过分前倾的耳垂。自 1845 年 Dieffenbach 首次报道了通过耳后皮肤切除矫正招风耳畸形的手术方法以来,迄今文献报道的各类手术方法已超过 200 多种。手术方法的繁多说明目前还没有一种方法可以完全解决耳郭的畸形。针对每个患者,应根据畸形的特点设计具体的手术方案,即便是同一患者其双侧耳郭的畸形程度也是不同的,需要采用不同的矫正方法。在此,笔者将针对各病理特点介绍相应的矫正技术。

1 皮肤切口设计　手术采用耳后皮肤切口入路,通常在耳郭背面拟形成对耳轮嵴的相应位置作一直线切口,该切口距颅耳沟 1cm 左右,长度为整个对耳轮的长度,以便尽可能暴露整个耳郭软骨。有部分学者认为,软骨畸形矫正后耳郭背面皮肤会有多余,主张在做皮肤切口时即切除一部分皮肤组织。笔者建议,如需事先行皮肤切除,可采用哑铃形皮肤切口,以避免耳郭中段皮肤组织切除过多导致"听筒样"畸形的发生(图 5-1)。

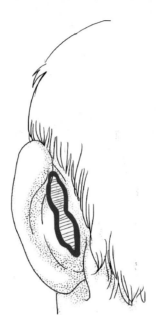

图 5-1 哑铃形皮肤切口

2 对耳轮形态重塑 早在 1910 年,Lukeet 就提出对耳轮成形的必要性,现行众多的招风耳整形术也主要着眼于设法重新形成对耳轮及其上脚。根据手术的具体操作和原理,大致可以把这些方法分为两类:一类是通过软骨切开或者切除来重建对耳轮的"软骨管法",另一类是软骨未被切开的"埋线缝合法"。

"软骨管法"的常用术式为改良的 Converse 法,是当前使用较普遍的术式,具体操作如下:

(1)用食指及拇指将耳郭向头皮轻压折叠,使之出现对耳轮及其上脚,在耳前皮肤处用亚甲蓝画出对耳轮及耳轮脚的轮廓,对耳轮至少应距耳轮边缘 4mm,且有一定弧度。

(2)用注射针头沿对耳轮的标志线从耳前皮肤刺入,穿透耳软骨,针头上蘸亚甲蓝后退出,使耳郭后面软骨着色,共 4~5 点。

(3)按亚甲蓝标记在软骨上作两条纵行切口,切透软骨全层至耳郭前面皮下;两切口向下逐渐靠近,上方逐渐分开。

(4)将两道切口间的软骨向后卷曲对合形成软骨管,用 1 号丝线水平褥式缝合 4~5 针,逐个打结并通过打结的松紧度获得外形自然的对耳轮。注意:缝合软骨时应有一定的边距,以防撕裂切割软骨;缝线勿穿透皮肤。该方法术后效果理想,几乎无复发,但是手术操作稍显复杂,如果处理得不好会导致术后外形欠佳,需再次手术矫正。

"埋线缝合法"目前临床上较多的是采用 Stenstrom 的耳软骨划痕法和 Mustarde 的褥式缝合法联合应用的术式。术中在软骨背面着色后在耳轮软骨的尾部与对耳屏软骨之间的切迹处作一小切口,通过此切口插入锉刀样器械,沿对耳轮走向于软骨膜表面行盲视下潜行分离至对耳轮上脚,然后沿对耳轮嵴于耳前软骨膜表面进行盲视下擦刮或划痕,反复操作,直至向后折叠耳软骨时无任何张力为止。然后在软骨背面沿各染色点行水平褥式缝合,逐一打结,调整打结的松紧度以获得外形自然的对耳轮。Stenstrom 手术的理论基础是 Gibson 的软骨应力释放原理。Gibson 认为,在软骨表面进行破坏性操作(如切开、擦刮或刻痕等)可打破其表面交互应力的平衡,软骨即会自动地向软骨表面未被破坏的一侧弯曲,从而使软骨突向破坏侧。Stenstrom 最早将这一原理应用于招风耳整形术并取得了满意的效果。当然,仅靠软骨自身的应力改变不可能形成对耳轮嵴,还必须借助于 Mustarde 的褥式缝合技术进行进一步的塑形和完善,使得耳软骨向后卷曲折叠(图 5-2)。该方法的

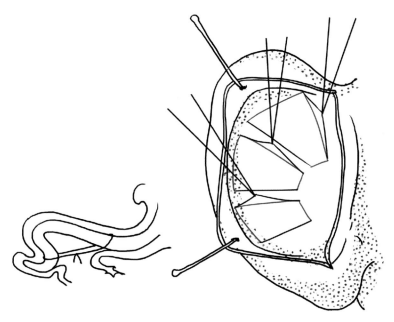

图 5-2　Mustarde 的褥式缝合法

优点是软骨未被切开,如果手术效果不理想可以再次手术;缺点是易复发。

3 缩小耳甲腔　对耳甲软骨的过度发育和由此产生的颅耳角增大的手术治疗方案目前也有两种术式。一种可称为"耳甲壁-乳突缝合",即在对耳轮重建后切断耳后肌,暴露耳甲腔区的软骨背侧,用 1 号丝线将耳甲软骨缝合于乳突区颅骨骨膜上,缝合 3 针,使耳轮至乳突的距离＜2cm(图5-3)。另一种术式则是在耳甲软骨的游离缘切除一新月形软骨,以缩小耳甲宽度,使耳轮与颅侧壁的距离＜2cm。

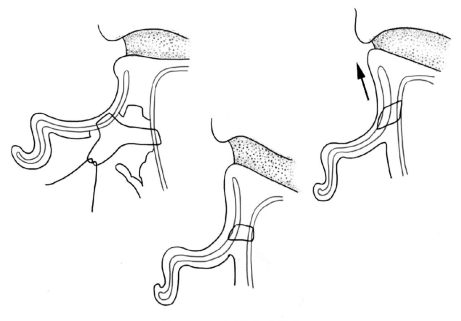

图 5-3　耳甲壁-乳突缝合

4 耳垂前倾矫正　耳垂是耳下 1/3 无软骨的部分。在招风耳畸形的治疗中,耳垂位置前倾常常容易被术者忽视。其发生的原因可能是由于局部皮肤过多和(或)耳轮尾部的位置过于靠前,因此只需适当切除部分皮肤组织即可达到矫正的目的。皮肤切口可采用倒三角形或者鱼尾形(图5-4)。

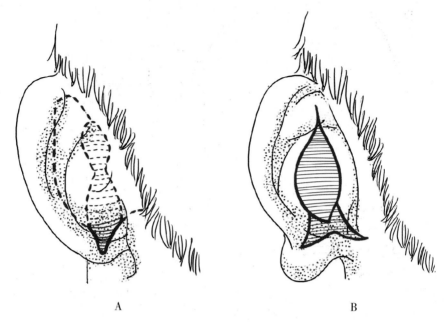

图 5-4　耳垂皮肤切口
A. 倒三角形　B. 鱼尾形

（二）术后处理

确认创面无活动性出血后用 6-0 聚丙烯线做连续缝合,关闭耳后皮肤切口。在耳舟、三角窝、耳甲腔处用凡士林纱布卷打包固定,以维持对耳轮外形,并在耳郭前后垫上纱布等敷料,用棉垫及绷带轻压包扎,维持已形成的耳郭形态及颅耳角。术后 2 天更换敷料,检查有无血肿和皮肤血运情况;可预防性口服抗生素 3 天;术后 10 天拆线。

（三）常见并发症的预防及处理

招风耳整形术后的并发症包括早期并发症及晚期并发症。前者常发生在术后几小时到术后数天内,后者则通常在术后 3~6 个月发生。

1 早期并发症

（1）术后血肿:多数与创面止血不够彻底有关,患者常主诉手术区域异常疼痛。血肿一旦发生必须及时处理,打开外敷料,经耳后切口充分引流,必要时可拆除缝线;经一段时间观察后如无活动性出血,可适当加压包扎,并加强抗生素的应用。

（2）术后出血:常见原因为肾上腺素失效后反跳性出血。处理原则为再次手术打开伤口,找到出血点后彻底止血。

（3）切口感染:首先要加强术中无菌操作,其次切口皮肤张力过大或血肿未及时得到处理也是发生感染的原因之一。切口发红、肿胀和渗液是感染的常见症状,一旦发现则需尽快通过静脉给予抗生素,否则容易导致软骨炎和严重的继发畸形。

（4）皮肤坏死:多因术后敷料包扎过紧所致,只要注意包扎力度并且术后 24 小时及时更换敷料即可避免。

2 晚期并发症

（1）瘢痕增生:除部分患者是由于体质原因导致瘢痕增生外,还有部分患者是由于术后护理不当,未能保持伤口清洁所致。如瘢痕增生明显,可以采用局部注射激素等综合治疗。

（2）缝线外露:在一些耳郭皮肤较薄的患者中易发生线结外露的情况,术中将结打在软骨面可有效避免这一情况。

（3）手术效果欠佳：患者（包括术者）对术后效果不满意主要包括两个方面：一是畸形复发或者部分畸形未完全修复，常见的是对耳轮上脚结构重建不佳。研究显示，在单纯应用 Mustarde 法的病例中畸形复发率较高，因此目前提倡联合应用 Stenstrom 的耳软骨划痕法。另外，成年患者的耳郭软骨弹性下降，塑形较儿童困难，手术时更应注意对软骨处理的可靠性。二是矫枉过正，颅耳角缩小过度，双侧耳郭外观不对称。为避免这一情况，要求术者术前对耳郭的各结构单位进行仔细评估，与患者及其家属耐心沟通；手术中精细操作。

（4）继发畸形：这类畸形的发生主要和不恰当的手术操作有关，主要包括对耳轮过于凸显外形僵硬（常见于对软骨进行切开或切除的术式）和"听筒样畸形"（耳郭背面中段 1/3 皮肤切除过多，或对耳轮上脚和耳垂畸形未矫正）。继发畸形往往给患者带来更大的痛苦，必须通过再次手术予以矫正（图 5-5）。

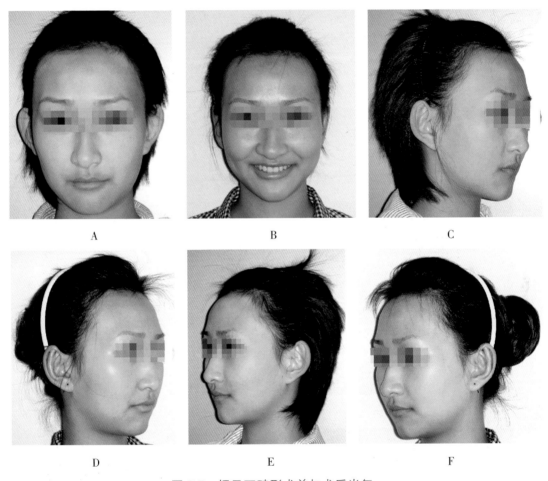

图 5-5 招风耳畸形术前与术后半年
A. 术前正面观　B. 术后正面观　C、E. 术前侧面观　D、F. 术后侧面观

二、收缩耳畸形

收缩耳畸形是一类以耳郭上 1/3 耳软骨发育不良为特征的先天性耳郭畸形，又可被称为垂耳、杯状耳，其畸形程度具有很大的差异性，临床表现介于招风耳畸形和先天性小耳畸形之间。1975 年，Tanzer 从胚胎发育异常的角度分析了这一类畸形的特点，并首次用"收缩耳"这一名词定义这一类耳郭畸形，得到了多数学者的认可。

（一）病理特征

收缩耳的病理特征主要包括四个方面：①耳郭上 1/3 卷曲下垂，轻者表现为耳轮自身折叠，严重时可见耳轮和耳郭上极呈盖状下垂遮住耳道口；耳舟、三角窝、对耳轮上脚结构消失。②耳郭前倾，主要和耳轮、对耳轮低平以及耳甲腔过深有关，以上半部分位置前移为主。③耳郭变小，与耳轮发育不良收缩变短有关，以长度变短为主，但耳郭宽度也有减小。④耳郭位置偏低，这一表现常见于重度收缩耳畸形。

（二）分型

Tanzer 根据畸形所采用的相应手术方法不同将收缩耳畸形分为三型：

1 Ⅰ型 耳郭畸形仅涉及耳轮。这一型中耳轮增宽是最轻微的表现；大多数表现为耳轮平坦，给人以耳郭长度减小的感觉。手术剥离耳软骨时会发现耳轮的卷边与耳舟贴合紧密。

2 Ⅱ型 畸形的同时涉及耳轮和耳舟，又可分为两个亚型。

（1）Ⅱa 型：畸形表现与招风耳比较接近，常见对耳轮上脚结构不清、耳甲腔增宽、耳轮及耳舟呈盖状下垂遮住外耳道口。这一亚型在手术时一般不存在皮肤缺损。

（2）Ⅱb 型：耳郭畸形较前者更为严重，除耳轮卷曲以外，还伴有对耳轮的平坦和消失，耳郭上极下垂明显，耳郭长度严重减小。软骨结构重建后需通过局部皮瓣的转移来覆盖。

3 Ⅲ型 这是最严重的一型，耳郭卷曲呈管状，耳轮严重下垂甚至接近耳垂。这一类型往往伴有耳郭位置偏低和发际线下降。此型的畸形程度更接近先天性小耳畸形，需通过全耳再造来矫正（图 5-6）。

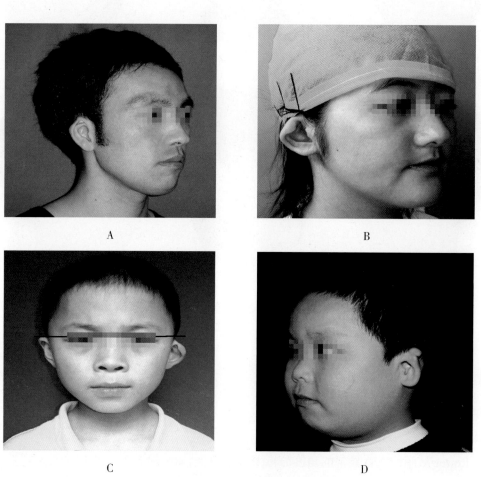

图 5-6 收缩耳畸形
A. Ⅰ型 B. Ⅱa 型 C. Ⅱb 型 D. Ⅲ型

收缩耳畸形对容貌影响较大,甚至会影响配戴眼镜,一般需手术治疗,手术时机与招风耳畸形一致。这里主要介绍Ⅰ型和Ⅱ型收缩耳畸形的常见治疗方法。Ⅰ型和Ⅱ型也被称为轻度和中度畸形,由于收缩耳畸形关键的病理特征在于耳轮的收缩,因此手术矫正的重点在于延长耳轮的长度、恢复耳轮的正常外形。

（三）Ⅰ型（轻度）收缩耳畸形的治疗

此型的耳软骨外形基本接近正常。手术切口采用耳后皮肤切口入路,在耳郭背侧面距耳轮缘至少1～2cm处作平行于耳轮缘的切口,分离暴露卷曲的耳郭软骨。对于耳轮卷曲和耳郭长度减少不太明显的,可以采用划痕法释放耳轮软骨前表面的张力使之充分舒展,增加耳郭长度;对于耳轮上极卷曲显著而耳郭长度减少不明显者,可以通过单纯去除过度卷曲的耳郭或部分反折耳轮缘软骨的方法矫正。缝合创口后需在耳舟处填塞大小合适的凡士林纱布卷打包固定,使软骨在新的位置与皮肤重新贴合。

（四）Ⅱ型（中度）收缩耳畸形的治疗

目前文献报道的对于这一类型收缩耳畸形的治疗方法有很多种，根据这一类型的病理特点，所有的手术方法都必须达到两个目的:增加耳轮的高度和重建耳舟外形。

Tanzer的"双旗帜瓣"是目前较常用的手术方法(图5-7),具体步骤是:在耳郭后内侧面距耳轮缘至少1cm处作一与耳轮上缘平行的弧形切口,经此切口剥离皮肤与软骨至耳郭前表面,充分暴露卷曲变形的软骨。在下垂塌陷的耳轮软骨处设计两个相互交错的趾状软骨瓣,切开后将其各自旋转180°后在适当的位置交叉缝合固定,形成一拱形的耳轮边缘。若发现软骨重塑后产生的缺损范围较大,可切取一片耳甲软骨作为填充,同时可达到缩小耳甲腔的目的。

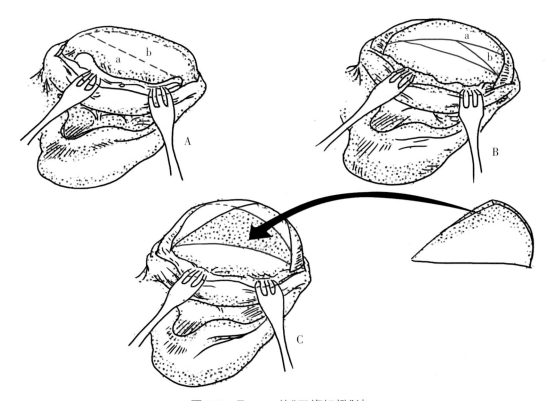

图 5-7　Tanzer 的"双旗帜瓣"法
A. 作弧形切口　B. 剥离皮肤与软骨　C. 形成拱形的耳轮边缘

另一种效果可靠的手术方法是由 Stephenson 和 Musgrave 等报道的外耳轮"放射状切开法"(图5-8、图 5-9)。这一术式可有效增加耳轮的面积,使上 1/3 的结构得到充分体现。具体步骤:在耳郭背面设计一纵行切口(类似招风耳手术)以便充分暴露耳郭软骨;剥离皮肤与软骨至耳郭前表面,将卷曲下垂的耳轮软骨做放射状切开;切取一新月形耳甲软骨,缩小耳甲腔,矫正耳郭前倾;将此耳甲软骨置于已切开的耳轮软骨背面,用丝线把每片扇形软骨向后反折与耳甲软骨呈篱笆状可靠固定;最后重新调整皮肤,在无张力情况下关闭切口,在新形成的耳舟处用凡士林纱布卷填塞打包固定。

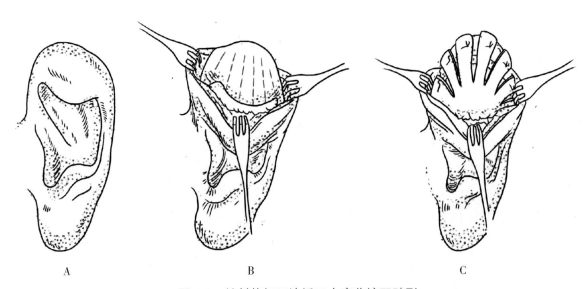

图 5-8　放射状切开法矫正中度收缩耳畸形

A. 术前　B. 剥离皮肤与软骨,在耳轮软骨上做放射状切开　C. 取耳甲软骨与耳轮软骨篱笆状固定

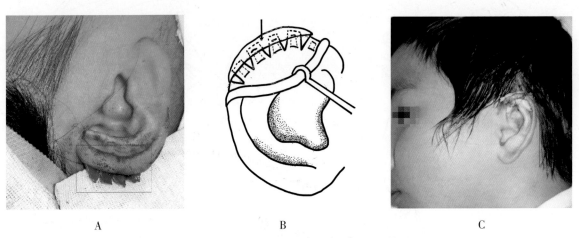

图 5-9　放射状切开法手术示意图

A. 切口　B. 在耳轮软骨上做放射状切开　C. 术后

尽管 Tanzer 在对收缩耳畸形进行分类时指出,畸形程度为Ⅱb 型者存在耳郭皮肤软组织的缺损,但是近年来已有大量文献报道,对于中度收缩耳畸形,只要充分松解耳郭前后侧面以及耳后乳突区的皮肤,即可依靠皮肤本身的弹性和延展性无张力地完全覆盖塑形后的耳软骨支架(图5-10)。

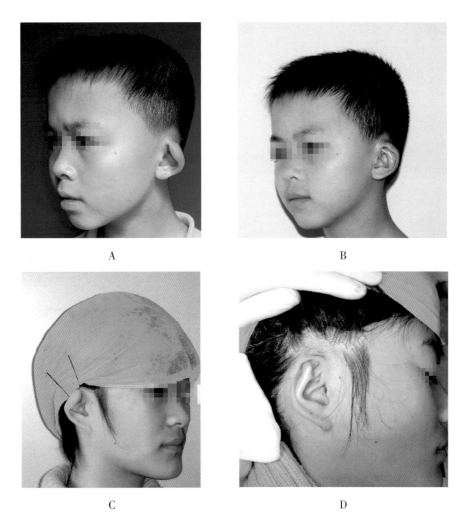

图 5-10　收缩耳畸形术前与术后
A、C. 病例一和病例二术前侧面观　B、D. 病例一和病例二术后侧面观

如患者还存在对耳轮外形平坦或者消失的情况,则可按招风耳整形的方法形成对耳轮。

三、隐耳畸形

隐耳是一种耳郭上半部的先天性畸形,其主要表现为耳郭上半部埋入颞部头皮下,颅耳角缺失,用手指轻拉耳郭上部可显露埋入皮下的耳郭全貌,松开则回缩为原样。

该畸形在日本人中发病率较高(1/400),中国人也较常见,欧美地区则少见。患者中男、女之比约为 2:1,左侧与右侧之比约为 1:2,双侧发病者约占患者总数的 40%。1 岁以内的婴儿可采用非手术治疗方法,如采用根据耳郭上部外形制作的特殊外夹板矫形。1 岁以后的患者多需要采用手术治疗的方法。

轻度隐耳畸形者仅耳郭上部皮肤短缺,耳软骨的发育基本不受影响,手术治疗的原则是将此处皮肤切开,显露埋入皮下的耳郭软骨,并充分松解造成耳郭软骨与颅侧面粘连的纤维结缔组织,同时将造成耳郭软骨背面的纤维结缔组织也进行充分松解,由此产生的创面通过局部皮瓣旋转和游离植皮进行覆盖。重度畸形者除皮肤严重短缺外,耳郭上半部的软骨也明显发育不良及其他畸形,主要表现为耳轮向前折叠与耳舟软骨相互粘连,对耳轮也常屈曲变形,耳郭位置较健侧偏低等。手术时需要对相关畸形进行矫正。

隐耳畸形修复的手术要点包括以下几个方面:

（一）耳郭牵拉的松解

隐耳畸形主要的病理特征是耳郭上半部分埋入颞部头皮皮下，该处颅耳沟消失，其发病原因主要与耳上肌的附着位置异常有关。耳上肌属于耳外肌，与耳郭的位置有关，正常情况下其始于帽状腱膜，止于三角窝隆起处；但是隐耳患者的耳上肌止于耳轮上极，向颅侧牵拉耳郭上部软骨。因此，手术时必须彻底松解耳郭背面的纤维结缔组织，打断耳上肌对耳郭软骨的牵拉，观察耳郭在无外力作用下不再回缩即可。

（二）耳郭软骨畸形的矫正

近年来越来越多的学者注意到，隐耳畸形往往存在耳郭软骨发育不良，术中必须对相关畸形进行矫正。

耳轮上极部分向前折叠与耳舟软骨相互粘连是最常见的软骨畸形表现，对此比较可靠合理的处理是采用粘连松解，将耳轮软骨放射状切开，耳甲软骨移植固定的方法参考收缩耳畸形矫正放射状切开法。

另外，笔者在长期的临床实践中注意到，在隐耳畸形的病例中有相当一部分患者存在患耳位置较对侧偏低的情况，这一表现可能与耳郭长期受向下向内的牵拉有关。可以通过在三角窝隆起处埋线缝合至颅侧帽状腱膜来提升耳郭的高度，同时还可有效避免畸形的复发。

（三）皮瓣设计

目前国内外文献报道的隐耳矫正皮瓣修复方法有很多种，主要包括局部皮瓣法、局部皮瓣加植皮，以及组织扩张法。这里仅介绍几种常见的术式。

1 三角瓣法 适用于轻度隐耳畸形且耳上发际线较高的患者。设计一个以耳郭上部为基底的三角形皮瓣，尖端伸入发际内，掀起此三角形皮瓣向耳郭分离，彻底暴露和松解耳郭背面挛缩的纤维结缔组织，显露出颅耳沟，将三角形皮瓣向后下方旋转放于耳后创面，供区在两侧潜行分离后直接拉拢缝合（图 5-11、图 5-12）。

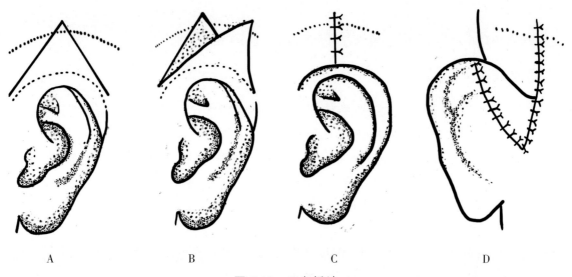

图 5-11　三角瓣法

A. 耳轮上方设计三角形皮瓣　B. 掀起三角形皮瓣　C. 三角瓣旋转，重建颅耳沟　D. 术后耳郭背面

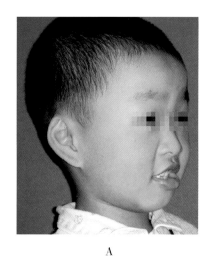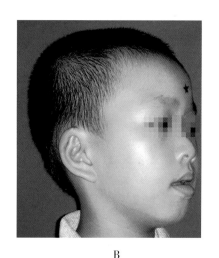

A   B

图 5-12　三角瓣法隐耳畸形术前与术后 1 年
A. 术前侧面观　B. 术后侧面观

2 V-Y 推进瓣法　适用于中、重度隐耳畸形。在颞区头皮及耳后皮肤处设计一面积较大的三角形皮瓣,皮瓣前缘延伸至耳轮脚处;后缘呈弧形延伸至耳郭中点,距颅耳沟 2～3cm。掀起此三角形皮瓣向耳郭分离,彻底暴露和松解耳郭背面挛缩的纤维结缔组织,显露颅耳沟,并矫正耳郭软骨畸形。将此三角瓣向耳郭背面推进,覆盖创面,在颅耳沟处用可吸收线将皮瓣内侧面与深面骨膜做缝合固定,加深颅耳沟。供区在两侧潜行分离后直接拉拢缝合(图 5-13)。

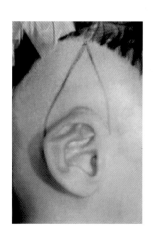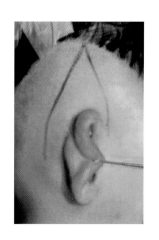

A

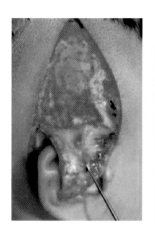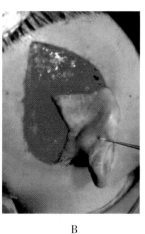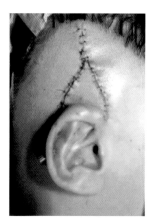

B

图 5-13　V-Y 推进瓣法
A. 皮瓣设计　B. 拉拢缝合

3 乳突区推进皮瓣加植皮法 在乳突区设计一蒂在下方的三角形推进皮瓣,沿设计线切开,在掀起三角形尖端的同时松解耳郭背面的粘连使耳郭复位。然后完全掀起此三角瓣向上方推进转移至所形成的耳后创面上,供区用全厚皮片游离移植覆盖(图5-14)。

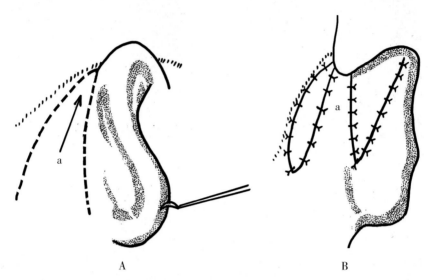

图 5-14 乳突区推进皮瓣加植皮法
A. 皮瓣设计 B. 皮瓣两侧游离植皮

四、Stahl's 耳畸形

Stahl's 耳畸形,又称猿耳(Stahl's ear)畸形,是一种较为罕见的先天性耳畸形,此畸形最早由 Stahl 在 19 世纪报道而得名,并得到公认沿袭。在亚洲国家尤其是日本较为常见,其中患者双耳均为 Stahl's 耳畸形的比例约占此型耳畸形患者的 20%。

Stahl's 耳畸形的解剖学特征主要表现为:①异常发育的耳软骨。耳郭上极可见一多余的第三对耳轮嵴从对耳轮分叉处向后上方延伸至耳轮的边缘,横过舟状窝。②此对耳轮嵴上极所对应的耳轮前后方均变得平坦,不能正常地向前下卷曲,耳轮缺乏连续自然的弧度。③耳舟扁平宽大。部分患者还同时具有未正常发育的对耳轮上脚以及伴发招风耳畸形等。

Stahl's 耳畸形的修复方法有非手术治疗和手术治疗两种,前者仅限于轻度畸形,而且只有在出生后 3 天内开始非手术治疗才能取得较好的效果,因为只有在这个时期耳郭软骨质地较软而且缺乏弹性,易于塑形。临床上绝大多数的 Stahl's 耳畸形必须采用手术方法修复。根据其病理特征,手术治疗的目的包括:①去除异常的第三对耳轮。②恢复耳轮的自然弧度和连续性。③缩小耳舟。部分病例还需根据健侧耳郭形态重建对耳轮上脚。

综合现有的文献报道,Stahl's 耳畸形的手术方法有多种,均以消除异常第三对耳轮为核心目的,大体可分为两类:软骨塑形法和软骨切除法。

(一)软骨塑形法

该方法通过对软骨表面进行划刻的方法进行软骨外形的重塑,主要适用于软骨较薄或柔韧性佳的软骨。常见的手术方法是:沿耳轮与耳舟的交界处切开皮肤,在软骨膜表面掀起皮瓣,于耳郭后内侧面广泛潜行分离皮瓣至可充分暴露耳郭软骨。仔细解剖耳舟、耳轮软骨,分别在耳舟软骨的前外侧面和耳轮软骨的后内侧面进行划刻或切开。注意在第三对耳轮的背侧面呈凹陷状,内有粘连的纤维结缔组织需仔细切除。分别将耳轮软骨向前、耳舟软骨向后卷曲,皮瓣向前推进,缝合切口,在新形成的耳舟处用凡士林纱布卷打包固定,棉垫包扎。

　　该方法操作简单,但由于未对软骨进行全层切开,没有完全破坏软骨的固有弹性,对于软骨较厚的成年患者复发的可能性较大。因此目前多提倡结合软骨缝合法可有效避免复发(图5-15)。

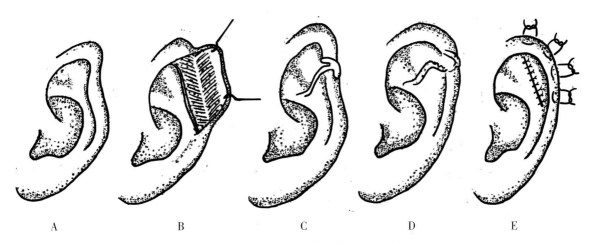

图 5-15　Stahl's 耳畸形软骨塑形法

A. 术前　B. 切开耳轮皮肤,对耳轮软骨进行划刻　C、D. 切除部分耳轮,修复耳郭尖角畸形　E. 耳轮局部用凡士林纱布卷填塞,加压固定

(二) 软骨切除法

　　该方法是将异常软骨直接切除,有学者将切除后的软骨片翻转后原位缝合,用于重建或加强对耳轮外形;也有文献报道将其舍弃,采集耳甲腔软骨进行缺损软骨的填充。笔者在临床实践中对以往传统的手术方法做了比较和改良,具体操作如图5-16:患者做局部麻醉,在患耳第三对耳轮嵴上方作十字形切开皮肤,切口为耳前1～1.5cm,跨过耳轮,延至耳后1cm,皮下潜行分离,暴露异常卷曲的第三对耳轮嵴耳软骨,将范围约1.5cm×2.0cm的第三对耳轮嵴至耳轮边缘的耳软骨剥离取出,切下的游离软骨的耳轮部分修除,将软骨展平后翻身缝回原处,同时耳轮软骨断端边缘直接拉拢缝合,并去除多余皮肤。止血彻底后关闭皮肤切口,患耳局部包扎。术后常规应用抗生素,保持伤口清洁,术后10天拆线。

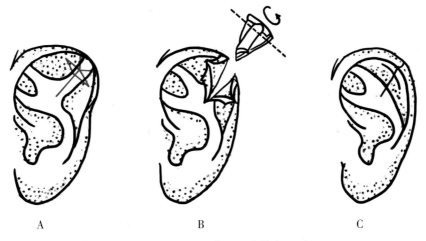

图 5-16　Stahl's 耳畸形手术修复示意图

A. 切开皮肤　B. 耳软骨剥离取出　C. 缝合

该方法操作过程简单,出血量少,术后无须特殊固定,手术效果理想,既彻底去除了第三对耳轮嵴凸起,使舟状窝变窄加深,又不改变外耳大小,与正常耳基本对称,且瘢痕并不明显。临床上多数患者对耳轮上脚并不明显,术者术前需对正常侧耳郭外形做仔细观察,不应过分强调对耳轮外形的重建,手术时可不做特殊处理。若确实需要重建对耳轮外形,则可参照招风耳畸形修复的方法进行操作。另外,耳轮软骨切口选择放射状切开,耳轮两处断端对合后自然会有向前下方弯曲的趋势,使耳轮自然卷曲且衔接良好。十字形切口中平行耳轮边缘的两条纵切口既为了缩窄舟状窝的宽度,也可以避免两边组织对合后出现的耳轮成角现象(图5-17)。

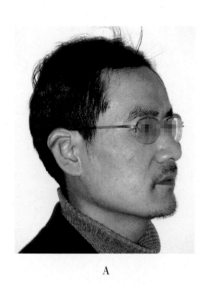 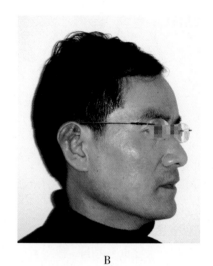

图 5-17　Stahl's 耳畸形术前与术后
A. 术前侧面观　B. 术后侧面观

五、修复术后继发畸形的再修复

耳郭畸形的表现千差万别,对于各种先天性耳郭畸形的修复治疗要想获得理想的效果取决于多方面的因素,包括:术前对畸形原因和畸形严重程度的正确评估;对术式的合理选择;术中精确的操作以及术后仔细的护理等。任何一步的疏忽都有可能导致继发畸形的发生。

外耳畸形修复术后继发畸形主要包括以下几种情况:

（一）畸形复发

招风耳修复术后畸形的复发常见于采用缝合法的病例,术中用于缝合卷曲对耳轮的丝线数量过少或者缝合点位置不合理,导致术后软骨撕裂、对耳轮外形消失(图5-18A);也有部分病例存在术者在应用划痕法时对软骨前表面划刻强度不够的原因。少部分患者由于术后自我护理不当,术后短时间内耳郭受外力打击或睡觉时把耳郭向前挤压,致使缝合点松脱引起畸形的复发。对于这类病例可在术后3～6个月再次行手术治疗,对软骨重新缝合、划刻、塑形。由于术后瘢痕形成,术中需注意仔细剥离,保护皮瓣血供。

收缩耳修复术后复发常见于采用 Tanzer 的"双旗帜瓣"法修复的病例,尤其是儿童患者,软骨强度欠佳。再次手术时可切取新月形耳甲腔软骨移植,加强耳轮。

隐耳畸形复发的原因主要是术中未能充分松解耳郭背面的纤维结缔组织,建议再次手术时必须彻底松解。另外,还有部分复发的患者主要表现为患耳上极位置较对侧偏低,此时可在耳郭背面将耳甲腔软骨的上部与乳突区深筋膜褥式缝合锚着固定。

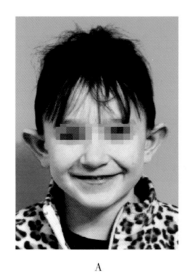 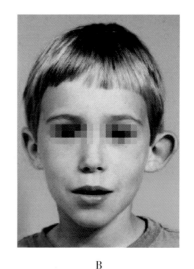

图 5-18　畸形复发病例

A. 招风耳术后复发,对耳轮平坦　B. 耳甲腔肥大矫正不足

（二）畸形矫正不足

术前对于外耳畸形的评估不足是引起矫正不足的主要原因。如对于招风耳畸形,除了对耳轮平坦或消失、耳甲软骨发育过大以外,往往还存在耳垂位置的前倾;收缩耳畸形的患者多数存在颅耳角过大的表现;隐耳畸形除了耳郭软骨上半部分埋入颞部头皮皮下,通常还伴有耳轮软骨与耳舟粘连、软骨发育不良的表现。再次手术需针对相应畸形进行手术矫正(图 5-18B)。

（三）矫枉过正

1　分类　此类继发畸形多见于招风耳修复术后,其主要表现包括以下几种类型:

（1）耳轮消失:正面观时对耳轮明显突出,耳轮缘不可见(尤其是中段);背面观则表现为耳轮缘至乳突区距离过短,颅耳角<30°。这一畸形的发生主要是因为在处理对耳轮时缝合过紧所致。

（2）对耳轮变形:轻者主要表现为对耳轮嵴外形过于锐利,呈三角形向前突出;严重时表现为对耳轮正常弧度消失,软骨外形僵硬、不自然甚至扭曲,软骨表面凹凸不平。其原因主要是软骨向后折叠过度,部分软骨甚至发生断裂,连续性被破坏;同时常伴有耳甲软骨未缩小(图 5-19)。

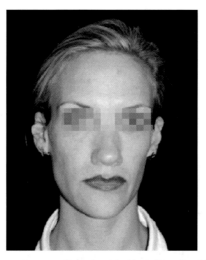

图 5-19　招风耳修复术后耳轮消失,对耳轮变形

（3）耳郭"听筒样"畸形：表现为耳郭上、下极向外突出，而中 1/3 部分明显后缩，正面观外耳轮廓近似于电话听筒。这一畸形的原因包括两个方面：耳郭背面中部皮肤切除过多以及耳郭上极和耳垂的前倾未予矫正（图 5-20）。

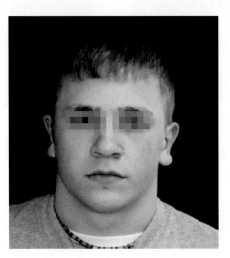

图 5-20 "听筒样"畸形

临床上对于矫枉过正导致的继发畸形的修复需十分谨慎，术前应仔细分析畸形发生的具体原因，判断皮肤缺损和软骨畸形的严重程度后再决定具体修复的手术方案。

■2 修复过程 大致的修复过程包括以下几个方面：

（1）皮肤切口：在耳郭背面设计手术切口。此处瘢痕最为隐蔽，同时可以进行皮肤与软骨间的广泛剥离，充分暴露一期手术涉及的操作区域，有利于彻底松解引起软骨变形的不当缝合和纤维粘连，并在一定程度上减小切口关闭时的皮肤张力。

（2）软骨畸形的修复：软骨外形异常是引起继发畸形的关键问题，需根据具体原因和严重程度选择相应的处理方法。轻度畸形表现为对耳轮嵴过于锐利，往往是由于软骨向后缝合打结过紧所致，处理方法是将一期的缝线和纤维组织粘连完全松解后重新缝合。对于重度畸形，由于软骨的连续性遭到破坏，粘连松解后无法通过软骨本身的弹性重塑对耳轮外形，需通过移植软骨作为支撑物来重建对耳轮的自然外形。移植软骨多取材于耳甲，切取耳甲腔靠底部的一片状软骨，供区直接缝合可达到缩小耳甲腔、矫正耳甲宽大畸形的目的。将此软骨片置于变形的对耳轮软骨背面，在适当的位置缝合固定以恢复对耳轮的自然外形和连续性。对于一些对耳轮软骨破坏极其严重，软骨前表面凹凸不平的病例，甚至可以将软骨片放置于对耳轮软骨的前面来掩饰软骨的变形。

（3）皮肤缺损的修复：软骨畸形修复后可能存在一定程度的耳后皮肤缺损。轻度的缺损可依靠皮肤的弹性达到无张力的直接缝合。中度缺损可动员乳突区皮瓣向耳郭背面推进或者皮片移植来进行修复。重度的皮肤缺损常见于耳郭"听筒样"畸形的病例，治疗时可在耳郭背面设计一个蒂位于中下 1/3 处的舌形皮瓣，皮瓣远端延伸至肥大的耳垂背面，掀起皮瓣后向外上方旋转至耳郭中段，这样既可修复皮肤缺损，又可矫正耳垂的前倾（图 5-21）。

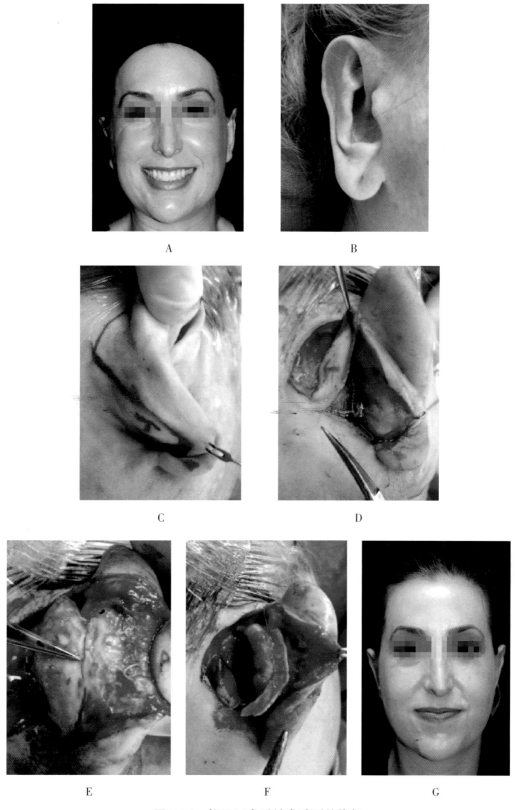

图 5-21 招风耳术后继发畸形的修复

A. 正面观:双侧耳郭不对称,右耳听筒样畸形 B. 侧面观:对耳轮形态不自然,耳甲腔肥大 C. 在耳郭背面设计一舌形皮瓣,皮瓣远端延伸至肥大的耳垂背面 D. 皮瓣向外上方旋转至耳郭中段,既可修复局部皮肤缺损又可矫正耳垂前倾 E. 彻底松解一期术中畸形折叠的对耳轮软骨 F. 取耳甲腔软骨缝合固定于对耳轮的位置,重塑对耳轮的自然外形和连续性 G. 修复术后,双侧郭对称

第二节　获得性耳畸形

获得性耳畸形(acquired deformity of ear)又称继发性耳畸形,包括外伤后耳畸形和医源性耳畸形,常由烧伤、冻伤、创伤、手术、炎症等引起。一般外耳道较少受累,听力正常,畸形仅影响容貌。但受伤较重时,外耳道瘢痕粘连可继发狭窄和闭锁,发生传导性耳聋,造成听力减退。

轻度获得性耳畸形患者中多数无组织缺损,主要表现为组织的畸形愈合,外伤早期及二次修复时仔细缝合伤口可预防。

严重的获得性耳畸形修复时需行软骨及皮肤移植,或全耳再造手术,其修复时面临的问题不同于先天性小耳畸形。先天性小耳畸形手术时,去除残耳软骨后可获得充足的正常皮肤组织;而获得性耳畸形由于外伤或手术导致耳郭、乳突区皮肤及筋膜层解剖结构发生改变,乳突区皮肤瘢痕、皮肤组织的缺损和不足,加之外耳道的存在,使得皮瓣设计受限,可利用的皮肤组织有限,导致覆盖组织不足。如果患者发际线较低时,则可利用的皮肤更少。因此,严重的获得性耳畸形需根据局部情况采取个性化的治疗方案,以达到最佳的修复效果。

一、早期耳外伤后畸形的修复

外伤后耳畸形患者通常有明确的外伤史,如切割伤、撕裂伤、车祸伤、挤压伤、咬伤等。耳外伤后局部情况差异较大,可为受伤部位的局部组织缺损,也可为全部缺损。切割伤、咬伤后残耳局部皮肤条件往往较好;耳郭撕裂伤常与头皮撕脱伤或面部撕脱伤并存,表现为耳郭全部或部分撕裂,局部条件通常较差。耳外伤后如早期处理不当,可导致皮肤和软骨的感染,继发软骨炎症,软骨液化吸收,耳郭失去支架,导致耳郭畸形。因此,正确处理早期耳外伤可减轻或避免继发畸形。外伤后早期处理方法可根据具体情况决定。

外伤后耳郭离断部分能否回植取决于离断部分大小、组织损伤严重程度、残耳和周围组织的条件。如离断耳整齐、清洁,再植成功率会更高;相反,如周围组织损伤严重,颅骨外露,则回植十分困难。小块耳郭组织离断后未吻合血管回植有成功的可能,大块耳郭组织离断后未吻合血管回植很难成活。

（一）临床适应证

外伤早期,耳郭完全或不完全离断,无合并严重的复合伤,一般状况良好,能够配合并耐受手术者。如合并其他重要脏器的损伤,需以抢救生命为先,待病情平稳后再考虑耳部外伤的修复。

（二）手术方法

1　缝合回植　不完全离断耳的离断部分耳郭有蒂部与原位组织相连,该种情况可以直接缝合回植。由于耳郭有丰富的血供,在耳前有颞浅动脉的耳前支,耳后有耳后动脉的分支横行分布,还有部分分支穿过耳部软骨分布到耳前组织,即使离断耳郭有很细的蒂与原位组织相连,也应争取回植,回植后成活的可能性较大。

2　复合组织游离移植　离断耳组织块较小时可以复合组织游离移植的形式回植离断部分,通常直径1.5cm以下的离断耳组织可用复合组织游离移植的形式回植。

3　血管显微外科再植　当耳郭大部分或完全离断时,如果接诊单位有显微外科技术且患者离断耳郭及局部组织损伤较轻,有再植条件,应优先考虑吻合血管的显微外科再植。尽管有很多显微外科耳再植成功的报道,但由于耳离断部分血管较细,该手术仍有较高的失败率。原因往往是静脉回流障碍,导致手术失败;也有通过水蛭吸血改善静脉回流,从而再植成功的报道。总之,术中吻合血管应确切。术后应注意使用扩张血管和抗凝药物,严密观察血运情况。因存在再植失败的风险,吻合血管再植离断耳时,应尽量行端侧吻合,避免切断颞部血管端端吻合,以保留颞部血管,以备再植失败时,利用颞部轴型筋膜瓣修复。

4 去除离断耳背部皮肤软骨开窗回植　当血管受区条件差,接诊单位显微外科技术受限时,大块离断耳组织的回植很难成活。有文献报道,去除离断耳背后皮肤,在离断耳软骨上开窗,掀起耳后皮瓣形成创面,使耳郭前部皮肤与受区可以建立血供,使离断耳组织再血管化后竖起回植耳,术后尽管耳郭有一定变形,但手术效果尚能接受。不过,应用该方法也存在一定的风险,一旦回植的组织未成活,而乳突区皮肤又被破坏,对后续行全耳再造带来了很大困难。因此,对于乳突区皮肤也有损伤者,可考虑应用该方法(图 5-22)。

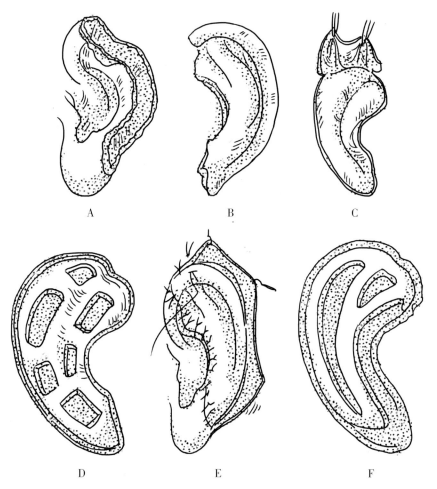

图 5-22　去除离断耳背部皮肤软骨开窗回植手术方法示意图
A. 离断耳残端　B. 离断耳　C. 去除耳背皮肤,暴露软骨　D. 软骨开窗
E. 将开窗软骨固定于乳突区创面　F. Brent 改良后的软骨开窗方法

5 耳软骨回植筋膜覆盖植皮　也有学者去除离断耳皮肤后即刻回植离断耳软骨,颞浅筋膜覆盖,植皮。该方法适用于受伤创口较清洁,头皮未受损,患者一般状况良好,能耐受手术者。但是该方法术后效果仍不佳,很多医生首先选择将软骨开窗回植的方法,从而保留了颞浅筋膜,以备二次手术修复用。

6 去表皮的离断耳再植　有文献报道,去除离断耳郭的表皮组织,将离断耳软骨原位回植,回植的去表皮耳软骨埋置于耳后皮下组织中,使回植耳软骨的真皮再血管化,数周后,从覆盖的皮瓣下分离出耳软骨,使其自行上皮化或植皮覆盖创面。该方法尽管方便易行,但手术效果欠佳,回植后的软骨无法产生足够强度的支撑力以呈现耳郭亚结构。同时,乳突区皮肤受到破坏,如手术效果不满意,对后期耳再造手术带来很大困难。

7 耳软骨回植 因耳软骨支架一旦缺失很难复制,吻合血管回植困难时,有学者尝试保留耳软骨支架以备后期利用。很多文献报道了挽救和保存离断耳软骨的方法,例如去除离断耳皮肤后将耳软骨支架埋入腹壁中、颈部皮下、耳后区皮下或前臂皮瓣下;也有学者在耳区局部皮肤条件良好时行软骨原位再植。然而,应用这些方法时,因保存的软骨支架强度不够,皮瓣较厚或植皮收缩,软骨支架很难再利用;即使可以利用,再造耳形态往往也不满意。因此,该方法在临床上并未得到推广应用。

（三）围术期的处理

1 术前处理 耳郭外伤多合并其他器官损伤,应详细询问受伤史,仔细检查,避免遗漏诊断。若合并其他重要器官损伤而未及时诊断处理,可能导致危及患者生命的严重后果。

2 术后处理 术后敷料包扎松紧应适当,避免产生皮下血肿及影响回植耳郭血运。同时应严密观察回植耳郭血运建立情况,如为显微外科吻合血管的离断耳回植,则应同时应用抗凝、改善微循环药物,避免血栓形成。术后应用抗生素预防感染,注意观察伤口情况,如有感染迹象,及时拆线,保持引流通畅。

（四）常见并发症的预防及处理

1 感染 耳郭外伤时创面受污染严重,清创不彻底会导致感染。一旦发生,应保持引流通畅。若感染严重,回植耳已无成活条件,应及时清除回植耳。

2 无法建立血供 坏死回植耳无法与受区组织建立良好血供,回植耳部分成活,应待坏死界限清楚后彻底清创。后期根据情况行耳郭再造术。

3 血肿 术中止血不彻底,或患者凝血功能差,导致皮瓣下血肿形成,应及时清除血肿,避免影响回植耳血供。

4 血管危象 若行显微外科血管吻合回植离断耳,应常规观察回植耳血运情况,一旦发生动静脉危象应及时采取相应的干预措施。动脉性血管危象表现为回植耳温度低,颜色苍白;静脉性血管危象表现为回植耳温度高,颜色呈暗紫色。通常离断耳回植静脉危象发生率较高,必要时也可考虑放血或应用水蛭吸血改善静脉回流。

二、无组织缺损的获得性耳畸形的修复

（一）菜花耳畸形

菜花耳畸形(cauliflower ear)表现为耳郭皮肤及皮下软骨卷曲成团,耳郭外形呈现不规则凸起,凸起间为深浅不等的皱褶缝隙,类似菜花。患者多有钝物撞击或暴力外伤史,也可由各种原因引起的软骨炎症,如化脓性软骨膜炎处理不当等。该畸形多见于拳击和摔跤运动员,直接的暴力打击或牵扯形成皮下出血,血肿积聚在软骨膜与软骨之间,触之有液体感,早期有红、肿、热、痛表现,穿刺可抽出暗红色血性液体。由于积血是细菌良好的培养基,处理不当可致局部感染,继发软骨炎,软骨吸收萎缩,晚期血肿机化,纤维瘢痕组织增生导致皮肤及软骨组织增厚卷曲,有时产生骨化或瘢痕化,扪之坚硬,常有触痛及压痛,影响患者患侧卧位睡眠。耳郭所有的解剖形态完全消失。

1 临床适应证 耳郭外伤早期皮下血肿,或有耳郭感染,多发软骨炎。早期处理结果不佳出现典型菜花耳畸形,患者耳郭感染及炎症已经得到控制。

2 手术方法 在耳郭外伤早期可预防菜花耳畸形,冰块敷于局部,减少局部出血。一旦发生

骨膜下血肿形成,彻底止血十分重要,及时排除积血块或血清。通常单纯抽吸积血容易复发,手术切开负压吸引器吸除积血,并用纱布条压迫于出血处耳郭前后皮肤,水平褥式缝合,固定7～10天。术后应用抗菌药物预防感染。

菜花耳畸形的晚期治疗主要是松解粘连,切除增厚的组织,改善耳郭形态,术后同样需要加压固定,防止皮下积血。如菜花耳畸形较重,瘢痕松解后软骨支撑作用消失,则需全耳再造处理。

3 围术期的处理　术前应充分估计患者病情,是否需要肋软骨移植作为支撑材料。菜花耳畸形粘连松解术后,应注意避免皮下血肿再次形成,导致感染,使手术失败。

4 常见并发症的预防及处理　松解粘连后,由于软骨已受损伤,无法提供强有力的支撑,修复后的耳郭形态欠佳,需再次手术取肋软骨雕刻支架成形。

（二）烧伤后耳畸形

耳郭烧伤后畸形多伴有头颈部的广泛烧伤,单纯耳郭烧伤少见。由于烧伤的程度不同,可表现为各种轻重不等的畸形和缺损,如耳轮卷曲、耳轮缺损、耳郭部分或完全缺损,同时伴有耳周皮肤组织的瘢痕增生。瘢痕增生严重时颞部瘢痕与耳郭瘢痕桥状粘连,常有部分正常组织残留于挛缩的瘢痕带之间,当正常皮肤皮脂腺分泌物排出受限时,在皱褶处即产生反复感染。临床上这类耳郭畸形修复常有较多的困难。

1 临床适应证　烧伤后耳郭卷曲,粘连畸形,部分缺损或完全缺损。

2 手术方法　单纯的耳轮部瘢痕或轻微的耳轮缺损可不予修复。瘢痕粘连牵拉耳郭变形时,可松解粘连瘢痕,使耳郭恢复正常形态位置。耳郭大部分或全部缺如时,需行全耳郭再造术。当局部皮肤瘢痕严重,缺乏足够的正常皮肤行全耳再造,如颞浅筋膜瓣完整,可行颞浅筋膜瓣覆盖软骨支架再造;如颞浅筋膜已破坏,患者再造耳郭愿望强烈,可利用前臂皮瓣行预制耳游离移植,或游离移植大网膜作为覆盖组织;如患者能接受赝复体耳,则也可以考虑应用。

3 围术期的处理　术前应充分考虑患者耳郭及周围瘢痕情况,评估局部可利用组织的量。患者乳突区烧伤后解剖结构一定程度受损,术后注意观察受区移植物的血供情况,避免血肿、感染等并发症。

4 常见并发症的预防及处理

（1）皮片或皮瓣坏死:烧伤后皮肤质地、血供与正常皮肤不同,松解粘连后应注意防止皮瓣、皮肤坏死。

（2）颞浅筋膜血供障碍:如切取颞浅筋膜行全耳再造,切取面积应足够大,以防术中筋膜不足或术后存在张力,影响血供或术后耳支架外露。

（3）感染、耳支架外露:术中严格无菌操作及避免粗暴操作,尽量减少组织的损伤;术后予抗生素预防感染并保持切口干燥。一旦出现感染、耳支架外露,应及时处理,早期可行高压氧治疗。

（三）外伤后外耳道狭窄

1 临床适应证　外伤后外耳道狭窄（stricture atresia of the external auditory meatus）程度轻重不等,严重者呈传音性耳聋,影响患者听力。

2 手术方法　外伤早期伤口需要仔细缝合,同时应用假体材料支撑外耳道,可以通过牙模材料压痕,制造出透气的丙烯酸树脂材料,假体支撑一般持续3～4个月。

已经形成外耳道瘢痕狭窄者,可以通过瘢痕条索"Z"成形修复。严重狭窄患者,外耳道已瘢痕增生闭锁,环形的狭窄瘢痕必须切除,皮肤缺损创面通过移植耳后皮片覆盖。通常需要两个支撑器具,一个植皮时用,另一个佩戴3～4个月以防瘢痕再次挛缩,导致外耳道狭窄。为保持假体在外耳道内的稳定,可以使假体外口形状与耳甲腔一致,以避免移位。

3 围术期的处理

（1）术前处理：术前应完善检查，明确外耳道瘢痕狭窄范围，检查阻塞部位是否存在继发感染，术前应用抗生素预防并治疗感染。

（2）术后处理：如植皮，应避免移植皮片移位，观察伤口情况，避免皮片下血肿形成，影响皮片成活，应用抗生素预防感染。

4 常见并发症的预防及处理

（1）瘢痕挛缩：外耳道瘢痕松解植皮后，有再次瘢痕挛缩狭窄畸形的风险，术后应放置支撑器具，佩戴时间足够长。积极的预防措施，多能避免瘢痕再次挛缩。

（2）继发感染：术后外耳道支撑物在位，在一定程度上阻止了正常部分外耳道皮脂腺分泌物的排出，也易继发感染。术后注意观察创口有无异常红肿及有无分泌物。

三、伴有耳郭组织缺损的耳畸形的修复

外耳部分组织缺损的耳畸形因伤情不同，畸形表现各异。修复时根据缺失组织的类型及缺损的程度决定手术方式。在考虑修复组织来源时，应首先考虑并充分利用残耳组织，较小的软骨缺损考虑利用耳软骨修复，较大的软骨缺损则需切取自体肋软骨作为移植材料。

通常外伤后早期局部瘢痕尚处于活动期，瘢痕较硬，无弹性，抗感染能力差，因此耳畸形的修复可在局部瘢痕软化后进行。修复方法根据缺损程度决定。伴有耳郭组织缺损的耳畸形，术前应充分评估皮肤缺损面积。

修复时应充分利用耳组织作为修复材料，如不足可考虑应用其他皮肤组织及肋软骨。小块软骨缺损可用对侧耳郭软骨，或同侧耳甲腔软骨修复。较大的软骨缺损多切取肋软骨，皮肤组织来源以耳后乳突区为首选。如乳突区瘢痕严重，皮肤质量差，可选颈部、上臂皮管皮肤，也可用颞浅筋膜瓣覆盖支架，筋膜上植皮。

单纯皮肤缺损，多继发于烧伤，一般为耳轮缘部烧伤，愈合后遗留耳轮部瘢痕和缺损。耳后皮肤烧伤时耳郭与乳突区皮肤粘连，耳前皮肤烧伤时将导致耳郭向前卷曲。通常皮肤烧伤时，软骨变成卷曲状，轻度的烧伤，软骨即可有不同程度的收缩；严重的耳郭烧伤多为全身烧伤的一部分，常与颞部烧伤一起发生，伤愈后遗留外耳畸形及其周围颞部瘢痕。瘢痕增生严重时，可呈条索状及片块状，使耳郭牵拉变形。

（一）外伤后耳郭大部分或全部缺损

1 临床适应证　外伤后耳郭大部分或全部缺损，通过局部手术无法修复获得满意的手术结果，需行全耳再造的患者。

2 手术方法

（1）自体组织全耳再造：耳郭大部分或全部缺损多发于刀割伤、玻璃割伤、枪伤、烧伤、放射性灼伤、人或动物咬伤，损伤后外耳道和耳甲腔多无损伤。耳郭大部分缺如或全部缺损多需采用全耳再造的方法治疗，手术治疗需要解决以下问题：能够获得覆盖支架的不带毛囊的皮肤组织；能够获取软骨支架形成支撑，使耳郭结构呈现出来；二期耳软骨支架掀起后，有充分的组织覆盖耳后创面。

修复时首先考虑覆盖所需的皮肤组织。耳再造需要乳突区皮肤柔软，血供丰富。外伤后耳区残余组织质量差异较大，如果耳外伤是因为切割伤引起，伤口较清洁，局部皮肤组织瘢痕相对较轻，易于利用；相反，如果耳外伤是因为撕脱、烧伤、枪伤引起，局部皮肤残余较多瘢痕，组织条件差，耳再造前需处理这些瘢痕组织，切除瘢痕或利用对侧耳后或锁骨上皮肤移植。如果对侧皮肤也无法利用，可行任意中厚皮片移植。总之，覆盖软骨支架的皮肤必须有充分的血供和一定的松弛度，以

便三维软骨支架植入。通常伤后1年以上,瘢痕完全软化时才考虑手术。如果患者乳突区能够分离出充足的皮瓣组织,手术切口尽量选择再造耳预定位置的上极或下极;如果乳突区皮肤条件较差,严重瘢痕化,不能分离出足够大的皮瓣以覆盖肋软骨支架,则只有用筋膜瓣覆盖支架或利用皮肤扩张器增加皮肤组织量,这时会存在扩张器外露及瘢痕挛缩风险,使其面临更多新问题。

在残耳区损伤较重,瘢痕无法修复,瘢痕组织较硬,无法覆盖软骨支架的情况下,通常应用颞浅筋膜覆盖三维软骨支架。在彻底切除乳突区增生瘢痕时,应注意保护颞浅动静脉,同时切取肋软骨,雕刻耳支架,用颞浅筋膜覆盖支架。颞浅筋膜的切取面积应根据耳周围皮肤条件、切除瘢痕的面积决定。一般情况下,耳支架的下部由正常皮肤覆盖,切取的筋膜仅覆盖支架上半部分即可。在分离颞浅筋膜时,需清楚颞浅血管走行,动脉走行于皮下颞浅筋膜中。分离筋膜时必须小心,避免损伤轴型血管,同时也不可分离过浅,否则会损伤毛囊导致脱发。筋膜分离完成后,翻转包裹软骨支架,其上植皮,凡士林纱布填塞固定皮片,敷料适当加压包扎。

(2)耳郭赝复体:当外伤后耳郭缺失,皮肤组织无耳再造条件时,可以考虑应用耳郭赝复体。该赝复体可用于肿瘤术后或严重烧伤成年人,但对于儿童患者不适合应用。因赝复体使用较麻烦,儿童使用往往困难,即使是成年患者使用赝复体有时也觉得不方便,总担心其掉下来发生尴尬的情况;而且总觉佩戴的是一个假的东西,对心理状况的改善并不大;且长期应用黏合剂固定皮肤和假体,导致局部皮肤炎症、疼痛等,需停止佩戴一段时间。另外,由于假体颜色不随温度改变,而周围皮肤随气温环境改变明显,造成的色差更易引起他人的注意。

虽然目前种植技术已有很大进步,解决了赝复体滑脱的可能,但对于赝复体色泽的匹配以及后续的更新维护要求较高。儿童患者使用赝复体时,不要为了获得平整的平面或方便黏合,过早切除残余的耳垂或其他残余组织,因为很有可能患者佩戴一段时间假体耳后,强烈要求手术治疗。

3 围术期的处理

(1)与患者沟通:术前应充分告知患者可选择的手术方案,充分与患者沟通,达成一致意见。

(2)保持负压引流通畅:术后处理应按照全耳再造后常规处理,保持负压引流通畅,观察皮瓣或皮片血运,应用抗生素预防感染。

4 常见并发症的预防及处理

(1)气胸:切取肋软骨时可能导致气胸。破口较小时,吸除进入胸腔气体后缝合胸膜即可;破口较大,必要时行胸腔闭式引流。

(2)皮瓣血供障碍:外伤后耳周残存较多瘢痕,局部组织条件往往较差,影响血供,导致皮瓣血供障碍。

(3)支架外露:多因皮瓣血供不佳、皮瓣坏死或感染引起。术中应充分估计血供状况,预防皮瓣出现问题。如已经发生支架外露,应及早采用筋膜瓣或皮瓣覆盖创面。

(二)小部分耳郭缺失

部分耳缺失在外伤性耳畸形中很常见,缺损表现多样,修复时受多种因素影响,如致伤因素、缺损部位、畸形的特点等。受伤早期给予仔细的缝合和恰当的护理,可为后续的整复创造良好的条件。后期修复时应充分创造性地利用残余组织,如缺损较小,可采用剖开缺口边缘,设计附加切口,切除部分组织,拉拢缝合修复缺损。虽然耳郭在一定程度上缩小,但形态恢复较满意。

部分缺损修复的支撑材料多选用对侧或同侧耳甲腔软骨。耳郭组织缺损较小时,可不用肋软骨作支撑材料,在局部麻醉下切取对侧耳甲腔软骨作为支撑。耳软骨较肋软骨有更多的优点,如弹性更好,结构自然。切取耳甲腔软骨可以从耳后正中切口,也可选择前部侧切口。

在一些部分耳郭缺损中,利用同侧耳甲腔软骨作为支撑具有更多优势。利用同侧耳甲腔软骨的前提是对耳轮的支撑结构完整,不致因切取耳甲腔软骨后耳郭塌陷加重畸形。切取同侧耳甲腔软骨适合于耳轮缺损较大的患者,耳后皮瓣已被翻起,不需要附加切口就能切取耳甲腔软骨。同时,切取耳软骨后,皮瓣长度增加,便于覆盖创面,避免了皮片移植。也有学者报道,在耳轮支撑完整的情况下,应用耳甲腔皮肤软骨复合组织瓣修复上 1/3 耳郭缺损。

较轻程度的缺损也可以通过复合组织移植修复,尤其对于对侧耳郭较大者,从对侧耳的耳舟和耳轮切取宽度不到 1.5cm 的复合组织移植到缺损处。尽管移植的复合组织有一定程度的收缩,但该复合移植技术应用于部分耳郭缺损简单、便捷。

1 临床适应证　适用于耳郭局部小部分缺损,残余部分耳郭组织条件良好者。

2 手术方法

(1) 耳轮缺损:耳轮缺损程度差异较大,小的缺损多见于小的肿块切除术后,或受伤较轻,该缺损可以通过推进缺损两侧的正常耳轮实现缺损的闭合。手术成功的关键在于通过在前侧耳舟内设计切口,在软骨膜上潜行分离耳后皮肤,使整个耳轮处于可移动状态。如果耳轮缺损较大,还可以行耳轮脚处 V-Y 皮瓣推进。该手术适合于所有耳轮区缺损的修复。对于大的耳轮缺损,需要更复杂的手术修复缺损的耳轮。如烧伤后耳轮缘部瘢痕或缺损,移植软骨作为支撑支架,用邻近皮瓣覆盖软骨支架。另外,还可以利用耳后皮瓣预制细皮管转移至耳轮缺损处修复(图 5-23)。

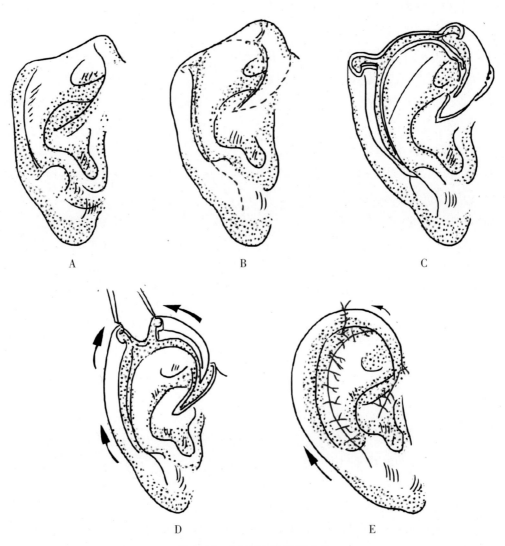

图 5-23　耳轮缺损修复方法

A. 耳轮部分缺失　B. 设计切口线　C. 沿虚线切开,分离耳轮　D. 两侧推进耳轮　E. 缝合后

（2）上 1/3 缺损：上 1/3 缺损修复有多种方法，轻度缺损局限于耳轮边缘，可以通过推进两侧正常耳轮修复或者行耳前皮瓣修复。上 1/3 中部的缺损可以用颅耳沟前上方的皮瓣覆盖软骨支架修复。上 1/3 较重的缺损需切取对侧耳甲腔软骨作为支撑，移植的软骨需要固定于残端耳软骨，防止移植软骨移位。如果患者耳甲腔较大，可以通过切取耳甲腔皮肤软骨复合组织带蒂旋转移植修复上 1/3 缺损，蒂部留于耳轮脚上（图 5-24、图 5-25）。

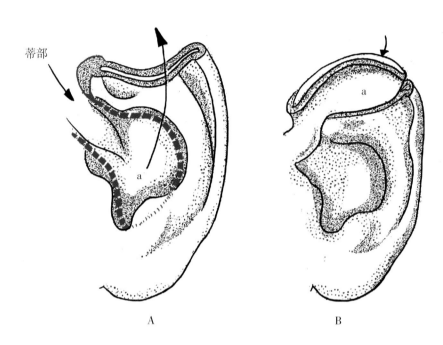

图 5-24　上 1/3 缺损修复方法一
A. 设计耳甲腔复合组织瓣　B. 转移复合组织瓣至缺损处

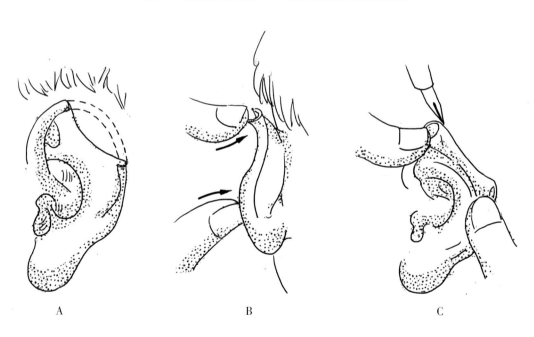

A　　　　　　　　B　　　　　　　　C

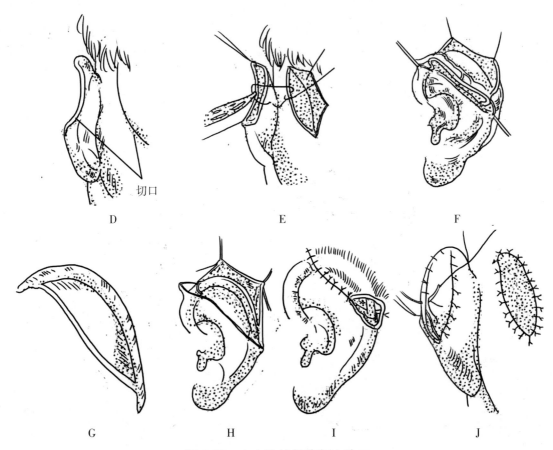

图 5-25　上 1/3 缺损修复方法二

A. 上 1/3 缺损情况　B. 将耳郭推向颅侧　C. 沿缺损线设计切口线　D. 切开耳郭缺损边缘及乳突区皮肤
E. 缝合切口　F. 缝合一边切口　G. 肋软骨雕刻支架　H. 植入并固定支架　I. 缝合另一边切口　J. 二期翻起
支架,创面植皮

（3）中 1/3 缺损:中 1/3 严重的缺损可利用邻近皮瓣覆盖移植的软骨支架进行修复,或用隧道法修复缺损组织。有条件时也可用对侧复合组织移植。

隧道法适合于中重度缺损,其最大的优势是不影响颅耳沟。手术方法如下:先将残耳压向乳突皮肤,平行残耳缘画乳突皮肤切口线,同时切开残耳缘。残耳切口后缘与乳突切口前缘缝合,潜行分离乳突区皮瓣,将移植的肋软骨支架植入皮瓣下并固定。6 个月后行二期手术,将耳郭掀起,残余创面植皮（图 5-26）。

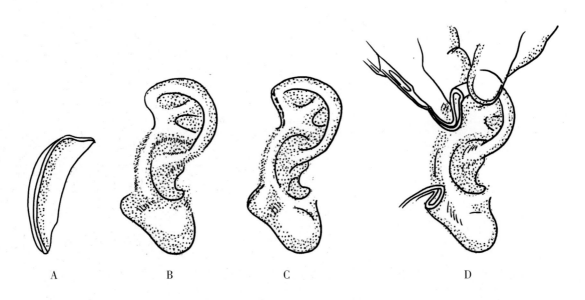

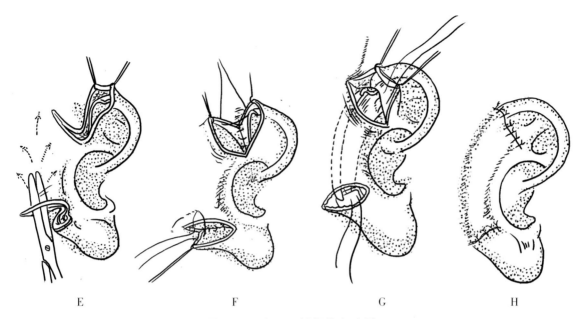

图 5-26 中 1/3 缺损修复方法
A. 雕刻肋软骨支架　B. 耳郭缺损范围　C. 设计切口线　D. 沿切口线切开　E. 分离皮瓣　F. 皮瓣分离完成
G. 植入软骨支架　H. 缝合切口

（4）下 1/3 缺损：下 1/3 缺损不但有软骨缺损,还包括耳垂组织缺损,需要移植耳甲腔软骨以获得支撑及良好的远期效果(图 5-27)。

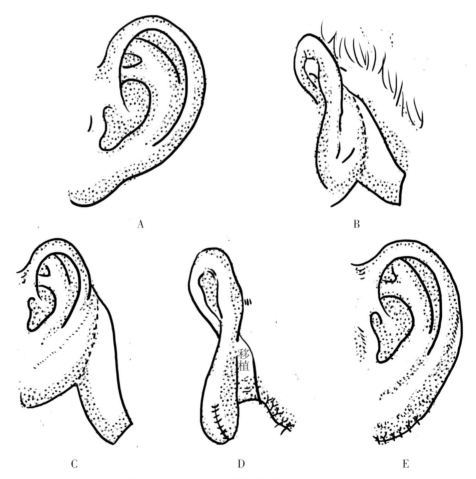

图 5-27 下 1/3 缺损修复方法
A. 耳郭缺损范围　B. 设计皮瓣　C. 切开分离皮瓣　D. 缝合切口,残余创面植皮　E. 修复后前面观

（5）外伤后耳垂畸形：耳垂畸形多见外伤后耳垂裂、瘢痕疙瘩、耳垂缺损，如牵扯耳环导致耳垂裂开。耳垂瘢痕疙瘩可以应用放射治疗或注射治疗，或应用压迫的方法治疗耳垂瘢痕疙瘩。外伤后耳垂的缺损可以应用局部皮瓣翻转折叠修复（图5-28、图5-29）。

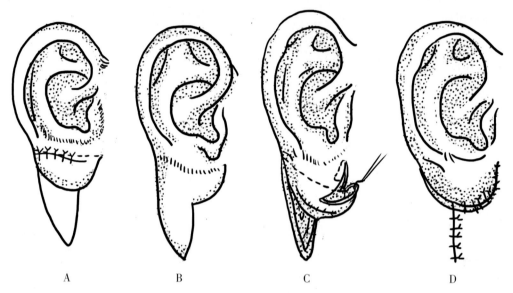

A   B   C   D

图 5-28　外伤后耳垂缺损修复方法一
A. 设计皮瓣及切口线　B. 切开皮瓣　C. 翻转皮瓣　D. 缝合切口

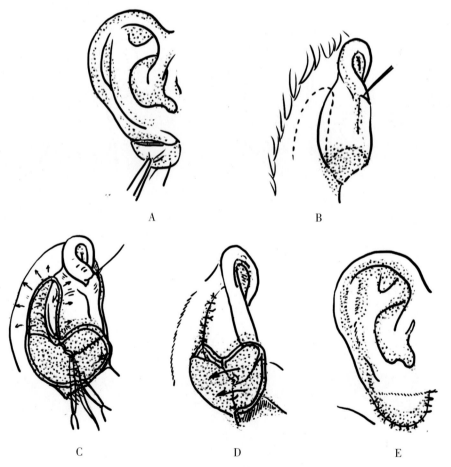

A   B

C   D   E

图 5-29　外伤后耳垂缺损修复方法二
A. 模片估计缺损形状　B. 设计切口线　C. 分离皮瓣　D. 缝合切缘　E. 缝合后正面观

3 围术期的处理 术前充分评估组织缺损程度,根据具体情况设计手术方案,术区备皮。充分告知患者手术风险及能达到的手术效果。术后保持引流通畅,应用抗生素预防感染。

4 常见并发症的预防及处理

(1)皮瓣血供障碍 多由于皮瓣设计不合理,软骨支架支撑后皮瓣张力过大,或局部存在瘢痕,最终导致皮瓣局部坏死,软骨外露。如出现软骨外露,应尽早做皮瓣或筋膜瓣转移修复。

(2)缺损修复后衔接处畸形 接口处往往因瘢痕挛缩,或软骨接口衔接不佳出现错位折叠,组织连续性中断。术中应注意皮瓣的设计,软骨衔接自然。

第三节 附耳、耳区瘘管、耳垂畸形及耳郭瘢痕疙瘩的修复

一、附耳的修复

附耳表现为耳屏赘生物,可单发或多发,大小不等,形态各异,可伴发巨口症等面裂畸形。常有家族遗传倾向,多由第一、二鳃弓发育过度引起。赘生物内包括软骨组织,有的与耳软骨相连,有的深入面颊及皮下组织中。治疗方法为:在局部麻醉下手术切除赘生物及皮下软骨组织,潜行分离皮下组织,拉拢缝合。手术切口尽可能隐蔽,以减少术后瘢痕。

二、耳区瘘管的修复

耳前瘘管是一种先天性瘘管疾病,可单侧、双侧同时发病,常有家族遗传倾向。常有乳酪样分泌物流出。瘘管不通畅时可继发感染,瘘口时破时愈,为第一鳃沟封闭不全,第二、三鳃弓结节状隆起未完全融合所致。瘘管深浅、长短不一,可仅数毫米深,也可深而曲行的窦道蜿蜒数厘米至腮腺筋膜,或与鼓室咽部相通;也可通向耳后颈上部近乳突尖处,或形成囊肿。管壁为鳞状上皮,具有皮肤附件。

耳前瘘管的治疗需在瘘管炎症控制后手术切除。切除必须彻底,否则极易复发,在处理较深瘘管时注意避免损伤面神经。术前清洗瘘口,然后将亚甲蓝液从瘘口加压注入窦道,或插入软性塑料导管,以便手术彻底切除窦道。术后注意预防感染。

三、耳垂畸形的修复

耳垂畸形包括先天性和外伤性耳垂裂(图 5-30)及耳垂缺如,因耳垂内不含软骨,其畸形修复主要以皮瓣转移重建为主,必要时中间留置软骨以防止皮瓣收缩后继发畸形(耳垂缺如见其他章节)。

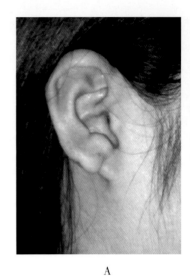 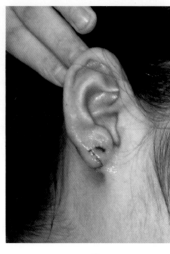 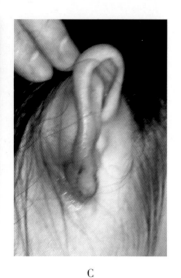

图 5-30　耳垂裂行局部皮瓣转移"Z"成形术

A. 术前　B、C. 术后

四、耳郭瘢痕疙瘩的修复

耳郭瘢痕疙瘩多继发于耳外伤、耳整形术后、打耳洞后等，瘢痕组织过度增生，超过伤口位置。与增生性瘢痕不同的是，其持续存在且不断增大，有家族聚集倾向。组织学切片可见广泛的胶原纤维束和排列成涡状和带状的病理性血管。瘢痕疙瘩因存在复发可能，治疗较为困难，目前多采用瘢痕疙瘩局部切除，耳局部皮瓣无张力缝合。术后可行 X 线照射治疗 10 天，照射总剂量 20Gy。另外还可以局部注射类固醇激素。

（许枫　张如鸿）

[1] Thomas S S, Fatah F. Closed anterior scoring for prominent-ear correction revisited [J]. Br J Plast Surg, 2001,54(7):581-587.

[2] Campobasso P, Belloli G. Protruding ears: the indications for surgical treatment (in Italian)[J]. Pediatr Med Chir, 1993,15(2):151-154.

[3] Cummings C W, Haughey B H, Thomas J R, et al. Cummings otolaryngology head and neck surgery[M]. 4th ed. Philadelphia: Elsevier Mosby, 2005:853-861.

[4] Luckett W H. A new operation for prominent ears based on the anatomy of the deformity[J]. Surg Gynecol Obst, 1910,10:635-637.

[5] Stenstrom S J, Heftner J. The Stenstrom otoplasty[J]. Clin Plast Surg, 1978,5(3):465-470.

[6] Mustarde J C. Correction of prominent ears using buried mattress sutures[J]. Clin Plast Surg, 1978,5(3):459-464.

[7] Patricia Y, Jack A F. Otoplasty: the experience of 100 consecutive patients[J]. Plast Reconstr Surg, 2001,108(4):1045-1051.

[8] Tanzer R C. The constricted (cup and lop) ear[J]. Plast Reconstr Surg, 1975,55(4):406-415.

[9] Kim D Y, Cho K S, Lee S Y, et al. Surgical correction of cryptotia using Medpor

［J］. Ann Plast Surg, 1999, 42(6):693-699.

［10］ Byung Chae Cho, Ki Hwan Han. Surgical correction of cryptotia with V-Y advancement of a temporal triangular flap［J］. Plast Reconstr Surg, 2005, 115(6):1570-1581.

［11］ Ferraro G A, Perrotta A, Rossano F, et al. Stahl syndrome in clinical practice［J］. Aesthetic Plast Surg, 2006, 30(3):348-349.

［12］ Konaklioglu M, Ozmen O A, Unal O F. Stahl syndrome［J］. Otolaryngol Head Neck Surg, 2007, 137(4):674-675.

［13］ Van Wijk M P, Breugem C C, Kon M. Non-surgical correction of congenital deformities of the auricle: a systematic review of the literature［J］. J Plast Reconstr Aesthet Surg, 2009, 62(6):727-736.

［14］ Adam B W. Stahl's ear correction: synergistic use of cartilage abrading, strategic Mustarde suture placement, and anterior anticonvexity suture［J］. J Craniofac Surg, 2012, 23(3):901-905.

［15］ Khan M A, Jose R M, Ali S N, et al. Correction of Stahl ear deformity using a suture technique［J］. J Craniofac Surg, 2010, 21(5):1619-1621.

［16］ Sugino H, Tsuzuki K, Bandoh Y, et al. Surgical correction of Stahl's ear using the cartilage turnover and rotation method［J］. Plast Reconstr Surg, 1989, 83(1):160-164.

［17］ Kaplan H M, Hudson D A. A novel surgical method of repair for Stahl's ear: a case report and review of current treatment modalities［J］. Plast Reconstr Surg, 1999, 103(2):566-569.

［18］ Al-Qattan M, Hashem F. An alternative approach for correction of Stahl's ear［J］. Ann Plast Surg, 2004, 52(1):105-108.

［19］ Campbell A C. Otoplasty［J］. Facial Plast Surg, 2005, 21(4):310-316.

［20］ Ashley K L, Christina M P, Bruce S B. Understanding the unfavorable result after otoplasty: an integrated approach to correction［J］. Plast Reconstr Surg, 2011, 128(2):536-544.

［21］ Widgerow A D. Revision otoplasty: the contracted antihelical fold［J］. Plast Reconstr Surg, 2002, 110(3):827-830.

［22］ O'Toole G, Bhatti K, Masood S. Replantation of an avulsed ear, using a single arterial anastomosis［J］. J Plast Reconstr Aesthet Surg, 2008, 61(3):326-329.

［23］ Baudet J. Successful replantation of a large severed ear fragment［J］. Plast Reconstr Surg, 1973, 51(1):82.

［24］ Baudet J, Tramond P, Goumain A. A new technic for the reimplantation of a completely severed auricle (in French)［J］. Ann Chir Plast, 1972, 17(1):67-72.

［25］ Magdy A, Abd-Almoktader. Nonmicrosurgical single-stage auricular replantation of amputated ear［J］. Ann Plast Surg, 2011, 67(1):40-43.

［26］ Jenkins A M, Finucan T. Primary nonmicrosurgical reconstruction following ear avulsion using the temporoparietal fascial island flap［J］. Plast Reconstr Surg, 1989, 83(1):148-152.

［27］ Lauwers T, Rene R W J, van der Hulst. Microvascular ear reconstruction using a free radial forearm flap after dog bite［J］. J Plast Reconstr Aesthet Surg, 2009, 62(4):535-538.

［28］ Vogelin E, Grobbelaar A O, Chana J S, et al. Surgical correction of the cauliflower ear［J］. Br J Plast Surg, 1998, 51(5):359-362.

第六章
急诊耳外伤的处理原则和方法

第一节　急诊耳外伤的处理原则

　　耳郭是头颅两侧对称的器官,相当于眉弓与鼻翼高度的位置,作为人头面部的一部分,其形态和大小应与面部其他结构相协调。耳郭的主要功能包括收集声波、配戴眼镜及其他装饰品等美化面容并作为外耳道的保护性屏障。由于耳郭突出于人体表面,为头部显露部位,易受各种损伤,而且耳前皮肤与软骨紧密粘连,皮下组织少,血管位置浅表,故伤后血供差、愈合差,易伴感染,如果处理不及时和方法不当,就可能导致耳郭软组织及软骨的感染、坏死,造成耳郭缺损和畸形,影响美容。因此对耳郭外伤的治疗应予以足够重视,正确处理创面,尽快重建耳郭外形,恢复耳郭生理功能。

　　耳郭创伤早期主要是出血、血肿和感染,后期是缺损、畸形,因此耳外伤早期处理原则是妥善止血,排除血肿,减轻疼痛和预防炎症反应,尽可能地保存皮肤和软骨,采取早期的复位缝合,恢复器官外貌,减少畸形。后期的处理是各种缺损和畸形的整复治疗,详见前面章节。

一、耳外伤的分类

　　1 按外伤原因分类　车祸伤、咬伤、锐器割伤、钝器打击伤、酒后摔伤、爆炸伤等。

　　2 按外伤性质分类　挫裂伤、切割伤、挤压伤、撕脱伤、离断伤、冻伤、烧伤、复合型损伤等。其中以挫伤及撕裂伤多见,以离断伤最为严重。

　　3 按外伤部位分类　耳郭上部、中部、下部、复合型损伤和全耳离断。

　　4 按损伤程度分类　蒂部相连的部分耳郭损伤、有狭小蒂部相连的部分耳郭损伤、可以再植的全耳或耳郭大部分离断伤、全耳或耳郭大部分毁损伤。

二、现场急救

　　耳郭外伤时导致大出血多由颞浅动脉或耳后动脉破裂引起,应妥善结扎止血,急救时可用两个较大纱布卷,一卷垫在耳郭前,一卷垫在乳突区,再以绷带加压包扎。离断耳郭应采用冰冻低温干燥保存的方式,即用消毒的多层纱布或清洁布单包好,外面再套以三层塑料袋,层层扎紧,马上置入阔口有冰块的保温瓶内,不要使冰水渗入塑料袋,旋紧瓶盖后急送医院做进一步处理。

三、术前准备

（一）询问病史

向神志清醒的患者和在场人员详细了解受伤方式、发生时间、暴力大小与方向、创面出血量、现场急救措施以及离断耳郭的储存运送方式等。询问患者个人史与药物过敏史，以便了解患者全身健康状况及伤情。

（二）体格检查

对全身系统进行全面检查，包括测量体温、脉搏、呼吸、血压等。检查自头颈至胸腹到脊椎四肢，重点是颅耳损伤情况，检查结果记录在案。

（三）辅助检查

对患者常规进行血、尿、出凝血时间及血小板计数等检查，以了解肝、肾功能情况；X线胸片检查可排除肺部活动性病变，急诊CT检查颅脑与全身重要脏器可疑损伤；对年老或有高血压、心脏病患者进行心电图检查可发现潜在性心脏病变，为麻醉或制订手术方案提供参考；需输血者要检查血型与配血；怀疑糖尿病者应查血糖；对性病可疑者应进行相关血清检查。

（四）家属与单位的准备

手术前把病情、诊断、治疗方案以及可能发生的并发症和预后等，实事求是地向患者家属以及工作单位代表详细说明，征求他们的意见，争取理解与合作，并办理医院规定的有关签字手续。

（五）医护人员的准备

完善术前各项检查，排除各种手术禁忌，开放补液与血液配型，根据手术不同选择适当的麻醉方式。有危及生命的全身重要脏器并发损伤时，应积极配合相关科室治疗，待病情稳定后再做耳部处理。对于有条件回植的耳郭离断伤，应由有经验的医生统一指挥，组织手术梯队人员，分组清创与再植，使各组医护人员有条不紊地进行工作，完成高质量手术。

四、清创术

开放性耳郭外伤大多有不同程度的污染，清创术可使开放的污染二类伤口接近无菌的一类伤口，一期愈合。

可于局部麻醉或全身麻醉下，用3%过氧化氢溶液、生理盐水依次彻底清洗创面，污染严重者先用肥皂液清洗，然后再消毒创面，生理盐水反复冲洗创面至干净为止。对潜入性伤口，可用小血管钳或镊子夹出细小泥沙，裹纱布反复擦拭，清洗创口应由内向外，并冲洗创口周围皮肤组织，去除组织中的污物。对组织损伤及污染做清创切除时应掌握一定的原则，尽可能多地保留软骨、软骨膜和皮肤，耳部与耳周相连的残留皮肤也要完全保留，切除无法利用的破碎软骨。对于皮肤挫伤、较小的离断伤，应将脱落较大组织经处理后放回原位，缝合固定，保持耳郭的完整性；创口内的碎软骨片，较小的可取出，大的经清洁处理后放回原位，缝合固定；对软组织的处理应慎重，除必须切除的以外应尽量保留，以保证耳郭的完整性。经清创后的创面应达到鲜红色、清洁、无异物。

五、手术方法

（一）耳郭挫伤的处理

因钝性暴力作用使血管破裂，软骨膜下渗血，轻者仅耳郭皮肤擦伤或局部红肿。早期渗血在24小时内先用冷敷，耳郭置冰袋，以防继续渗血；若渗血较少且无增加趋势，则多可逐渐自愈，加压包扎有时会加重损害。重者由于血液淤积于皮下或软骨与软骨膜之间，形成半圆形紫红色血肿，可波及外耳道,扣诊可有波动感。因耳郭皮下组织少,血肿不易吸收,如不予处理,可发生血肿机化收缩而致耳郭增厚变形,继发感染则发生化脓性软骨膜炎,引起软骨坏死,导致耳郭畸形。因此,血肿必须在无菌条件下,用粗针头抽吸,针尖不可刺伤软骨,穿刺后,耳甲腔及耳周等处填塞乙醇棉球,耳后垫纱布,加压包扎48小时,必要时可再抽吸。

(二)耳郭撕裂伤的处理

撕裂伤口深浅不一,可不规则,伴软骨破碎。单纯的耳郭撕裂伤多无组织缺损。如果创缘整齐,可直接分层对位缝合;如果创缘不整齐,软组织及软骨组织撕裂严重,可根据具体情况适当清除已坏死或难以存活的组织,要尽量保留可用的皮肤和软骨,然后对位缝合。如果皮肤及软骨同时有小面积缺损,可作边缘楔形切除再对位缝合。对一侧软骨膜损伤或缺损,而对侧软骨膜完整者,则不需清除破碎软骨片,只要对位缝合即可,可采用小针细线对位缝合伤口。由于耳郭的血供十分丰富,因此对于耳郭的撕裂伤,只要还有部分皮肤组织相连,特别是耳后动脉主干未断时,将其对位缝合,一般多能成活。如皮肤大块缺损,软骨尚完整,可用耳后带蒂皮瓣。缝合时对位要准确,不要贯穿软骨,应采用小针细线缝合,也可采用无创缝合线缝合,打结不要太紧,包扎宜松。如创面较大或皮肤张力过大时可考虑植皮。

(三)耳郭离断的处理

对于小块的耳郭组织完全离断,如果其长、宽均不超过1cm且边缘整齐,无明显挫伤者,将其原位缝合再植,予以含有抗生素的辅料包扎固定,多可基本存活。对于全耳或耳大部分离断,原位缝合再植成功是不可能的,应用显微外科技术吻合血管进行再植有望成活。可在显微镜下根据颞浅动脉与耳后动脉的走行仔细地解剖分离,找出其可用于吻接的分支,以便一期显微再植,获得外观功能最大程度的恢复(详见本章第二节)。若无法找到可以吻合的血管或残耳毁损严重,可一期关闭创面,待局部瘢痕软化后,二期采用自体肋软骨结合颞浅筋膜或耳后筋膜行耳郭再造术。原先对无法回植的耳郭采用颞浅筋膜瓣包裹,局部乳突区皮瓣覆盖,或埋于腹壁下以期望二期再造时利用,但因为对耳郭软骨结构损害严重,无法获得满意的耳郭形态,现已不采用。

(四)耳郭冻伤的处理

耳垂和耳轮缘最易受累。冻伤轻者初期感觉不明显,继而发痒,有烧灼感;重者局部完全失去感觉,呈死灰色,周围无冻伤区呈深红色,严重病例可呈干性坏疽,皮肤和软骨坏死,最后形成腐肉而脱离。轻度冻伤患者耳部皮肤干燥或剥脱,纤维组织增生,微细毛细血管形成,新生皮肤发亮,呈浅红色,继而逐渐恢复正常,但其以后对冷冻的创伤比正常者敏感,遇冷易再复发。治疗原则是保护耳郭,重建局部循环。可采用40℃左右的温水做局部冲洗或热敷约20分钟,耳郭逐渐呈红色伴有疼痛,可予以镇静剂,局部用消毒敷料覆盖,以保护创面。如有表皮破裂,可外敷磺胺类或抗生素软膏以防感染。若有坏死趋向,宜应用抗生素。若已发生软骨膜炎、软骨坏死,甚至耳郭前后形成窦道,则需开放窦道,清除全部坏死软骨,促进及早愈合,减少畸形。

(五)耳郭烧伤的处理

由于热或其他物理性刺激所引起耳郭烧伤并不少见,轻度电、日光或红外线灼伤,仅使皮肤血管扩张,发红、发热,及时去除刺激因素多可消除。耳郭严重烧伤可引起皮肤和软骨坏死,后遗耳区皮肤瘢痕增生,耳郭粘连,耳轮或对耳轮大部或全部缺损。耳垂乳突区残存未烧伤皮肤因周围创面愈合产生瘢痕粘连,可形成窦道,甚至关闭形成死腔,由于皮脂腺分泌可致局部反复感染。紫外线、深度X线或⁶⁰钴照射可引起放射性皮炎,表皮脱落,组织坏死,严重者可引起溃疡,肉芽组织增生,瘢痕形成。各种烧伤的治疗原则是控制感染和防止粘连,尽量减少愈合后的畸形。瘢痕粘连所产生的窦道或反复感染者应予以切除。

六、术后护理

常规肌内注射破伤风抗毒素,联合应用广谱抗生素以控制感染。术后应用血管扩张药物,可反复交替使用以促进血供。注意局部保温,保持干燥。严密观察皮瓣血供,1周内局部常会有水肿、充血和淤血现象交替存在,可以多处切开以利引流。耳郭色泽变化常提示手术成功与否,早期耳郭出现的暗灰蓝色并非提示坏死,多系淤血所致。术后7~8天拆线。

近年研究显示,高压氧可增强细胞氧化代谢并抑制厌氧菌生长,可有效促进组织愈合。上皮细胞、皮下组织、软骨的增殖及再生,组织修复的快慢与伤口组织的血供和氧含量有关。在高压氧下,血液含氧量增加,特别是血浆内物理溶氧量增加,可满足组织细胞对氧的需求量。对于毛细血管损伤的伤口,由于氧弥散能力提高,可克服由于组织水肿导致的毛细血管与周边细胞间距增加的不利因素,逆转细胞水肿,防止缺氧组织向变性、坏死方向发展,改善了损伤组织的供血、供氧,恢复组织有氧代谢的功能,促进组织愈合。术后高压氧治疗5~10天并与抗生素联合处理,更能取得良好的效果。

七、并发症的处理

(一)出血或血肿

术后48小时如仍有渗血或血肿较大者,应行手术切开,以小尖刀于血肿最明显处作一与耳轮平行、长度为0.5~1cm的切口,然后用小吸引管吸净积血,并用刮匙清除残余血凝块。切开时勿损伤软骨,缝合切口后局部用乙醇棉条铺填耳郭,使耳郭受力均匀,组织之间贴附紧密,固定良好,适当加压包扎3~4天,同时应用抗生素等药物,严防感染。

(二)化脓性软骨膜炎

耳郭外伤若处理不当,很易引起软骨膜炎,导致软骨坏死,皮肤纤维组织增生,耳郭变形,严重者可形成"菜花耳"畸形。发病常在伤后3~4天,以绿脓杆菌感染较多。炎症发生后,蔓延迅速,疼痛剧烈,早期可应用羧苄西林、多黏霉素B等有效药物,做局部封闭注射或全身应用。若脓肿波动感明显,宜切开引流。明确具体脓肿位置并在边缘切开,用过氧化氢溶液、生理盐水、苯扎氯铵溶液等依次冲洗,清除坏死的软骨、软骨膜,敏感抗生素浸泡10分钟,这样可彻底杀灭各种细菌。更换消毒器械、手套,重新冲洗,稀疏缝合创面,敏感抗生素棉片压合创缘,凡士林纱布条塑形耳郭。术后不换药,10天拆线。

(三)瘢痕增生粘连

外耳皮肤上的增生性瘢痕,如果不是瘢痕疙瘩,可将增生性瘢痕切除,直达软骨膜面,然后行中厚皮片移植;若为瘢痕疙瘩,可先行注射治疗再结合手术局部切除,术后辅以放射治疗,以防复发。小范围的条索状或蹼状瘢痕粘连,只要乳突区还有正常皮肤存在,可采用V-Y推进法矫正;对于较大范围的耳郭粘连,则需切除瘢痕组织,彻底松解粘连,注意勿暴露耳软骨,使耳郭复位,形成创面,行全厚皮片移植。对于耳垂部粘连,瘢痕中有窦道或囊腔者,松解粘连时需彻底切除窦道或囊腔上皮囊。如果耳垂下部及颈部皮肤瘢痕挛缩明显,则需同时切除,松解后行皮片移植,转移皮瓣或扩张后皮瓣修复,使耳垂向上复位。

第二节　全耳离断的再植

全耳离断多由切割或撕脱等创伤导致,若处理不当,常造成全耳郭缺损,患者深感痛苦,同时为日后修复带来困难。所以,全耳再植是一个值得研究与重视的问题。耳郭血供主要由颞浅动脉耳前支和耳后动脉分支供血,在耳郭撕裂伤或切割伤中,只要还有一部分皮肤相连,尤其是耳后动脉总干未切断时,经清创后将撕脱部分缝回原位,则其成活可能性较大。但对于全耳离断,若仅做一般性的清创处理,则其成活可能性不大。在过去的数十年中,显微技术的应用已成为全耳离断再植成功不可或缺的关键因素。Buncke 和 Schulz 在 1966 年采用兔耳模型探索了全耳离断再植的可行性。1967 年,Musgrave 根据现有技术推测采用显微技术将有望解决全耳离断再植的问题。1976 年,Miller 报道世界首例头皮撕脱显微再植成功,其中也包括了耳上 2/3 部分撕脱的回植。Pennington 于1980 年发表了全耳离断成功再植的报道,文章确立了临床全耳显微再植的可行性并阐述了多项显微再植技术的原则。之后虽出现多篇再植成功的报道,但因耳部静脉细小,显微缝合困难,即使术中缝合成功,术后难免出现栓塞,导致静脉淤滞,回流不畅,增加术后再植耳肿胀坏死,甚至再植失败的风险。尽管如此,只要掌握适应证,配合显微缝合技术,结合术后抗炎、抗凝等各项措施的合理应用,全耳离断再植仍会取得令人满意的结果。

一、术前准备与评估

由于耳郭皮肤组织菲薄、与软骨连接紧密、血供丰富、管径较小等解剖特点,离断伤后出血多,疼痛明显,静脉回流不易建立,易感染、坏死和变形。因此,首先应压迫出血点或加压包扎止血,尽快找回离体耳郭,清洗后及时将其置于冰桶内干燥保存,为再植争取时间。

耳郭外伤经常合并有其他器官损伤,应请相关科室会诊,协助诊治或转科治疗,只有在全身情况允许时方可行显微断耳再植术。断耳再植的禁忌证包括合并全身(如颅脑、胸、腹等)重要脏器重大复合伤和有潜在性疾病不能耐受长时间显微手术者。相对禁忌证包括断耳缺血时间过长和有自残倾向者。耳郭主要为皮肤、皮下组织及软骨,代谢需求较低,随着显微技术的不断完善,有将缺血时间长达 33 小时的断耳再植成功的报道。在心理医生辅导和家属的关怀下,即使有自残倾向者也可尝试手术再植。术前应告知手术可能出现的情况,包括再植失败、静脉淤滞需长期抗凝和水蛭吸血治疗、大量输血和长时间住院观察等,同时应有多种方案如非显微手术和分期耳再造等告知患者及家属供选择。

二、手术方法

首先用消毒生理盐水反复冲洗创面,或用 1:1000 的苯扎溴铵溶液冲洗伤口。局部可用利多卡因,但忌用肾上腺素,以免血管收缩影响血供。按解剖层次清除污染的、失去活力的组织,注意不要损伤相应血管。在显微镜下将清创后离断耳组织和撕脱后残余耳部周围组织的血管仔细分离解剖,辨别并评估可用于吻接的血管组织后予以标记。颞浅动脉分支在耳轮脚附近进入耳前部,耳后动脉沿耳甲腔后下方走行并浅出,向上沿途发出分支与颞浅动脉分支吻合,这些分支可用于断耳再植的吻合。

由颞浅动脉(STA)和耳后动脉(Tr)分支组成丰富的血管网。后者分布于三角窝(Tr)、耳甲腔

（HR 和 CaC）、耳垂（Lb）和耳轮缘（Up、Md 和 Lo），与颞浅动脉下行终末支吻合（图 6-1）。图 6-2 中箭头显示三角窝（Tr）、耳甲艇（CyC）、耳轮脚（HR）、耳甲腔（CaC）和耳垂（Lb）等处的动脉穿支。

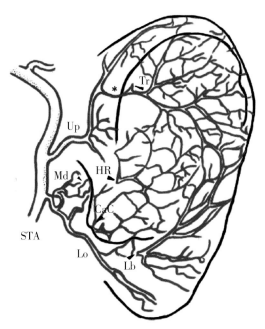

图 6-1　耳郭前方动脉血供

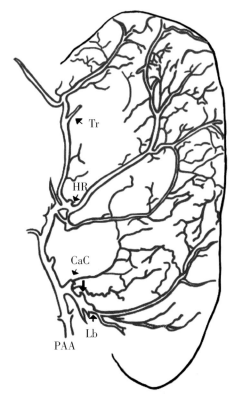

图 6-2　耳郭后方动脉血供

　　由于血管细小，判断其损伤范围有一定的困难，可在术中用含肝素的生理盐水冲刷管腔以判断内膜损伤程度，以便判定合适的吻合口。灌注针头应圆滑，不损伤血管内膜，灌注压力不应太大，以免损伤血管床。若能在离断耳郭确定可吻合动脉，则应继续寻找相应静脉，并在耳郭基部分离解剖受区血管。

锐性损伤时，在创缘可仔细分离出适合长度的用于吻合的动脉血管；由钝性损伤或撕脱伤引起时，在创缘虽可分离出适合吻合的动脉血管，但往往长度不足，此时可考虑静脉移植或颞浅血管转位修复。前者虽有两个吻合口并在身体他处增加切口瘢痕，但可避免损伤颞浅血管，以备将来修复之用。但若在受区无适合吻合的颞浅血管或耳后动脉分支时，颞浅血管转位吻合可提供确切的血供；若分离时发现无适合吻合的动脉而仅有静脉，则可考虑静脉动脉化的吻合方式。

血管吻合前可将软骨复位固定，动脉吻合恢复血供后，可判断出细小静脉位置，选择合适的静脉予以吻合，长度不足时可选用静脉移植或颞浅血管转位修复。若能探查耳郭细小皮神经可予以吻接，即使无法吻接，之后耳郭也能逐渐恢复感觉。最后皮肤间断缝合，关闭创面，皮肤及软组织伤口要对合整齐，不宜过紧，不贯穿软骨，切口处应无张力，以免使血管蒂部旋转扭曲或术后水肿引起压迫性坏死，必要时可植皮，减小切口张力。术中可置引流管，3 天拔除，耳郭无须包扎，暴露创口以便观察皮瓣血供并及时处理，术后 10 天拆线。

三、术后护理

术后患者的病房应安静舒适，空气新鲜，室温维持在 20～25℃。患者卧床休息，饮食应富有蛋白质、维生素且易消化，禁忌饮酒，严禁主动吸烟与被动吸烟。大小便最好在床上或床边进行。术后常规应用广谱抗生素，静脉滴注 5 天以抗感染，使用抗凝解痉药物如低分子右旋糖酐、复方丹参液、罂粟碱、妥布拉林、双嘧达莫等，可改善血液循环。研究显示，术后辅以高压氧治疗可提高血中氧分压，增加组织有效含氧量，有利于组织恢复，有助于皮瓣更好地成活。一般认为越早开始应用高压氧治疗，再植效果越好，可解决软骨组织血管坏死、血运障碍带来的难以治疗的问题，使用简便，无痛苦。采用频谱仪或微波等局部理疗促进局部血液循环及血管再生，增强局部免疫功能，使炎症消退，促进上皮生长，有利于再植耳成活。

观察再植耳，皮色应红润。若色苍白且干瘪，预示血供不足；色紫红伴肿胀，张力增高，甚至皮肤起泡，预示静脉回流不畅；色紫灰，张力低，提示动脉供血减少。

选取再植耳一固定点测试皮温，并与健侧同一位置对比。皮温与健侧相同或稍高 0.5～1℃，表明血供良好；若比健侧低 3～4℃，预示血循环危象，应及时处理；若比健侧低 1～2℃，其他各项指标均良好，则可能与吻合动脉数量少有关，不影响成活。

四、常见并发症与处理

（一）动脉痉挛

动脉痉挛多数发生在术后 1～3 天，但 7 天内都是好发期。可因血容量不足，以及寒冷、疼痛、情绪紧张等因素影响，表现为色泽苍白、萎缩，应当严密观察并去除影响因素。可予以罂粟碱 30～60mg 注射，如用药 30 分钟不见好转，则发生动脉栓塞可能性较大，应立即探查，不要延误时机。

（二）动脉栓塞

动脉栓塞主要发生在术后 48 小时内，与清创不彻底、血管吻合质量差有关，也可能是血管受外部压迫或引起痉挛的因素未消退，或患者处于高凝状态等因素影响，应当寻出原因，及时探查。探查时取出栓子，重新吻合动脉，若吻合有张力，则应作血管移植。48 小时后动脉栓塞机会较少，一般以解痉保守治疗为主；3 天后栓塞，多数由于感染或外部压迫引起。

（三）静脉回流障碍

静脉回流障碍表现为耳部肿胀，皮色紫红，皮温 2～5℃，伤口渗血多。这与静脉清创不彻底、血管吻合口质量差或静脉受压迫等因素有关。由于耳部静脉细小，较难保证吻合静脉质量，这给术后静脉回流恢复带来困难。有效预防和处理方法就是术中找到并吻合确切的静脉或做静脉移植；术后多点穿刺放血，直至建立静脉回流；应用水蛭吸血及释放抗凝物质，既能减轻皮瓣淤血，又能防止血液凝固，有一定疗效，但需预防性应用抗生素并及时补充血容量。

（四）感染

要预防感染应对局部认真仔细清创，用大量生理盐水冲洗，必要时应用 1.5% 过氧化氢溶液、1:1000 苯扎溴铵或 0.5% 洗必泰溶液清洗，对失活组织应彻底清除，这对术中引流也有一定作用。同时，患者应增强全身抵抗力，合理使用抗生素，对有全身其他疾病患者也不能忽视治疗。

全耳再植是一项复杂、耗时较长的手术，影响耳郭离断伤治疗效果与离断时间、离断程度、离断部位、是否污染、保存方式、创面处理、手术技巧和术后处理等因素有很大关系，越早手术越容易成活；完全离断再植较部分离断再植成活率低；累及主干血管的耳郭外伤后果一般较为严重；无污染的耳郭离断再植成功率较有污染者再植成功率高；尽早进行冰冻低温干燥保存离体耳郭可明显延长耳郭的再植时限；及时、彻底的清创并尽可能多地保留可存活的组织，都将明显提高耳郭的存活率；良好、精湛的血管吻合和耳郭缝合技巧是建立术后动脉供血和静脉回流的基本条件，也是离断耳郭能否存活的必要条件；术后精心的局部处理，有效的抗感染、扩容、扩血管、抗凝、高压氧治疗、纠正贫血等全身治疗，细心地观察病情等，都是治疗成功的重要因素。患者术后需长期住院观察，甚至需要大量输血。成功的再植可完全或大部分恢复耳郭原先的形态，在条件允许的情况下应积极争取完成。

（张如鸿　许志成）

参考文献

［1］王炜. 整形外科学［M］. 杭州：浙江科学技术出版社，1999：1089-1094.

［2］张涤生. 张涤生整复外科学［M］. 上海：上海科学技术出版社，2002：384-392.

［3］Mladick R A. Salvage of the ear in acute trauma［J］. Clin Plast Surg, 1978,5(3): 427-435.

［4］Pennington D G, Lai M F, Pelly A D. Successful replantation of a completely avulsed ear by microvascular anastomosis［J］. Plast Reconstr Surg, 1980,65(6):820-823.

［5］Brent B, Byrd H S. Secondary ear reconstruction with cartilage grafts covered by axial, random, and free flaps of temporoparietal fascia［J］. Plast Reconstr Surg, 1983,72(2): 141-151.

［6］Matsuo K, Hirose T, Tomono T, et al. Nonsurgical correction of congenital auricular deformities in the early neonate: a preliminary report［J］. Plast Reconstr Surg, 1984,73(1): 38-51.

［7］Bardsley A F, Mercer D M. The injured ear: a review of 50 cases［J］. Br J Plast Surg, 1983,36(4):466-469.

［8］Mutimer K L, Banis J C, Upton J. Microsurgical reattachment of totally amputated ears［J］. Plast Reconstr Surg, 1987,79(4):535-541.

［9］Park C, Lineaweaver W C, Rumly T O, et al. Arterial supply of the anterior ear［J］. Plast Reconstr Surg, 1992,90(1):38-44.

［10］Nagata S. Secondary reconstruction for unfavorable microtia results utilizing temporoparietal and innominate fascia flaps［J］. Plast Reconstr Surg, 1994,94(2):254-265.

［11］Wilkes G H, Wolfaardt J F. Osseointegrated alloplastic versus autogenous ear reconstruction: criteria for treatment selection［J］. Plast Reconstr Surg, 1994,93(5):967-979.

［12］Yotsuyanagi T. Earlobe reconstruction using a chondrocutaneous flap［J］. Plast Reconstr Surg, 1994,94(7):1073-1078.

［13］Kind G M, Buncke G M, Placik O J, et al. Total ear replantation［J］. Plast Reconstr Surg, 1997,99(7):1858-1867.

［14］Yotsuyanagi T, Nihei Y, Sawada Y. Reconstruction of defects involving the upper one-third of the auricle［J］. Plast Reconstr Surg, 1998,102(4):988-992.

［15］Zhang F, Cheng C, Gerlach T, et al. Effect of hyperbaric oxygen on survival of the composite ear graft in rats［J］. Ann Plast Surg, 1998,41(5):530-534.

［16］Nath R K, Kraemer B A, Azizzadeh A. Complete ear replantation without venous anastomosis［J］. Microsurgery, 1998,18(4):282-285.

［17］Harris P A, Ladhani K, Das-Gupta R, et al. Reconstruction of acquired sub-total ear defects with autologous costal cartilage［J］. Br J Plast Surg, 1999,52(4):268-275.

［18］Park C, Lew D H, Yoo W M. An analysis of 123 temporoparietal fascial flaps: anatomic and clinical considerations in total auricular reconstruction［J］. Plast Reconstr Surg, 1999,104(5):1295-1306.

［19］Mc Clane S, Renner G, Bell P L, et al. Pilot study to evaluate the efficacy of hyperbaric oxygen therapy in improving the survival of reattached auricular composite grafts in the New Zealand white rabbit［J］. Otolaryngol Head Neck Surg, 2000,123(5):539-542.

［20］Schonauer F, Blair J W, Moloney D M, et al. Three cases of successful microvascular ear replantation after bite avulsion injury［J］. Scand J Plast Reconstr Surg Hand Surg, 2004,38(3):177-182.

［21］Horlock N, Vogelin E, Bradbury E T, et al. Psychosocial outcome of patients after ear reconstruction: a retrospective study of 62 patients［J］. Ann Plast Surg, 2005,54(5):517-524.

［22］Steffen A, Katzbach R, Klaiber S. A comparison of ear reattachment methods: a review of 25 years since Pennington［J］. Plast Reconstr Surg, 2006,118(6):1358-1364.

［23］Buonaccorsi S, Terenzi V, Pellacchia V, et al. Reconstruction of an acquired subtotal ear defect with autogenous septal cartilage graft［J］. Plast Reconstr Surg, 2007,119(6):1960-1961.

［24］O'Toole G, Bhatti K, Masood S. Replantation of an avulsed ear, using a single arterial anastomosis［J］. J Plast Reconstr Aesthet Surg, 2008,61(3):326-329.

［25］Steffen A, Klaiber S, Katzbach R, et al. The psychosocial consequences of reconstruction of severe ear defects or third-degree microtia with rib cartilage［J］. Aesthet Surg J, 2008,28(4):404-411.

［26］Firmin F, Sanger C, O'Toole G. Ear reconstruction following severe complications of otoplasty［J］. J Plast Reconstr Aesthet Surg, 2008,61(1):13-20.

［27］Gault D. Post traumatic ear reconstruction［J］. J Plast Reconstr Aesthet Surg, 2008,61(1):5-12.

［28］Shonka D C Jr, Park S S. Ear defects［J］. Facial Plast Surg Clin North Am,

2009,17(3):429-443.

[29] Pearl R A, Sabbagh W. Reconstruction following traumatic partial amputation of the ear[J]. Plast Reconstr Surg, 2011,127(2):621-629.

[30] Thorne C H, Wilkes G. Ear deformities, otoplasty, and ear reconstruction[J]. Plast Reconstr Surg, 2012,129(4):701-716.

《整形美容外科学全书》

立足创新，博采众长，

传播世界整形美容外科的理念、技艺和未来！

邮购地址：杭州市体育场路347号浙江科学技术出版社

邮政编码：310006

联系电话：0571-85058048　0571-85176040

网购方式：Bookuu博库网 http://www.bookuu.com

当当网 http://www.dangdang.com

亚马逊amazon.cn http://www.amazon.cn